GADERMANN - JUNGMANN

KLINISCHE ARTERIENPULSSCHREIBUNG

_______

# KLINISCHE ARTERIENPULSSCHREIBUNG

## LEHRBUCH UND ATLAS
## DER UNBLUTIGEN SPHYGMOGRAPHIE

VON

Prof. Dr. med. ERNST GADERMANN

UND

Priv.-Doz. Dr. med. HORST JUNGMANN

KREISLAUFABTEILUNG UND CURSCHMANN-INSTITUT
DER II. MEDIZINISCHEN UNIVERSITÄTSKLINIK
UND POLIKLINIK HAMBURG-EPPENDORF
(DIREKTOR: PROF. DR. A. JORES)

MIT 120 ABBILDUNGEN

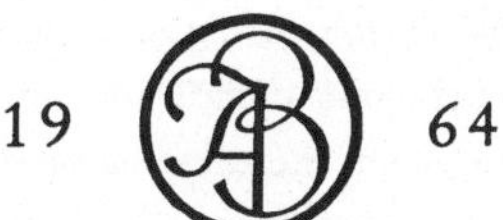

19 64

JOHANN AMBROSIUS BARTH · LEIPZIG

ISBN-13: 978-3-642-87187-0          e-ISBN-13: 978-3-642-87186-3
DOI: 10.1007/978-3-642-87186-3



Gesamtherstellung: Großdruckerei Erich Spandel, Nürnberg

# Vorwort

Für die Diagnostik der Kreislauferkrankungen spielen technische Untersuchungsverfahren eine überragende Rolle. Registrierungen und Messungen von Vorgängen am Herzen und an den Gefäßen ergänzen die klassischen Methoden der klinischen Untersuchung.

Es ist bemerkenswert, daß für das Herz selbst, für die Aorta und die Pulmonalarterien sowie auch für die Arteriolen und Kapillaren eine große Anzahl von Untersuchungsmethoden zur Verfügung steht, die hier nicht im einzelnen aufgezählt werden sollen. Für das Gebiet der großen und mittleren Arterien fehlten aber bisher einfache Routinemethoden, mit deren Hilfe sich tiefere Einblicke in den Funktionszustand dieses Kreislaufabschnittes gewinnen lassen. Die *unblutige Pulskurvenregistrierung* ist zwar seit langem bekannt, man beschränkte sich aber darauf, sie in Deutschland zur sog. physikalischen Kreislaufanalyse nach BRÖMSER und RANKE bzw. WEZLER und BÖGER, in den angelsächsischen Ländern zur Darstellung einiger weniger Pulscharakteristika bei der Aortenstenose heranzuziehen.

Beobachtungen bei Pulsregistrierungen in unserer Klinik veranlaßten uns, systematisch die Formänderungen des Arterienpulses bei Kreislaufkrankheiten zu studieren. Es zeigte sich, daß bestimmte Krankheiten und Störungen am Arteriensystem typische Veränderungen der Form des Carotis-, Femoralis- und des Fußpulses bewirken. Diese Erfahrungen sowie experimentelle Untersuchungen und Tierversuche, die z. T. am Pharmakologischen Institut der Universität Göttingen bei Herrn Prof. LENDLE ausgeführt werden konnten, erlaubten schließlich, die *Analyse der Pulsform* zu einem diagnostischen Verfahren auszubauen. Wir sind der Meinung, damit einen gangbaren Weg zur Beurteilung des Arteriensystems gefunden zu haben.

In diesem Buch wird oft davon die Rede sein, daß eine zutreffende Beurteilung des Funktionszustandes der Arterien die klinischen Aspekte bedeutend zu erweitern vermag, so etwa beim arteriellen Hochdruck. In der Tat glauben wir, daß die Beachtung des Gefäßzustandes derjenigen des Herzzustandes bei vielen Krankheitsbildern gleichwertig an die Seite gestellt werden sollte, was indessen gewöhnlich nicht geschieht. Oft aus der falschen Vorstellung heraus, der arterielle Blutdruck gewähre genügenden Einblick in den Funktionszustand der Arterien (während er doch eher die Herzleistung charakterisiert), vor allem aber wohl deshalb, weil nach der landläufigen Vorstellung das Herz als Pumpe arbeitet und die Arterien die Leitungsrohre darstellen, an denen eigentlich nur interessant ist, ob sie durchgängig sind. Ein Defekt an der Pumpe fesselt das Interesse so stark, daß der gute oder schlechte Zustand der Arterien meist völlig übersehen wird. Langjährige klinische Studien haben aber gezeigt, daß gesunde Arterien durchaus in der Lage sind, leichtere Pumpendefekte über Jahre hin auszugleichen. Kranke Arterien dagegen leisten einer Kreislaufdekompensation Vorschub.

Viele Krankheiten, die sich vorwiegend an den Arterien manifestieren, bzw. von Funktionsstörungen der Arterien ihren Ausgang nehmen, führen heute die Patienten zum Arzt und in die Klinik. Groß ist die Zahl der sog. Kreislaufregulationsstörungen, für die oft keine objektiven Zeichen zu ermitteln sind; zahlreich sind die behandlungsbedürftigen Fälle von Arteriosklerose, ein Krankheitsbild, bei dem das Studium der Arterienfunktion mittels der unblutigen Pulsregistrierung wichtige Hinweise über Schweregrad und Ausdehnung der Gefäßwandveränderungen vermittelt. Die Bedeutung der Gefäßkrankheiten rechtfertigt — so meinen wir — hinsichtlich ihrer Häufigkeit wie auch ihrer Auswirkungen das Unterfangen, der Arterienpulsschreibung als diagnostischer Methode für das Arteriensystem ein Buch zu widmen.

Vieles ist hinsichtlich der Deutung der Phänomene des Arterienpulses noch offen. Wir haben uns nicht gescheut, auch dort die Befunde zu interpretieren, wo bisher nur empirisch gewonnene Ergebnisse vorliegen. Daß wir damit eine Diskussion, ja vielleicht auch eine Kritik an manchen Ausführungen geradezu herausfordern, ist uns bewußt. Da es aber gilt, aus der Formanalyse des Pulses neue und weitere Aspekte über die Arterienfunktion zu gewinnen, kann eine fundierte Kritik diesem Ziel nur dienen.

Unser besonderer Dank gilt Frau Helga Scharnberg für die Registrierung eines großen Teils der Pulskurven, Fräulein Renate Meissner für die photographischen Arbeiten und Herrn Armin Wietreck für die Zeichnungen.

Die Deutsche Forschungsgemeinschaft unterstützte einen großen Teil der klinischen und experimentellen Studien.

Hamburg, im Frühjahr 1964                                    Die Verfasser

# Inhalt

# ALLGEMEINER TEIL

# I. Einführung

Seit uralten Zeiten ist der Arterienpuls ein wichtiger Faktor der medizinischen Diagnostik. Die Palpation des Pulses an den verschiedensten oberflächlich tastbaren Arterien beanspruchte in der Medizin fast aller Völker viel größere Aufmerksamkeit als z. B. die Auskultation des Herzens. Das etwa 2500 Jahre alte chinesische Lehrbuch der inneren Medizin Huang Ti Nei Ching Su Wen enthält ausführliche Anweisungen zur Pulsdiagnostik (BACHIANG; VEITH), und noch heute spielt das Pulsfühlen eine wesentliche Rolle in der chinesischen Medizin (VEITH). Im Abendland war es GALEN (131 bis 201 n. Chr.), der die Erfahrungen des Pulsfühlens in ein großes System ordnete. Seine Lehre zieht sich wie ein roter Faden durch die medizinischen Lehrbücher des Mittelalters. Er selbst schreibt darüber: „Einer immer intensiveren Bemühung verdanke ich den Erfolg, daß sich in einem bestimmten Augenblick meinem Tastsinn ein... Bild der Systole (Arterienkontraktion!) darbot, ja, bei noch intensiverer Übung ... kam es zu einer evidenten Diagnosis, eben der Systole und mit gleicher Klarheit der Diastole (Arteriendilalation!) ... Wie schnell dann die Diagnosis alles Übrigen folgte, vermag ich gar nicht zu sagen. Alles strömte nur so herbei, erschien in der Folge in klarer Faßbarkeit, wie wenn in einem Augenblick in Finsternis und Dunkel ein helles Licht aufflammt" (zit. n. DEICHGRÄBER 1957).

Über die Versuche GALENS, die verschiedenen Pulsqualitäten mit möglichst treffenden Adjektiven zu charakterisieren, gibt Tab. 1 eine Übersicht. Die Ansicht, daß sowohl das Herz als auch die Arterien ihre Kraft in der Diastole (Erweiterung) entfalten, also durch einen Sog das Blut (bzw. die „Säfte") bewegen, hielt sich bis in das 17. Jahrhundert, wenn auch z. B. ERASISTRATOS schon etwa 270 vor Chr. annahm, daß sich Herz und Arterien alternierend kontrahieren. Erst HARVEY gelang 1628 der Beweis, daß das Herz das Blut in der Systole austreibt, während die „Diastole der Arterien" Folge einer „Eintreibung des Blutes in die Schlagader" ist. Seit dieser Zeit wird die frühere „Diastole der Arterie" richtiger als systolischer Teil des Pulses bezeichnet, die „Systole der Arterien" als diastolischer Pulsteil.

Es mag besonders die ständig sich in ähnlichen Zeitabständen wiederholende Bewegung der „Schlag-"Adern gewesen sein, der Rhythmus der Pulsationen, der als Sinnbild des Lebendigen faszinierte und nach GALEN zur „Erhaltung der eingeborenen Wärme" und zur „Erzeugung der Lebensgeister" diente (zit. n. SCHADEWALD 1866). Auch heute bezeichnet das Schlagwort vom „pulsierenden Leben" eine besonders aktive Situation in Gegensatz zum gleichmäßigen „Ablauf" der Zeit oder zum monotonen Drehen der Räder einer Maschine.

Während früher nur in der Atmung ein vergleichbarer lebendiger Rhythmus am Menschen erkannt wurde, sind heute eine Vielzahl von biologischen Rhythmen nachgewiesen (JORES 1935; MENZEL 1947 u. a.), angefangen von den hochfrequenten Schwingungen der Nervenaktion und des Elektro-

enzephalogramms über Puls und Atmung bis zum Tages-, Monats- und Jahresrhythmus. HILDE-
BRANDT (1960) hat neuerdings dieses Spektrum der Rhythmen zusammengestellt und gezeigt, daß
zwischen den meisten dieser Rhythmen auch harmonische Beziehungen, nämlich Koordinationen
im ganzzahligen Verhältnis der Frequenzen bestehen. Für den Arterienpuls sind solche Koordinationen mit der Atmung bei einem Frequenzverhältnis von 4:1 und mit der Eigenschwingung des
Arteriensystems bei einem Frequenzverhältnis von 1:2 oder 1:3 nachgewiesen (HILDEBRANDT
1960; GADERMANN, HILDEBRANDT und JUNGMANN 1961).

## TABELLE 1

Bezeichnung der Pulsqualitäten

### DE DIFFERENTIIS PULSUUM

(nach GALEN 131—201 n. Chr.)

| | | |
|---|---|---|
| 1. magnus — parvus | 6. aequalis — inaequalis | 7. ordinatus — inordinatus |
| 2. celer — tardus |    a. inaequalitas collectiva | 8. plenus — vacuus |
| 3. vehemens — remittens |    b. formicans | 9. calidus — frigidus |
| 4. durus — mollis |    c. vermiculans | 10. numerus |
| 5. frequens — rarus |    d. intermittens |     (heute: Pulsfrequenz/min.) |
| |    e. intercisus | |
| |    f. convulsivus | |
| |    g. capricans | |

D a z u   k o m m e n   n o c h   f o l g e n d e   B e z e i c h n u n g e n :

| | | |
|---|---|---|
| dicrotus aut vibratus | altus | gracilis |
| longus | moderatus | turgidus |
| latus | humilis | myurus (mäuseschwanzartig) |
| | | angustus |

In der vorliegenden Schrift findet besonders die Eigenschwingung des Arteriensystems Beachtung,
die sog. arterielle Grundschwingung, da diese einen starken Einfluß auf die Form des Pulses in den
einzelnen peripheren Arterienabschnitten nimmt.

Die Kenntnis von der Form des Pulses beruhte vor der Epoche der automatischen Registrierung
ausschließlich auf der Übung des erfahrenen Arztes im Palpieren. Sie war nicht lehrbar. Vor etwa
150 Jahren wurden die ersten Pulsschreiber entwickelt, welche die einzelnen Pulse fortlaufend auf-
zeichneten. Die Hoffnung, den alten Erfahrungsschatz des Pulsfühlens nun objektivieren zu können,
erfüllte sich nicht. Durch Trägheit der Geräte wurde der Puls als uncharakteristische Welle wiedergegeben, deren Qualitätsunterschied nur aus „altus" oder „parvus", vielleicht noch „celer" oder
„tardus" bestand. VIERORDT bekannte nach vielen Hunderten von solchen Registrierungen bei
Gesunden und Kranken in seinem Buch: „Die Lehre vom Arterienpuls in gesunden und kranken
Zuständen (1855)", er habe nie einen dikroten Puls registrieren können und halte alle sog. Zwischen-
schläge für „artefakte". Nur „bei enormer Belastung des Pulsfühlers entstehen Nachschläge, gleich
jenen Figuren, die LUDWIG als Pulsus dikrotus ausgeben wollte".

Als dann wenig später MAREY (La circulation du sang, Paris 1881), von KRIES (Studien zur Pulslehre, Freiburg 1892) und besonders FRANK (1899 und 1905) die alten empirischen Erfahrungen über die verschiedene Form des Arterienpulses mit empfindlicheren Registrierinstrumenten bestätigten, galt die klinische Bedeutung der Pulslehre bereits als überholt. Seitdem sind von physiologischer Seite viele wesentliche Erkenntnisse über den Puls erarbeitet worden. Aber erst die Schüler FRANKS: BRÖMSER und RANKE (1930) sowie WEZLER und BÖGER (1939) und WIGGERS (1928) öffneten der Pulsforschung den Weg zurück in die Klinik, indem sie Methoden angaben, mit deren Hilfe es gelang, aus dem unblutig registrierten Puls Schlag- und Minutenvolumen, die Elastizität der großen Arterien und den sog. peripheren Gesamtwiderstand annähernd zu berechnen.

Ähnliche Studien von BAZETT und Mitarb. in England (1935) und von REMINGTON und HAMILTON und Mitarb. in den USA (1949) blieben in ihrer Auswirkung ganz auf physiologische Arbeitsbereiche beschränkt. Die Pulsform wurde in diesen Untersuchungen nur soweit berücksichtigt, als sie zur Bestimmung der Pulswellengeschwindigkeit, der Systolen- und Diastolendauer, des arteriellen Mitteldruckes und der Dauer der arteriellen Grundschwingung (WEZLER und BÖGER 1939) notwendig ist. Immerhin erwies sich unter anderem die Kenntnis der Pulswellengeschwindigkeit bei verschiedenen Krankheiten auch klinisch als bedeutungsvoll, z. B. bei der Arteriosklerose (STEINMANN 1942).

Einzelheiten der Pulsform selbst und ihre erstaunliche Wandlung in den einzelnen Gefäßprovinzen führten auch nach der Jahrhundertwende lediglich zu „internphysiologischen" Diskussionen. Nach der Erkenntnis FRANKS (1926), daß die großen Schlagadern einmal eine Windkesselfunktion ausüben, und daß sich außerdem der vom Herzen ausgehenden Druckwelle Eigenschwingungen des Arteriensystems, sog. stehende Wellen, überlagern*, kam es zu heftigen Auseinandersetzungen besonders mit HÜRTHLE (1944), der die Umformung der Pulswelle in der Peripherie als Folge einer „von der Herztätigkeit unabhängigen aktiven Bewegung der Arterienwand" ansah, einer sog. „Wandwelle".

Das Problem ist bis heute nicht restlos geklärt. HÜRTHLE schloß 1944 im Archiv für Kreislaufforschung seine Veröffentlichungen mit dem Satz ab: „Da ich selbst im neunten Jahrzehnt meines Lebens nicht mehr imstande bin, eine Nachprüfung und Fortführung meiner Ergebnisse vorzunehmen …, betrachte ich meine Aufgabe als erfüllt, wenn sie die Anregung gibt zur Fortsetzung der Versuche in der eingeschlagenen Richtung." Während die FRANKsche Theorie der stehenden Wellen im Arteriensystem die Pulslehre in den letzten Jahrzehnten beherrschte, mehrten sich in jüngster Zeit wieder Stimmen, die eine aktive Beteiligung der Gefäßwand an der Arterienpulsation für möglich halten (JUNGMANN und ROHR 1953; WEHN 1957; HEYMANN 1957 und 1959).

---

* FRANK: „Ist die Annahme richtig, daß es sich hier um — stehende — Wellen handelt, so muß die Schwingungszeit umgekehrt proportional der Wellengeschwindigkeit sein. Solange sich nichts an der wirksamen Länge des Rohres ändert, ist die Wellenlänge konstant oder Pulswellengeschwindigkeit mal Grundschwingungsdauer konstant. In der Tat habe ich diese umgekehrte Proportionalität in den folgenden Fällen gefunden, besonders ausgeprägt an der Femoralis des Hundes, bei denen ein sehr großer Wechsel vorgenommen werden konnte" (Sitzungsberichte der Gesellschaft für Morphologie und Physiologie, München 1926).

Es wäre durchaus denkbar, daß beide Ansichten zur Klärung der Probleme beitragen. Das Auftreten massiver Reflexionen oder einer durch Resonanz zwischen den einzelnen Arterienprovinzen bedingten Eigenschwingung in einem elastischen, verzweigten und in seinem Gesamtdurchmesser immer größer werdenden Schlauchsystem ist physikalisch auch heute noch ein Rätsel. Ein umschriebener, für das ganze System maßgebender Reflexionsort ist trotz vieler Mühen noch nicht ausgemacht worden. Andererseits kann kein Zweifel daran bestehen, daß die Form des Pulses nur z. T. durch die Aktion des linken Ventrikels geprägt wird. Der Einfluß der Arterien selbst auf die Pulsform ist nicht zu übersehen, und er entspricht nicht einer einfachen Dämpfung, einer Windkesselfunktion, sondern trägt die Merkmale von energiereichen Eigenschwingungen. Gerade das Studium pathologischer Pulsformen ist in dieser Beziehung aufschlußreich.

In der Praxis wird meist der Radialispuls getastet. Auch eine große Zahl älterer Arbeiten beschäftigt sich vorwiegend mit der Form des Radialispulses. Im Verlauf unserer 10jährigen Studien hat es sich jedoch erwiesen, daß es für die Diagnostik des arteriellen Kreislaufschenkels wichtiger ist, neben den Pulsationen des linken Ventrikels und der Aorta einen oberflächlich tastbaren zentralen Puls in einer elastischen Arterie (Arteria carotis), einen Puls in mittlerer Entfernung vom Herzen (A. femoralis) und einen peripheren Puls an einer Fußarterie (A. dorsalis pedis oder A. tibialis posterior) gleichzeitig zu registrieren. Auf diese Weise wird der Hauptstamm des Arteriensystems ziemlich vollständig erfaßt. Zu dieser Achse Kopf-Fuß liegt der Radialispuls in einer Art Nebenschluß und spiegelt pathologische Veränderungen des Systems nur unzureichend wider. Abgesehen davon ist der Radialispuls im Routinebetrieb einer Klinik schwerer zu registrieren als z. B. der Puls der Arteria dorsalis pedis oder der Arteria tibialis posterior.

Um Pulsationen der herznahen Aorta darzustellen, wandten wir die zuerst von HECKMANN (1936) entwickelte Elektrokymographie an. Das damals geschilderte Verfahren wurde in der Zwischenzeit verbessert, ist aber im Prinzip noch gültig. Mit einer Photozelle werden die durch Randpulsationen des Herzens oder der großen Gefäße entstehenden Helligkeitsschwankungen erfaßt und nach Verstärkung durch einen Sekundär-Elektronen-Vervielfacher in Kurvenform aufgezeichnet. Die von der Aorta und dem Pulmonalisstamm gewonnenen Kurven stellen die Randbewegungen der Gefäße im Abgriffbereich dar und erlauben einige Funktionsstudien (s. auch HAUBRICH 1955; GADERMANN 1956; HECKMANN 1959; HECKMANN 1963). Da es sich um ein ganz anderes technisches Verfahren als die hier geschilderte Pulskurvenregistrierung handelt, verzichten wir auf nähere Ausführungen.

Auch auf die Berechnung des Herzminutenvolumens nach den Methoden von BRÖMSER und RANKE (1930) oder WEZLER und BÖGER (1939) wird nicht näher eingegangen, da hierüber bereits eine größere Zahl von Veröffentlichungen vorliegt (RANKE 1949; WEZLER 1949; HAUCH u. DANNEEL 1954; EMMERICH, STEIN und Mitarb. 1958 u. a.). Wichtiger erschienen dagegen neben der Pulsform und Pulsfrequenz die aus der Pulsregistrierung direkt entnommenen Meßwerte: die Pulswellengeschwindigkeit im Rumpf sowie im Bein, die Systolen- und Diastolendauer, die Dauer der arteriellen Grundschwingung und außerdem der nach WEZLER und BÖGER berechnete sog. elastische Kreislaufwiderstand E' als Maß für die Elastizität der an der Grundschwingung beteiligten Arterien.

Während die Palpation des Arterienpulses dem Geübten wenigstens einen groben Eindruck auch über die Höhe des Blutdrucks gibt, läßt sich aus den unblutig registrierten Pulskurven weder der

Blutdruck noch die Blutdruckamplitude ablesen. Deshalb muß routinemäßig bei jeder Pulsregistrierung eine auskultatorische Blutdruckmessung vorgenommen werden. Der systolische Druck entspricht dann ungefähr dem Gipfel, der diastolische Druck dem Fußpunkt und die Blutdruckamplitude der größten Höhe der Pulskurve (siehe Kap. III b). Allerdings sind die am Oberarm gemessenen Blutdruckwerte nicht ohne weiteres repräsentativ für die Pulse der Arteria carotis und diejenigen der Fußarterien. Das Druckmaximum ist in der Halsschlagader meist niedriger, in den Fußarterien meist höher als in der Arteria brachialis.

Ein weiteres Phänomen hat in den vergangenen Jahrzehnten zu heftigen Diskussionen geführt: Der Druckverlauf in den Arterien ist nicht ganz identisch mit den pulsatorischen Querschnittsänderungen der Gefäße, so daß Druckkurve und Volumenkurve sich nicht vollständig decken (HAUFFE 1930; HÜRTHLE 1944; DONZELOT, MILANOWITSCH und MEYER-HEINE 1950; PETERSON 1952; HEYMAN 1957; WEHN 1957; REMINGTON 1962). Die Differenz beruht wahrscheinlich auf der strukturellen Eigenart der Arterienwand, möglicherweise auch auf einer aktiven „Reaktion" der Gefäßmuskulatur auf die durchlaufende Pulswelle.

Die heute üblichen Pulsschreiber registrieren eine Mischung aus Druck- und Volumenkurve. Je stärker der Pulsfühler die Arterienwand fixiert und eindrückt, desto deutlicher kommen die intraarteriellen Druckschwankungen zur Darstellung. Doch sind die Unterschiede zwischen Druck- und Volumenkurve nach heutigen Kenntnissen so gering, daß sie für die klinische Anwendung des Verfahrens vernachlässigt werden können. Für die muskulären Arterien erübrigt sich möglicherweise diese Unterscheidung, da nach den von WEHN (1957) neuerdings bestätigten Beobachtungen HAUFFES (1930) an den vollständig unbeeinflußten muskulären Arterien keine pulsatorische Querschnittsvergrößerung, also kein „Volumenpuls" auftritt. Deshalb wird in den weiteren Ausführungen auf diese Probleme nicht eingegangen.

Ebenso wie die Entstehung der normalen Pulsform in mancher Hinsicht noch problematisch ist, haben wir auch für die Ursachen von pathologischen Deformierungen des Pulses häufig noch keine befriedigende Erklärung. Das ändert aber nichts an der klinischen Brauchbarkeit derjenigen Formkriterien, die sich bei bestimmten Kreislaufstörungen immer wieder finden und oft das einzige objektivierbare Symptom (z. B. einiger Regulationsstörungen) darstellen. Gerade zur Beurteilung des Funktionszustandes des Kreislaufs, sowohl in der Diagnostik als auch bei der Überwachung therapeutischer Maßnahmen, hat sich uns die Pulsschreibung in einer Weise bewährt, daß wir nicht mehr auf sie verzichten möchten.

Das Anliegen dieses Buches besteht in einer Zusammenstellung der klinisch bedeutsamen Formmerkmale der Pulswelle und des Verhaltens der Ausbreitungsgeschwindigkeit bei normalen und pathologischen Kreislaufzuständen, die sich als reproduzierbare Erfahrungen für die Kreislaufdiagnostik eignen sowie in einer ausführlichen Anleitung zur unblutigen Registrierung der Pulskurven in Klinik und Praxis.

# II. Zur Methodik der Pulsschreibung

## a) Registriermethoden

Das von MAREY (1881) und von FRANK (1905) entwickelte optische Registriersystem ist auch heute noch fast unübertroffen. In einer auf die Schlagader aufgesetzten, luftdicht mit einer Gummimembrane bespannten MAREYschen Kapsel entstehen durch den Puls Luftdruckschwankungen, die durch einen möglichst kurzen, dickwandigen Gummischlauch (Länge nicht über 1 m) auf eine ähnliche gummiüberspannte Kapsel übertragen werden. Die Membrane der letzteren trägt exzentrisch einen Spiegel, der einen Lichtstrahl aus einer Spaltlampe empfängt und auf den Registrierfilm reflektiert. Die Bewegungen des Spiegels entsprechen den durch den Puls ausgelösten Druckschwankungen.

Bei einem weiteren System werden die Luftdruckschwankungen im Pulsfühler auf piezoelektrische Quarze geleitet, deren Widerstand sich mit dem Druck ändert. Dadurch wird ein elektrischer Strom modelliert, der ein Galvanometer oder einen Kathodenstrahl lenkt.

Ein drittes System arbeitet mit einer Photozelle. Die pulsatorischen Bewegungen der Arterien werfen wechselnde Schatten auf die Zelle, wodurch ein modellierter Strom entsteht.

Von BOUCKE und BRECHT wurde 1952 ein weiteres Verfahren angegeben, das nach einem elektrostatischen Prinzip arbeitet. Ein starrer Fühler überträgt die Druckschwankungen der pulsierenden Schlagader auf eine elastisch deformierbare Kondensatorwickelung (Infraton-System).

Alle auf elektrische Übertragung ausgerichteten Systeme können an die handelsüblichen Elektrokardiographen angeschlossen werden*.

Drei grundsätzlich wichtige Bedingungen müssen bei der unblutigen Schreibung des Arterienpulses von den registrierenden Apparaten erfüllt werden:

1. genügende Empfindlichkeit,
2. hohe Eigenfrequenz,
3. formgetreue Wiedergabe.

*Zu 1:* Praktisch alle heute im Gebrauch befindlichen Pulsschreiber besitzen eine Empfindlichkeit, die auch die minimalen pulsatorischen Bewegungen an den Fußarterien in genügender Ver-

---

* Die hier wiedergegebenen Pulskurven wurden mit dem optischen Transmissionssphygmographen nach O. FRANK sowie mit einem 4kanäligen Elektrokardiographen Typ E 24 (Batteriebetrieb) der Firma TECHNOMED Berlin in Verbindung mit luftdichten FRANKschen Kapseln und piezoelektrischen Pulsfühlern der ATLAS-Werke Bremen registricrt; bei Tierversuchen verwendeten wir außerdem ein TRIPLEX-EKG der Firma SIEMENS-REINIGER.

stärkung wiedergibt. Wichtig ist die ausreichende Empfindlichkeit der Systeme auch bei hohen Frequenzen bis zu 100 Hz, da solche Schwingungen im Arterienpuls auftreten und diagnostische Bedeutung haben.

*Zu 2:* FRANK hat bereits 1905 die noch heute gültigen Richtlinien über die erforderliche Eigenfrequenz der Registriersysteme veröffentlicht. Die Eigenfrequenz muß höher sein als die höchsten Schwingungsfrequenzen, die aufgezeichnet werden sollen. Für die grobe Aufzeichnung der Pulsform genügt eine Eigenfrequenz von etwa 40 Hz. Feinheiten, z. B. Druckanstiegsschwingungen, Gefäßtöne oder die Form der Klappenschlußinzisur werden aber erst mit empfindlicheren Geräten erfaßt, deren Eigenschwingung über 100 Hz beträgt. Die meisten der heute gebräuchlichen elektrischen Systeme erfüllen diese Forderung; sie werden allerdings in den hohen Frequenzbereichen oft etwas unempfindlicher.

Schlauchverbindungen vom Pulsfühler zur Stelle der Umwandlung der Druckschwankungen in elektrische Stromschwankungen, die zu lang sind, setzen die Eigenfrequenz herab. Außerdem geraten Pulsfühler und Halterung mit Verbindungsschläuchen leicht selbst in niederfrequente Schwingungen, die sich auf die Registrierung übertragen und das Pulsbild entstellen. Durch Gummizüge und Federn lassen sich diese „Wackeleien" löschen. Oft kommt es auch zu Vibrationen der Unterlage, auf der der Patient liegt. Ähnlich wie beim Ballistokardiogramm werden dann die vom Herzschlag angestoßenen Bewegungen der Liege von der Pulsregistrierung mit aufgenommen. Eine feste, harte Unterlage mit genügend dicker Matratze verhindert diese Störung.

Die Eigenfrequenz der Membran des Pulsfühlers selbst ist praktisch bedeutungslos, da diese vollständig der Haut anliegen soll und damit die zu vernachlässigende Schwingungsfähigkeit der Haut und des subkutanen Fettgewebes annimmt.

*Zu 3:* Das größte Problem für die Beurteilung der Pulsform ist die formgetreue Wiedergabe. Die meisten elektrischen Systeme sprechen nicht auf den Druck selbst, sondern vorwiegend auf die Druckänderung an. Gleichbleibender Druck führt dann zu einer in Richtung der Nullinie abfallenden Kurve, Druckänderungen werden dagegen übertrieben wiedergegeben. Eine Dämpfung der Verstärker gleicht diese Tendenz zwar aus, geht aber auf Kosten der Empfindlichkeit.

Man bezeichnet die Zeit, in der die Registrierkurve bei gleichbleibendem Druck auf den Pulsfühler vom höchsten Punkt des Ausschlags bis auf ein Drittel der Ausschlagshöhe absinkt, als Zeitkonstante bzw. Abklingzeit (Abb. 1). Diese sollte für Registrierungen am Menschen wenigstens 1,5 Sekunden betragen, da sonst der diastolische Kurventeil nach unten verzerrt wird und besonders beim Pulsus celer die Basislinie unmittelbar nach Ende des systolischen Pulsteiles unter Umständen tief unterschritten wird. Ähnliche Bilder ergeben sich, wenn bei ausreichender Zeitkonstante das

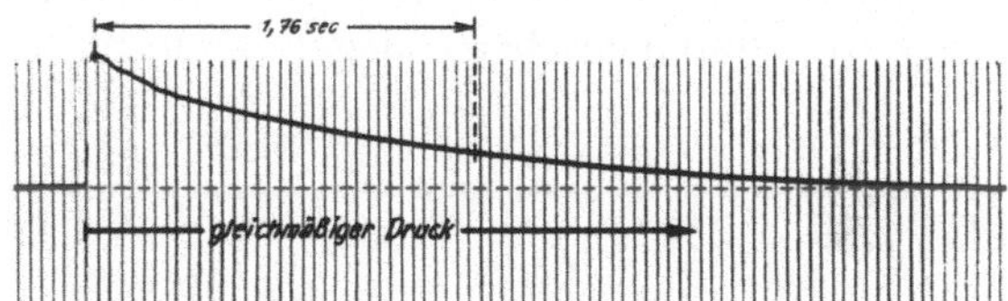


Abb. 1. Bei gleichmäßig anhaltendem Druck auf den Pulsfühler sinkt bei den meisten elektrischen Registriergeräten die Kurve nach steilem Anstieg langsam auf die 0-Linie zurück. Die Zeit, in der zwei Drittel der Amplitude verloren sind, heißt Abklingzeit oder Zeitkonstante. Sie beträgt im vorliegenden Fall 1,76 sec

luftführende Übertragungssystem undicht ist (Abb. 2). Solche Pulskurven sind nicht mehr nach der Form, sondern nur noch nach Zeitabmessungen auswertbar.

Während der absolut luftdichte optische Sphygmograph nach Frank eine unendliche Zeitkonstante besitzt und damit unverzerrte Kurven liefert, wird in allen heute gebräuchlichen elektrischen Systemen die Abklingzeit nicht nur von der Art des Pulsfühlers, sondern auch vom Registriersystem selbst (Elektrokardiographen) bestimmt. Die maßgebende Abklingzeit des gesamten Systems ist immer kürzer als die kürzeste Abklingzeit der einzelnen Verstärkerkomplexe.

## b) Die Anlage der Pulskapseln und die häufigsten Registrierfehler

Der Patient muß flach und völlig entspannt auf einer festen Unterlage liegen, die Beine leicht gespreizt und nach außen rotiert, die Arme neben dem Körper ausgestreckt. Die Höhe des Kopfpolsters soll dem Empfinden des Kranken angepaßt sein, um völlige Entspannung besonders der Halsmuskeln zu erzielen. Wichtig ist, den Kopf so zu lagern, daß das Kinn angehoben und damit das vordere Halsdreieck zur Anlage der Pulskapseln frei zugänglich ist. Bei erhöhtem Venendruck kann es notwendig sein, in halb sitzender Stellung den Carotispuls zu registrieren, um Überlagerungen mit dem Venenpuls zu vermeiden.

Während der Registrierung soll der Patient nicht den Atem anhalten wie z. B. beim Phonokardiogramm. Atemanhalten ist meist mit Pressen verbunden. Dadurch können Muskelvibrationen besonders am Hals zustande kommen, außerdem aber Veränderungen der Hämodynamik im Sinne eines Valsalva-Versuches. Bei richtiger Anlage der Pulsfühler und richtiger Lagerung des Kopfes machen sich Atembewegungen bei der Registrierung nicht störend bemerkbar.

Immer sollte länger als eine Atemperiode registriert werden, also mindestens 6 bis 7 Pulsschläge. Zur Ausmessung der Pulsverspätung (Pulswellengeschwindigkeit) ist eine Papiergeschwindigkeit von 100 mm/sec notwendig. Die Pulsform stellt sich ausdrucksvoller bei einem Filmvorschub von 50 mm/sec dar. Deshalb empfiehlt es sich, stets mit beiden Filmgeschwindigkeiten zu registrieren. Um Fehler durch falsches Anlegen der Fühler zu erkennen, hat es sich bewährt, bei jedem Patienten

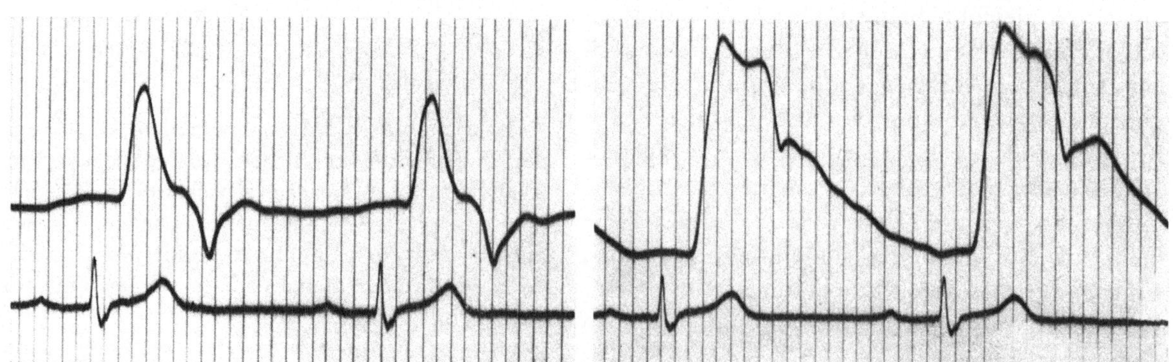

Abb. 2. Carotispuls: Links mit einem undichten Registriersystem geschrieben (sehr kurze Abklingzeit); rechts die wirkliche Pulsform, mit einem luftdichten Registriersystem geschrieben (Abklingzeit 1,8 sec)

die Pulsabnehmer zweimal neu anzulegen und beide Male zu registrieren. Registrierfehler finden sich dann meist nur bei einer Untersuchung, echte Pulsmerkmale aber in beiden Kurven.

### 1. Carotispuls

Über der tastbaren Arteria carotis kurz vor der Teilungsstelle in Carotis externa und interna wird im vorderen Halsdreieck der Pulsfühler angelegt. Zur Halterung haben sich zwei Methoden bewährt. Einmal kann ein federnder Arm, der an der Bettkante oder an einem Nebentisch fixiert ist, den Pulsfühler gegen die Carotis drücken, oder der Fühler wird an einem Bügel befestigt, der

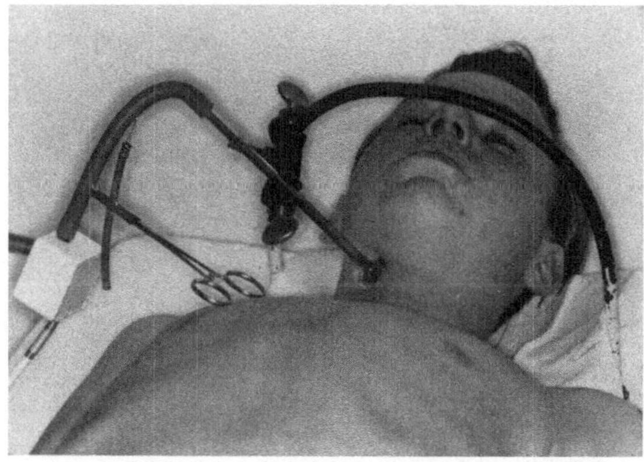

Abb. 3. Ansatz des Pulsfühlers an der Art. carotis, Fixation an einem Metallbügel, auf dessen Bodenbrett der Kopf des Patienten liegt

genügend Spielraum für Hals und Kopf läßt. Der Patient liegt dabei mit dem Kopf auf dem gepolsterten Bodenbrett des Bügels (Abb. 3). Ein Andruck des Fühlers mit der Hand eignet sich nicht für längere Registrierungen.

Der Ansatz geschieht in einem Winkel von 30 bis 60 Grad zur Sagittalebene. Immer sollte die Stelle mit der größten Amplitude zur Registrierung gewählt werden.

Folgende Faktoren bedingen die häufigsten Registrierfehler:

1. falscher Ansatz,
2. überlagerter Venenpuls,
3. Muskelvibrationen.

*Zu 1:* Wenn der Pulsfühler nicht senkrecht und zentral der Arterie aufliegt, können erhebliche Verzerrungen des Pulsbildes provoziert werden. Unter Umständen kann sogar der Puls negativ werden, da die sich pulsatorisch straffende Schlagader einen Sog auf den neben ihr liegenden Fühler ausübt, ein Phänomen, das bereits von J. MACKENZIE in „Die Lehre vom Puls" (1904) beschrieben wurde. Die in ihrem Bett leicht verschiebliche Halsschlagader weicht dem Pulsabnehmer gern aus. Mehrfache Ansätze zeigen oft ein ganz unterschiedliches Pulsbild. Deshalb ist die Beurteilung der Form des Carotispulses besonders schwierig. Nur Formmerkmale, die sich bei wiederholtem Ansatz reproduzieren lassen, dürfen als echt angesehen werden.

Ein zu fester Ansatz kommt beim Carotispuls weniger in Frage als beim Femoralispuls, da er dem Patienten Schmerzen bereitet. Häufiger werden dagegen durch den Ansatzdruck die Pressorezeptoren des Carotissinus erregt, so daß die registrierte Pulsfrequenz ungewöhnlich langsam erscheint. Die Pulsform selbst wird durch die vorübergehende Bradycardie nicht wesentlich beeinflußt.

Oft ist der Ansatz zu locker. Dabei löst sich die Arterie in der Diastole von der Membran des Fühlers. Das Kennzeichen solcher Registrierungen ist das Unterschreiten der Basislinie der Pulskurve vor dem Ende der Diastole, das sonst nach unseren Erfahrungen nicht vorkommt, abgesehen von undichten Übertragungssystemen oder einer zu kurzen Abklingzeit.

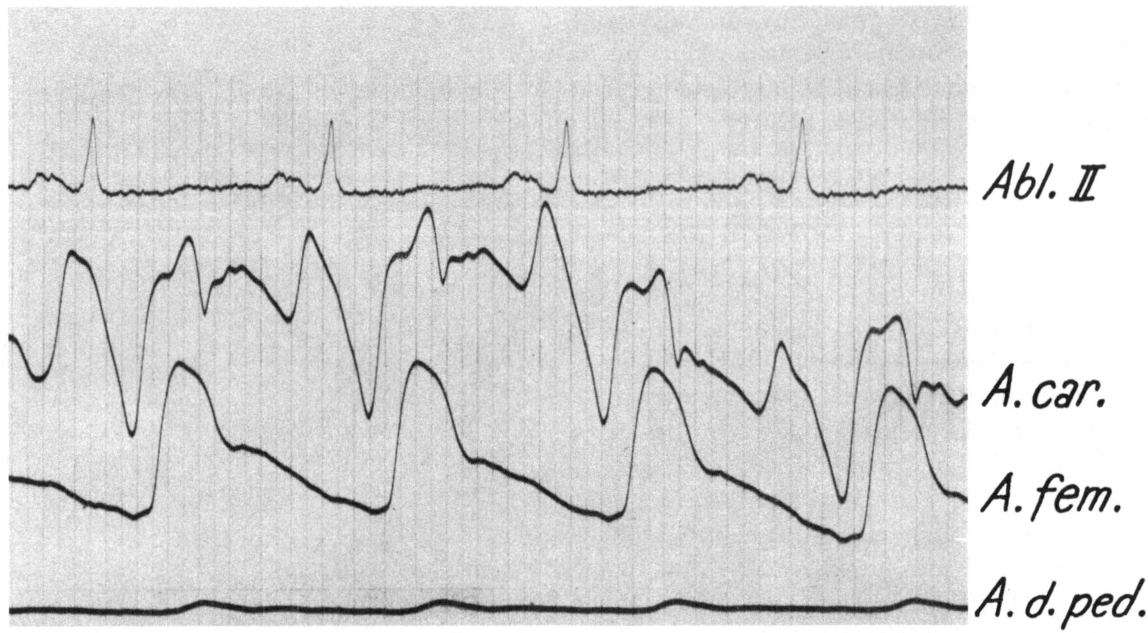



Abb. 4. Überlagerung des Carotispulses durch einen stark entstellten Venenpuls bei dekompensiertem Mitralvitium (P-mitrale im EKG) mit erhöhtem Venendruck. In der Exspiration (rechter Kurventeil) tritt mit abnehmendem Venendruck der Carotispuls deutlicher hervor

Gelingt es nicht, den Carotispuls zu registrieren, so kann dies (besonders bei alten Menschen) ein Hinweis auf eine Thrombose der Arteria carotis sein.

*Zu 2:* Die Vena jugularis externa liegt dorsal und lateral der Abnahmestelle des Carotispulses, jedoch gibt es viele Varianten in der Lage der Gefäße zueinander. Der Andruck des Pulsfühlers ist stärker als der normale Venendruck, so daß die Vene vom Rand des Fühlers unterdrückt wird. Kennzeichen einer Überlagerung des Venenpulses ist eine systolische Abwärtsbewegung der Kurve (Abb. 4).

Bei der Untersuchung von schwer dekompensierten Herzkranken kann allerdings der Venenpuls so stark hervortreten und der Venendruck derart ansteigen, daß eine saubere Registrierung des Carotispulses nicht gelingt. Eine Differenzierung von Arterienpuls und Venenpuls wird in diesen Fällen noch dadurch erschwert, daß z. B. eine Tricuspidalinsuffizienz den systolischen Kollaps der Vene durch einen positiven Venenpuls in der Systole ablöst.

*Zu 3:* Überlagerte Vibrationen der nicht entspannten Halsmuskeln sind im Carotispuls häufig. Sie verteilen sich mit einer Frequenz um 10 Hz über den ganzen Puls und sind nicht, wie alle anderen Formkriterien im Carotispuls, durch die Klappenschlußincisur auf die Systole oder auf die Diastole beschränkt. Durch eine bequeme Lagerung des Kopfes lassen sie sich vermeiden. Leider werden sie meist erst nach der Untersuchung auf dem entwickelten Filmstreifen erkannt.

## 2. Femoralispuls

Der Pulsfühler läßt sich am besten an einem Bügel fixieren, der sich über das Becken wölbt, wobei der Patient mit dem Gesäß auf dem Bodenbrett des Bügels liegt. Ein unterschiedlicher Beckenumfang läßt sich durch Kissen ausgleichen, die zwischen Bodenbrett und Gesäß geschoben werden. Gurte haben sich uns zur Halterung nicht bewährt. Der Ansatz des Fühlers geschieht kurz unterhalb des Leistenbandes über der palpablen Arterie, wobei das Bein gestreckt und leicht nach außen rotiert liegen soll, mit einem Winkel von 10 bis 20 Grad zur Sagittalebene (Abb. 5). Auch hier kennzeichnet die Amplitude der Registrierung den richtigen Sitz des Fühlers. Das freihändige Andrücken des Pulsfühlers führt leicht zu artifiziellen Formänderungen.

Der Ansatzdruck hängt von der Dicke des subkutanen Fettpolsters ab. Er soll ungefähr dem Druck entsprechen, den man anwenden muß, um den Femoralispuls deutlich zu fühlen. Bei adipösen Personen wird unter Umständen ein recht kräftiger Ansatzdruck benötigt.

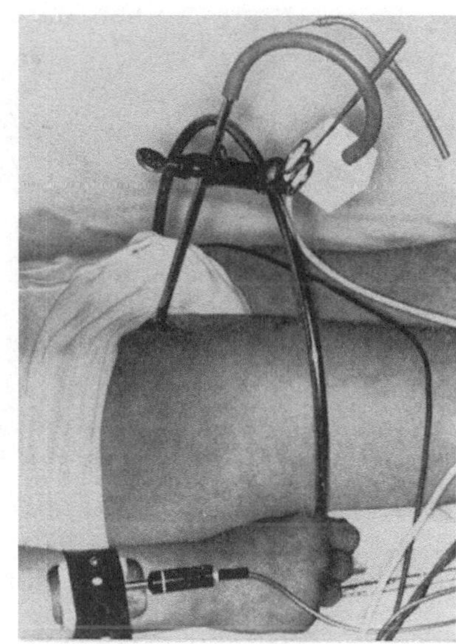

Abb. 5. Ansatz des Fühlers am Femoralispuls. Fixation an einem Bügel, auf dessen Bodenbrett der Patient liegt

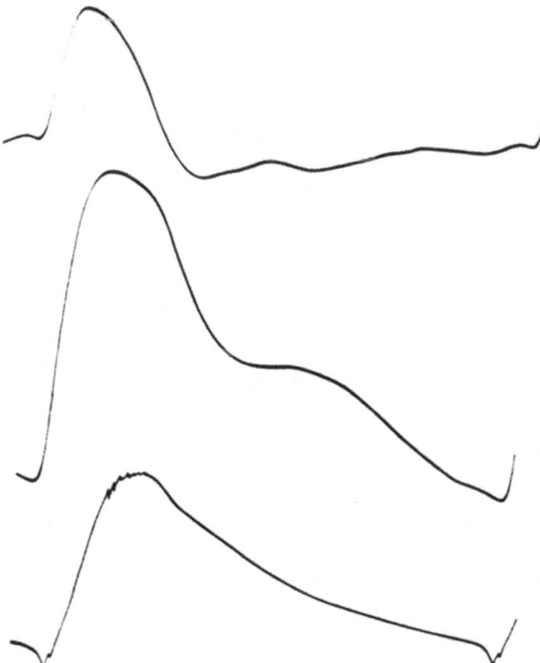

Abb. 6. Femoralispuls der gleichen Person bei zu schwachem (oben), optimalem (Mitte) und zu festem Ansatz (unten) des Pulsfühlers

Fehler bei der Registrierung des Femoralispulses sind selten. Ein falscher Ansatz gibt sich schon während der Untersuchung durch die unerwartet kleine Amplitude der Registrierung zu erkennen. Zu lockerer Ansatz ist ebenso wie ein undichtes Registriersystem an dem tiefliegenden oder gar die Basislinie unterschreitenden diastolischen Kurventeil kenntlich (Abb. 6).

Da die Region der Leistenbeuge relativ unempfindlich ist, wird der Fühler manchmal zu fest angedrückt. Die Pulsform wird dadurch zu einem Dreieck verzerrt. Typisch ist außerdem eine negative Vorzacke vor Beginn des Pulsanstiegs (Abb. 6). Fast immer äußern die Patienten Schmerzen, so daß der Fehler rechtzeitig entdeckt wird.

Eine Überlagerung durch den Puls der benachbarten Vena femoralis kommt nach unseren Erfahrungen nur bei schwerer Herzdekompensation vor.

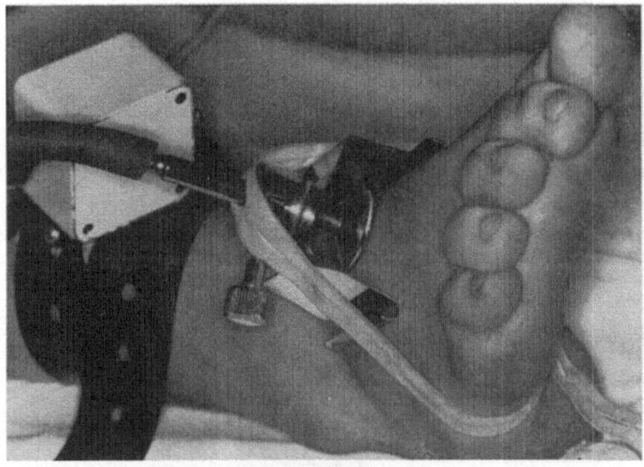

Abb. 7. Ansatz des Pulsfühlers an der Art. dorsalis pedis mit Gurten und einem Halter, in dem der Pulsfühler verschiebbar eingebaut ist

### 3. Fußpuls

Bügel haben sich zur Registrierung des Fußpulses nicht bewährt, besser ist eine Anlage mit Gurten. Für die Arteria dorsalis pedis genügt eine einfache Fixierung um die Fußsohle herum, für die Arteria tibialis posterior muß der Fühler hinter dem medialen Knöchel mit Gurten über den Spann, über die Achillessehne und über die Fußsohle festgebunden werden. Da beide Arterien, besonders die Arteria dorsalis pedis, oberflächlich auf sehr fester Unterlage liegen, werden sie durch den Pulsfühler leicht abgedrückt. Deshalb ist es von Vorteil, den Pulsfühler in einem Halter verschiebbar einzubauen, der den Druck der Fixierung von der Arterie fernhält. Auf diese Weise kann trotz straffer Gurtführung der Pulsfühler selbst behutsam angesetzt werden (Abb. 7).

Da die Fußarterien ein relativ kleines Kaliber haben, sind ihre Pulsationen oft schwierig zu registrieren. Die Arteria tibialis posterior läßt sich am besten bei rechtwinkliger Dorsalflexion des Fußes erfassen. Zur Verbesserung der Übertragung von der Arterie auf den Pulsfühler kann eine kleine Korkpelotte auf die Gummimembran des Füh-

lers aufgeklebt werden. Allerdings erhöhen sich damit auch die Möglichkeiten für Registrierfehler, da einmal die freiliegende Membran Eigenschwingungen ausführen kann, außerdem aber bei nicht optimaler Auflage die Pelotte nicht durch den Puls angehoben, sondern verkantet wird. Doch lassen sich mit einiger Übung solche Fehlregistrierungen schon aus den Bewegungen der Lichtpunkte im Registriergerät erkennen.

Die häufigsten Registrierfehler am Fußpuls entstehen durch zu festen Ansatz, abgesehen von der Schwierigkeit der Erfassung der geringen pulsatorischen Bewegungen selbst, besonders bei Frauen.

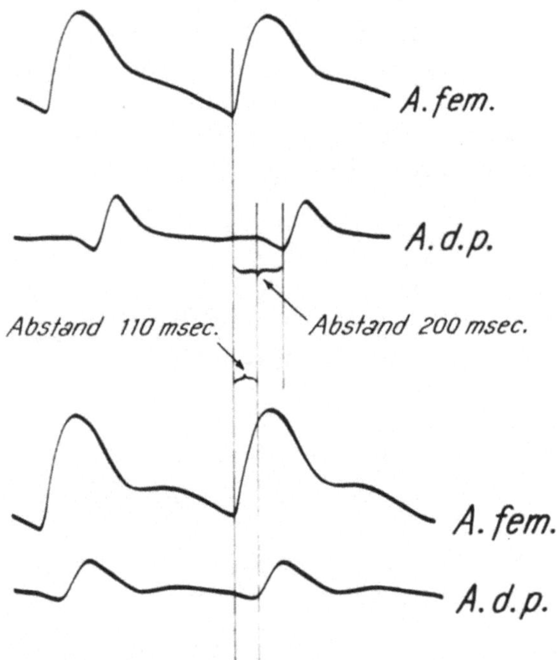


Abb. 8. Oben: Durch zu festen Ansatz des Pulsfühlers an der Art. dorsalis pedis wird die Pulsform verzerrt. Die Pulsverspätung gegenüber dem Femoralispuls verlängert sich auf fast das Doppelte. Eine negative Vorzacke tritt auf, die dikrote Welle verschwindet. Unten: Einwandfreie Registrierung an der gleichen Person

Wird die Arterie durch den Fühler abgeklemmt, so lassen sich gar keine oder nur minimale Bewegungen übertragen. Ist jedoch der Puls nicht vollständig unterdrückt oder vom Fühler seitlich erfaßt, so bildet sich, wie im Femoralispuls beschrieben, eine negative Vorzacke, die nicht nur die Beurteilung der Pulsform erschwert, sondern auch bei der Ausmessung der Pulswellengeschwindigkeit erhebliche Fehler hervorruft. Abb. 8 zeigt eine solche Fehlregistrierung. Der eigentliche, für die Pulswellengeschwindigkeit maßgebende Pulsbeginn liegt, wie ausführliche Vergleichsuntersuchungen ergaben, am Beginn der negativen Vorzacke, aber nicht am verzerrten Beginn des aufsteigenden Schenkels. Der Meßfehler für die Pulswellengeschwindigkeit im Bein betrug in diesem Fall + 90%.

# III. Die normale Pulsform und ihre Entstehung

## a) Der zentrale Puls

Als „herznaher" Puls wird am einfachsten der Carotispuls registriert (Abb. 9). Ähnliche Kurven liefert auch der Subclaviapuls, der in der fossa supraclavicularis tastbar ist.

Dem Carotispuls gehen zwei *Vorwellen* bzw. *Vorschwingungen* voraus, die, soweit aus den in der Literatur niedergelegten Diskussionen erkennbar ist, zuerst von HÜRTHLE (zit. 1944) gedeutet wurden. Die erste Vorwelle ist ein Widerhall der Vorhofkontraktion und überlagert sich als eine flache, breit ausgeschwungene Welle, die nach der P-Welle des EKGs einsetzt, dem diastolischen Abfall des vorausgehenden Pulses. Sie ist nach bisherigen Kenntnissen diagnostisch bedeutungslos.

Die zweite Vorschwingung tritt als kleine, meist scharf abgesetzte Welle unmittelbar vor dem Hauptanstieg des Carotispulses auf und entsteht durch die Vorwölbung der noch geschlossenen Aortenklappen während der isometrischen Kontraktion des linken Ventrikels. Ihr Abstand vom Hauptanstieg weist auf die Dauer der Anspannungszeit hin. Abb. 10 zeigt die zweite Vorschwingung in unterschiedlicher Ausprägung. Bei Tachycardien, z. B. nach körperlicher Anstrengung, ist sie fast völlig in den Hauptanstieg einbezogen. Die Dauer der Anspannungszeit läßt sich aus dem Zeitabstand vom Beginn der zweiten Vorschwingung bis zum Beginn des Hauptanstiegs abschätzen, genauer ist jedoch das von BLUMBERGER (1942) angegebene Verfahren mit Hilfe des gleichzeitig registrierten EKG und Phonokardiogramms. Eine besondere Bedeutung der zweiten Vorschwingung für die Auswertung der Pulskurve liegt darin, daß sie unter Umständen den

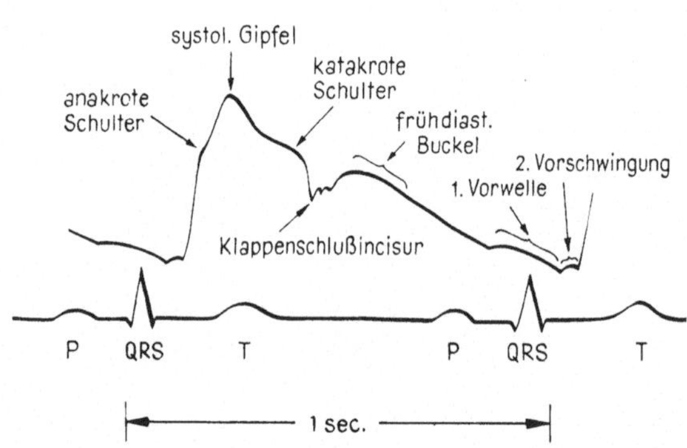


Abb. 9. Carotispuls (schematisch) mit den gebräuchlichen Bezeichnungen und seine Beziehungen zum EKG

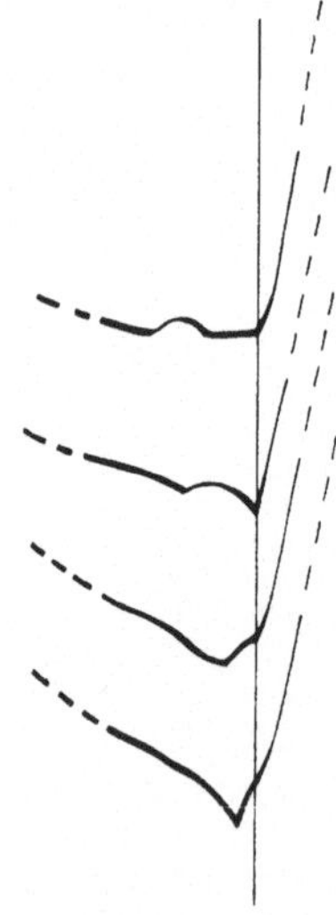

Abb. 10. Unterschiedliche Ausprägung der 2. Vorschwingung des Carotispulses (vergl. Abb. 9). Die senkrechte Linie verbindet den Fußpunkt der Pulswelle, der für die Bestimmung der Wellengeschwindigkeit maßgebend ist

Beginn des Hauptanstiegs verschleiert, der zur
Ausmessung der Pulswellengeschwindigkeit benötigt wird. Die senkrechte Linie der Abb. 10
verbindet die Fußpunkte der Carotispulse, die für
die Ausmessung der Pulsverspätung maßgebend
sind (siehe auch Kap. Pulswellengeschwindigkeit).
Wird die Vorschwingung übersehen, so können
Fehler in der Berechnung der Pulswellengeschwindigkeit bis zu 50% entstehen. Außerdem ist eine
regelmäßig erkennbare zweite Vorschwingung
ein gutes Kriterium für eine korrekte Carotis-
pulsregistrierung.

Der Hauptanstieg des Carotispulses ist beim Gesunden immer steil. Oft findet sich vor dem Gipfel
eine *anakrote Schulter*, deren Entstehung unklar
ist. FRANK (1905) nahm eine Reflexion von der
Schädelbasis an, HÜRTHLE (1939) machte die von
der Herzaktion unabhängige „Wandwelle" dafür
verantwortlich und PETERSON (1956) diskutierte
die Trägheit der Blutsäule als Ursache.

Der Gipfel des Carotispulses liegt beim Gesunden
stets früh in der Systole, ein Ausdruck der Kraft
der intakten Ventrikelmuskulatur, die den systolischen Blutauswurf schnell bewältigt.

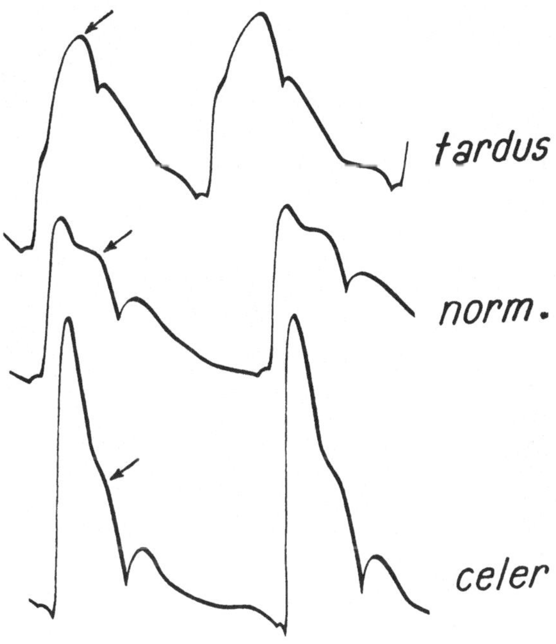



Abb. 11. Verschiedene Formen der katakroten
Schulter (Pfeil) im Carotispuls. Beim pulsus tardus übernimmt sie als spätsystolischer Buckel den
Pulsgipfel, beim pulsus celer („schnellend") ist
sie fast nicht zu erkennen

Vom Gipfel fällt die Kurve nicht gerade zur Klappenschlußincisur ab, sondern fast regelmäßig
über eine *katakrote Schulter*. Auch die Entstehung dieser Schulter ist bis heute nicht geklärt. Sie
kann bei pathologischen Kreislaufzuständen höher werden und z. B. bei der Arteriosklerose als
*„spätsystolischer Buckel"* den ersten normalen Gipfel weit überragen. Abb. 11 zeigt verschiedene
Ausprägungen der katakroten Schulter, die im Extremfall seit GALEN dem Puls die Bezeichnung
pulsus tardus (träge, zögernd) eingebracht hat. Ihre Ausprägung wird u. a. mit der Höhe des
peripheren Widerstandes in Zusammenhang gebracht. Nach ALEXANDER (1952) ist ein Stau des
Schlagvolumens, das gegen den peripheren Widerstand nicht schnell genug in die Peripherie ab-
fließen kann, die Ursache. FRANK (1905) und auch WETTERER und DEPPE (1949) nahmen reflektierte
Wellen aus der Aorta an, die sich dem systolischen Gipfel überlagern. HÜRTHLE (1944) diskutierte
spezifische Eigenschaften der Arterienwand als Ursache, außerdem einen veränderten Kontraktionsmodus des linken Ventrikels, der den Hauptanteil des Schlagvolumens nicht, wie beim Gesunden,
in der ersten Hälfte der Systole entleert, sondern erst in der zweiten Hälfte. REMINGTON (1960)
sieht diesen Buckel als positive Schwingung einer stehenden Welle an, die sich beim Tier in der
Aorta descendens entwickelt, aber auch in der Arteria carotis und der Arteria axillaris zu beobachten ist (MEISNER und REMINGTON 1962). Ob ein spätsystolischer Buckel auch beim Menschen
in gewissen Arterienabschnitten immer vorhanden ist und nur unter pathologischen Kreislauf-

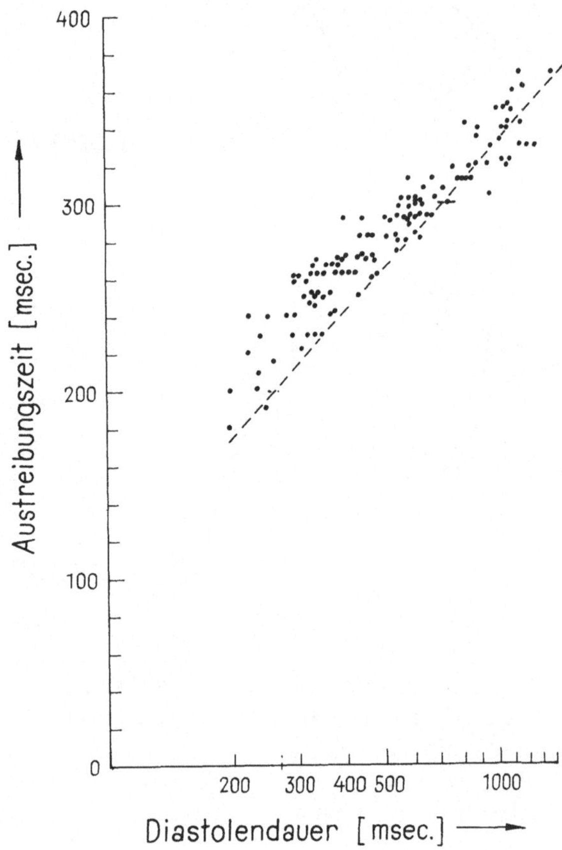



Abb. 12. Meßwerte der Systolendauer junger gesunder Menschen, aufgetragen über dem Logarithmus der Diastolendauer. Die gestrichelte Linie
verbindet die von WIGGERS (1949) angegebenen
Mittelwerte, die offenbar an etwas älteren Personen
gewonnen wurden

zuständen in der Arteria carotis registrierbar
wird, oder ob er bei gesunden jungen Personen
überhaupt fehlt, ist bis heute nicht geklärt.

Bemerkenswerterweise tritt der spätsystolische
Buckel gleichzeitig mit dem Gipfel des Femoralispulses auf. Ob hier Zusammenhänge im Sinne
stehender Wellen bestehen, ist unbekannt. Sicher
handelt es sich nicht, wie oft angenommen, um
den zentralen (cranialen) Schwingungsbauch der
sog. arteriellen Grundschwingung (s. Abschnitt
III b). Schon aus Kalkulationen der Pulslaufzeit
läßt sich ableiten, daß die Grundschwingung nach
Reflexion in der Peripherie frühestens am Ende
der Systole, normalerweise aber erst nach dem
Klappenschluß wieder zum Herzen zurückkehren
kann (JUNGMANN und GADERMANN 1962; s. a.
Kap.: Hypertonie). Die Grundschwingung manifestiert sich im frühdiastolischen Buckel, der sich
der Klappenschlußincisur anschließt.

Mit dem Ende der katakroten Schulter hört an
sich die Systole auf. Der Carotisdruck fällt bis er
durch den Schluß der Aortenklappen aufgefan-
gen wird. Für die Berechnung der Systolendauer
wird aus meßtechnischen Gründen jedoch die
Spitze der Klappenschlußincisur benutzt. Hierdurch entsteht ein Fehler, der ungefähr den Betrag
der Anspannungszeit ausmacht, die bei der Ausmessung der Systolendauer ebenfalls unberück-
sichtigt bleibt. Der Berechnungsfehler wird auf
diese Weise grob kompensiert.

BLUMBERGER (1942); WIGGERS (1949) und MAT-
THES (1951) stellten fest, daß die *Systolendauer in
einer regelmäßigen Beziehung zur Pulsfrequenz und damit zur Diastolendauer steht.* Sie verlängert
sich proportional zum Logarithmus der Diastolendauer (GADERMANN, JUNGMANN und SIEGEL
1959). In Abb. 12 sind die Meßwerte von 120 eigenen Untersuchungen über das Verhältnis zwischen Systolen- und Diastolendauer an jungen gesunden Versuchspersonen eingetragen; die gestrichelte Linie verbindet die von WIGGERS (1949) angegebenen Normalwerte. Diese sind vermutlich an älteren Personen gewonnen, die Linie verläuft etwas steiler. Auch nach unseren Erfahrungen ist bei alten Menschen die Systole bei hoher Pulsfrequenz relativ kürzer, bei niedriger
Pulsfrequenz relativ länger als bei jungen Menschen (s. a. Kap. Hypertonie). Durch Vergleich mit
den in Abb. 12 dargestellten Normalwerten lassen sich bei den verschiedenen Pulsfrequenzen

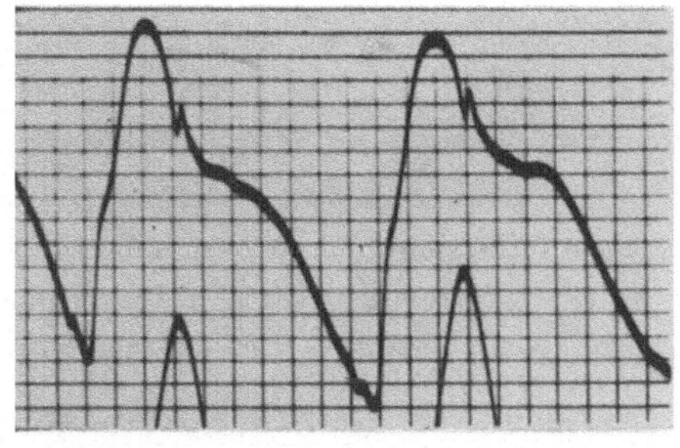



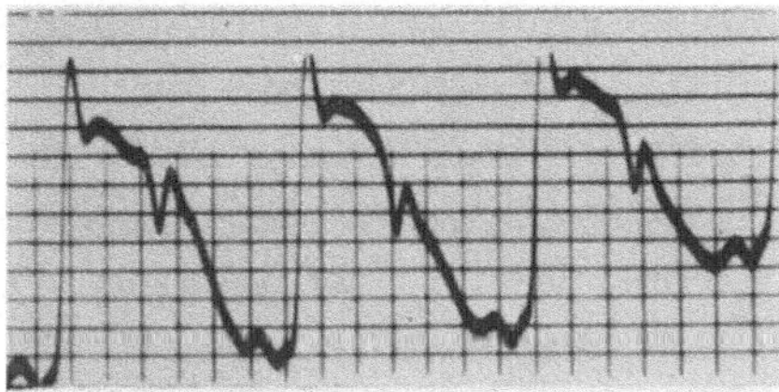



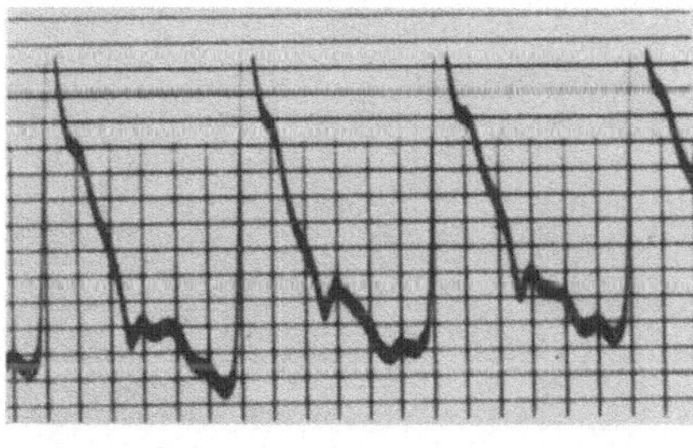



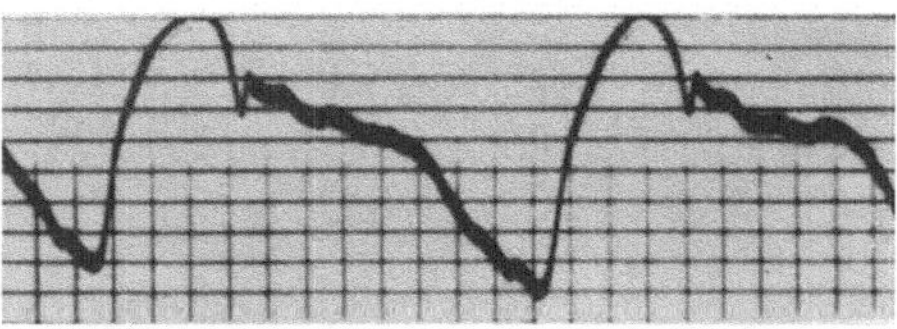



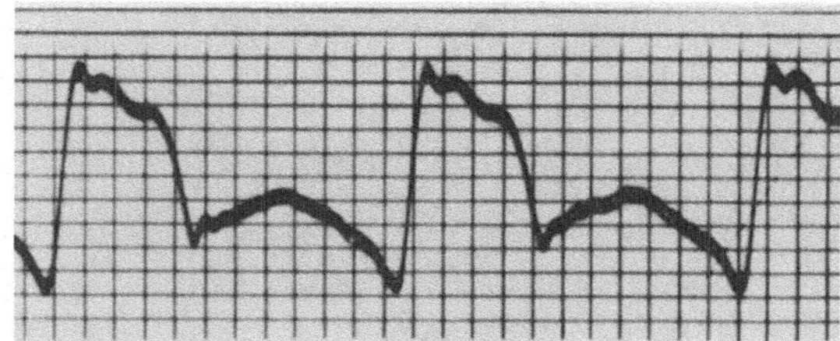



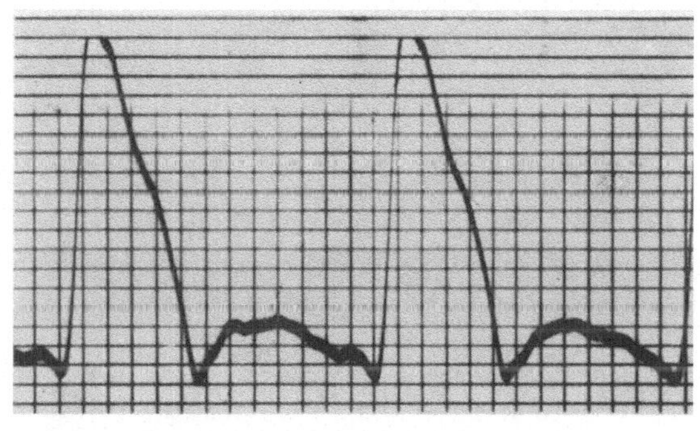



Abb. 13. Die Abhängigkeit des Niveaus der Klappenschlußincisur im Carotispuls vom Blutdruck. (Versuche an Hunden mit Nor-Adrenalin und Acetylcholin von JUNGMANN, ERDMANN und HEYE 1958)

Veränderungen der Herzfunktion durch die Ausmessung der Systolen- und Diastolendauer am Carotispuls erfassen.

Die *Klappenschlußincisur* ist beim Gesunden spitz und liegt in der Höhe von 2/3 der Gesamtamplitude des Carotispulses. Bei pathologischen Kreislaufzuständen kann das Niveau der Incisur sich erheblich ändern. Mit abnehmendem Blutdruck und Minderung des peripheren Widerstandes sinkt die Klappenschlußincisur tiefer und erreicht in extremen Fällen (z. B. nach großem Blutverlust) die diastolische Basislinie. Abb. 13 zeigt im Tierversuch das Steigen und Fallen der Incisurhöhe mit wechselndem Blutdruck und peripherem Widerstand.

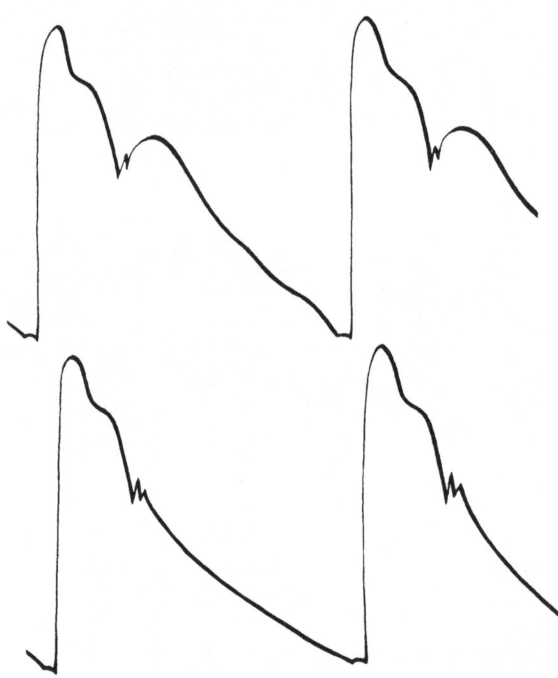

Abb. 14. Starke (oben) und fehlende (unten) Dikrotie im Carotispuls, erkennbar am kräftigen bzw. fehlenden frühdiastolischen Buckel

Oft schließen sich der Klappenschlußincisur noch ein oder zwei kleinere Schwingungen an, die vermutlich von Vibrationen der Semilunarklappen herrühren (HÜRTHLE 1944) und manchmal bei der Bestimmung der Systolendauer Schwierigkeiten bereiten. Immer sollte der Abstand vom Fußpunkt zur ersten Zacke ausgemessen werden.

Infolge der Windkesselfunktion der Aorta fällt der diastolische Druck nicht steil ab, sondern sinkt nur langsam während der ganzen Diastole bis zum Fußpunkt des folgenden Pulses. Der diastolische Kurventeil beginnt beim Gesunden mit einer kräftigen Erhebung, einem *frühdiastolischen Buckel*, der Ausdruck der *arteriellen Grundschwingung* ist und als *„Dikrotie"* bezeichnet wird. (Über die Probleme der Dikrotie siehe Abschnitt III b.) Durch diese Welle wird der Druck am Anfang der Diastole erhöht (Abb. 14). Wenn auch über die Bedeutung der arteriellen Grundschwingung noch keine endgültige Klarheit herrscht, so steht doch außer Zweifel, daß diese Druckerhöhung zu Beginn der Diastole den Bluteinstrom in die Coronararterien begünstigt. Wie die Untersuchungen von GREGG (1935) und neuerdings von MÜLLER (1962) zeigen, ist die Coronardurchblutung während der Systole gering und nimmt erst mit der Erschlaffung des Herzmuskels sprunghaft zu. Maßgebend für das Blutangebot an die Herzkranzgefäße ist nicht der systolische Druck, sondern der Druck an den Coronarostien während der Diastole. Ohne Dikrotie würde der Aortendruck zu Beginn der Diastole schneller, später langsamer abfallen. Die Grundschwingung verursacht dagegen einen zusätzlichen frühdiastolischen Druckanstieg, der das Blutangebot an die Coronararterien verbessert. Im Tierversuch ließ sich der Einfluß der Dikrotie auf die Sauerstoffversorgung des Herzmuskels auch im Elektrokardiogramm zeigen (JUNGMANN, ERDMANN und HEYE 1958).

Der weitere Verlauf des diastolischen Kurventeiles im Carotispuls ist uncharakteristisch. Kleine überlagerte Wellen sind meist Ausdruck von Schwingungen nicht entspannter Halsmuskeln. Nie wird nach unseren Erfahrungen — im Gegensatz zur Kurve der Strömungsgeschwindigkeit des Blutes — die diastolische Basislinie vor dem Ende der Diastole unterschritten. Ein vorübergehendes Absinken der Kurve und ein Wiederanstieg zum nächsten Puls ist immer verdächtig auf einen Registrierfehler.

WEZLER und BÖGER haben 1939 ein Verfahren angegeben, aus dem Carotispuls die Schwingungsdauer der arteriellen Grundschwingung T auszumessen. Sie bestimmten den zeitlichen Abstand vom Gipfel des frühdiastolischen Buckels bis zu der anschließenden kleinen Einsenkung als halbe Schwingungsdauer. Dies Verfahren führt jedoch im klinischen Routinebetrieb oft zu groben Irrtümern, da der diastolische Kurvenzug meist durch kleine Registrierfehler entstellt ist. Nur im Tierversuch an der freigelegten A. carotis (z. B. Carotisschlinge nach DUESBERG und SCHROEDER 1944) lassen sich brauchbare Resultate gewinnen. Die Ausmessung am Femoralis- oder Fußarterienpuls (siehe dort) ist wesentlich zuverlässiger.

### b) Der Femoralispuls

Bei gesunden jungen Menschen unterscheidet sich der Femoralispuls in seiner Form grundsätzlich vom Carotispuls. Er ist in allen Teilen abgerundet, die Klappenschlußincisur ist vollständig verschwunden und das Kurvenbild wird von zwei großen Wellen bestimmt, dem systolischen Hauptgipfel und der Dikrotie (Abb. 15). Besteht eine Bradycardie, dann wird oft noch eine dritte, schwächere Welle gegen Ende der Diastole erkennbar.

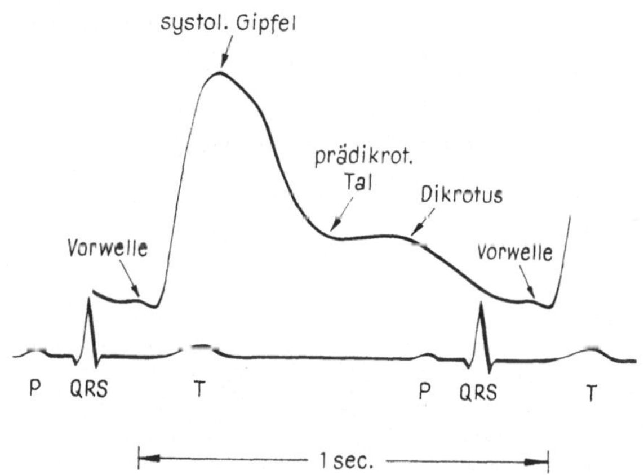


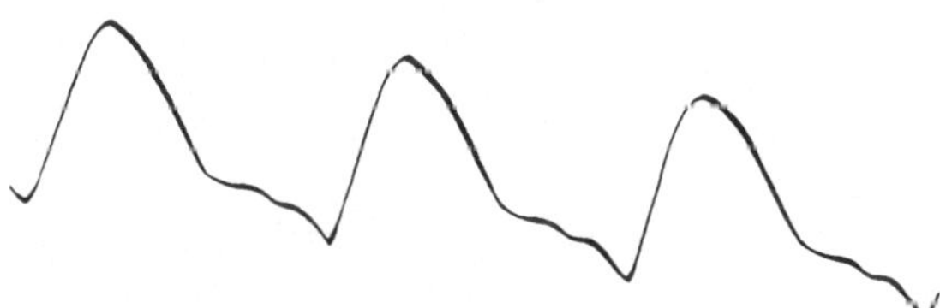

Abb. 15. Femoralispuls (schematisch) mit den gebräuchlichen Bezeichnungen und seine Beziehungen zum EKG

Abb. 16. Überlagerung von dikroter Welle des vorausgehenden mit der Vorwelle des nachfolgenden Femoralispulses bei Tachycardie

Auch der Femoralispuls beginnt mit einer *Vorwelle*, deren Entstehung unbekannt ist. Sie hat nichts mit der zweiten Vorschwingung des Carotispulses zu tun. Einerseits ist sie unabhängig von der Vorhofkontraktion und findet sich auch bei Vorhofflimmern (JUNGMANN und GADERMANN 1957; HEYMAN 1959). Andererseits werden z. B. beim totalen AV-Block mit jeder Vorhofkontraktion ähnliche Wellen bis in die Arteria femoralis fortgeleitet, während die Kammerkontraktion Pulswellen ohne Vorwelle erzeugt. Auf jeden Fall besteht eine feste Bindung der Vorwelle an die Herzaktion. Da eine mechanische Fortleitung einer wie auch immer gearteten Herzbewegung die Vorwelle im peripheren Puls nicht erklären kann, wurde eine Spannungsänderung der Arterienwand vor dem Durchlaufen der Pulswelle diskutiert, die auf nervalem Wege induziert wird, ausgehend oder gesteuert vom Reizleitungssystem des Herzens (JUNGMANN und GADERMANN 1957; HEYMAN 1959). Zwar haben UNGHVARY und OBAL (1940) monophasische pulssynchrone Aktionsströme von den Arterienwänden abgeleitet, deren Intensität durch gefäßwirksame Stoffe beeinflußt werden konnte, doch fehlen bis heute weitere Indizien, daß tatsächlich eine Erregungswelle nicht nur über den Herzmuskel, sondern auch gleichzeitig über die Gefäßwandmuskulatur abläuft.

Diagnostisch hat die Vorwelle bis jetzt keine Bedeutung. Ihre Kenntnis ist aber notwendig, da bei Tachycardien diese Vorwelle eine Dikrotie vortäuschen oder wenigstens die Ausmessung der Grundschwingung erschweren kann, weil sie sich dann der dikroten Welle überlagert (Abb. 16).

Der Hauptanstieg des Femoralispulses ist steil und geht ohne Unterbrechung oder anakrote Schulter gleichmäßig in den Pulsgipfel über. Diese Steilheit und der früh erreichte Gipfel im peripheren Puls hat schon die ersten Untersucher erstaunt. Nur 180 msec beträgt maximal die Zeit vom Fußpunkt bis zum Pulsgipfel, die sog. *„Gipfelzeit"*. In Gummischläuchen von ähnlicher Elastizität lassen sich keine derart steilen Druckwellen erzeugen (HEDÄUS; BRÖMSER, zit. nach HÜRTHLE 1945). Nur wenn Eigenschwingungen die Schlauchwelle überlagern, ergeben sich ähnliche Formen (KENNER und WETTERER 1962). Der plötzliche Anstieg des Pulses vermittelt den Eindruck des Klopfens bei der Palpation.

Ein weiteres, aus den unblutig registrierten Pulskurven jedoch nicht erkennbares Phänomen ist die deutliche Erhöhung des systolischen Drucks in der Arteria femoralis gegenüber den herznahen Arterien, die von allen Untersuchern bestätigt wurde (von KRIES 1892; FRANK 1905 und 1926; HAMILTON und DOW 1939; HÜRTHLE 1944; LASZT und MÜLLER 1952; KROEKER und WOOD 1955 u. a.). Das systolische Druckmaximum kann nach HAMILTON und DOW (1939) von der Aorta zur Arteria femoralis auf das Doppelte (Abb. 17), nach HÜRTHLE (1944) z. B. unter Thyroxinwirkung bis auf das Dreifache zunehmen. Die höchsten Drucksteigerungen wurden beim Menschen in den Unterschenkelarterien gemessen.

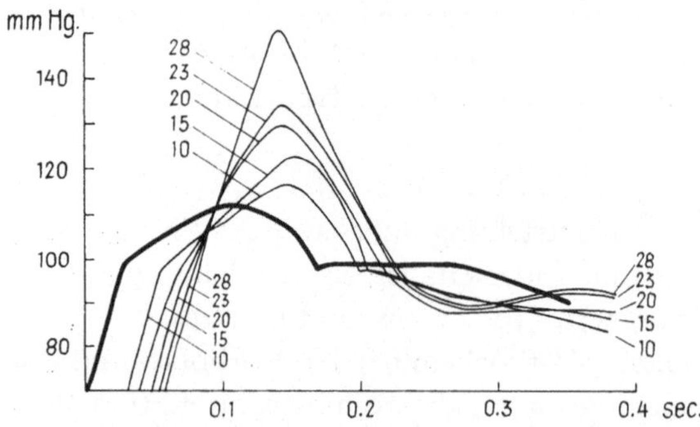


Abb. 17. Zeitgerecht übereinander gezeichnete, blutig registrierte Pulse in Aorta und Art. femoralis des Hundes. Dick ausgezogen: Puls der Aorta ascendens. Die Zahlen geben die Entfernung der Registrierstelle vom Herzen in cm an. Die Blutdruckamplitude nimmt in der Peripherie auf fast das Doppelte zu. (Aus: HAMILTON und DOW 1939)

Vom Pulsgipfel sinkt die Kurve zu einem Tal, das rund und glatt ist und nichts mit der Klappenschlußincisur des herznahen Pulses zu tun hat. Ihm schließt sich die kräftige *Dikrotie* an, bei Bradycardie gefolgt von einer flachen dritten sinusförmigen Welle.

Diese für den peripheren Puls typische Formwandlung beginnt nach REMINGTON und WOOD (1956) an ziemlich umschriebener Stelle in der Arteria ilica, etwa dort, wo die elastischen Arterien in die mehr muskulären Arterien übergehen (Transition point). LASZT und MÜLLER (1952) dagegen fanden bei intraarteriellen Druckregistrierungen einen langsamen Übergang der zentralen in die periphere Pulsform im Gebiet der Aorta abdominalis und Arteria ilica, dessen Lokalisation offensichtlich nicht anatomisch bedingt war, sondern unter anderem vom Blutdruck und von der Körperhaltung des Versuchstieres abhing. Auch in den Armarterien registrierten REMINGTON und WOOD (1956) ein umschriebenes, etwa 5 cm langes Gebiet, in dem der zentrale Puls sich plötzlich in den peripheren Puls unter steiler Erhöhung des systolischen Gipfels und Auftreten der dikroten Welle wandelt. Sie lokalisierten diesen „Transition point" im oberen Teil der Arteria brachialis.

Auf dem Wege dorthin verliert die Pulswelle langsam ihre für den herznahen Puls charakteristischen Merkmale: Der Gipfel wird abgerundet, die Klappenschlußincisur verwaschen und der frühdiastolische Buckel eingeebnet. Vom Transition point an nimmt der systolische Druck zu und erreicht in der Arteria radialis, im Bein in der Arteria dorsalis pedis sein Maximum. Die Druckmaxima liegen also weit vom Herzen entfernt, kurz vor der Aufteilung der Pulswelle in die fernsten Arteriolen.

Seit fast hundert Jahren ist die Entstehung der peripheren Pulsform Gegenstand heftiger Diskussionen. Die Meinungen lassen sich grob unter drei Gesichtspunkten ordnen:

1. Die Form und der systolische Druckzuwachs des peripheren Pulses wird durch eine *sinusförmige*, *gedämpfte*, *stehende Welle* geprägt, die, durch den Einschub von Blut aus dem linken Ventrikel in das Arteriensystem angeregt, sich der ursprünglichen Pulswelle überlagert, so daß die erste positive Schwingung den systolischen Gipfel überhöht, die erste negative Schwingung das praedikrote Tal (dicrotic notch) des peripheren Pulses bildet, und die zweite positive Schwingung die dikrote Welle erzeugt. Eine dritte positive Schwingung kann gegen Ende der Diastole bei Bradycardie sichtbar werden. Die Frequenz dieser Eigenschwingung beträgt beim Menschen im Mittel 0,45 Hz (FRANK 1926; WIGGERS 1952).

2. Die Form und der systolische Druckzuwachs des peripheren Pulses entstehen durch eine *aktive Beteiligung der muskulären Arterienwand* an der Pulsation (HÜRTHLE 1944; WEHN 1957; HEYMAN 1957 und 1959).

3. Die periphere Pulsform und der systolische Druckzuwachs des peripheren Pulses sind die Folge der *unterschiedlichen Ausbreitungsgeschwindigkeit* der einzelnen Wellenanteile in Abhängigkeit vom Blutdruck. Ähnlich wie bei der Meeresbrandung ist die Fortpflanzungsgeschwindigkeit der Basis der Pulswelle geringer als die des Gipfels, so daß letzterer der Basis vorauseilt und so eine Aufsteilung der Pulswelle verursacht —„Wave distortion"— (PETERSON und Mitarb. 1956; ALEXANDER 1952 u. a.). Die druckabhängig variable Gefäßwandelastizität und die *Trägheit der Blutsäule* beeinflussen ihrerseits wieder die Pulsform (PETERSON 1956; Acceleration und Deceleration transient).

Von allen diesen Theorien war die FRANKsche Annahme, daß sich stehende Wellen der ursprünglichen Pulswelle überlagern und die Form des peripheren Pulses maßgebend mitbestimmen, die fruchtbarste und genialste. FRANK nannte diese stehende Welle „arterielle Grundschwingung".

Abb. 18 zeigt nach WIGGERS (1952) schematisch diese Superposition der Grundschwingung über den ursprünglichen Puls. Die von FRANK (1926) für stehende Wellen geforderte Konstanz des Produktes von Wellengeschwindigkeit und Schwingungsdauer ließ sich auch in umfangreichen Nachprüfungen am Tier bestätigen (Abb. 19), solange das „Spiel der Regulationen" des Kreislaufs nicht durch Gifte wie Ganglienblocker, hohe Dosen von Azethylcholin, Histamin, Regitin usw.

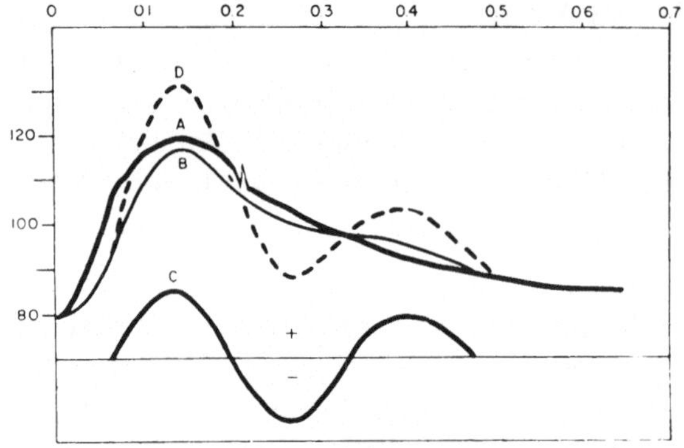

Abb. 18. Schematische Darstellung der ursprünglichen Pulswelle (A), die durch Dämpfung abgeflacht wird (B), der sinusförmigen gedämpften Eigenschwingung des Arteriensystems (C) und der durch Überlagerung mit der ursprünglichen zentralen Pulswelle resultierenden peripheren Pulswelle (D). Ordinate: Druck in mm Hg, Abszisse: Zeit in sec. (Aus: WIGGERS 1952)

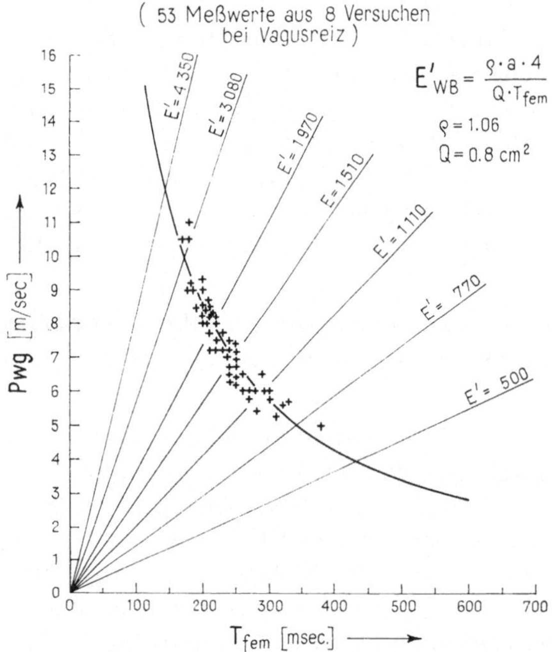


$$E'_{WB} = \frac{\varrho \cdot a \cdot 4}{Q \cdot T_{fem}}$$

$$\varrho = 1.06$$
$$Q = 0.8 \text{ cm}^2$$

Abb. 19. Das Verhältnis von Pulswellengeschwindigkeit (Pwg) zur Dauer der arteriellen Grundschwingung ($T_{Fem}$) beim Hund ergibt im Diagramm eine Hyperbel, d. h. das Produkt aus beiden Meßwerten ist konstant. Der nach WEZLER und BÖGER berechnete E' (s. Kap. VI) als Quotient aus beiden Meßwerten kennzeichnet die Lage der Meßwerte auf der Hyperbel. (Aus: JUNGMANN, ERDMANN und HEYE 1958)

unterdrückt wurde (JUNGMANN, ERDMANN und HEYE 1958). In den oben erwähnten Arterienabschnitten, in denen die Wandlung der zentralen in die periphere Pulsform vor sich geht (Transition point), befinden sich die Schwingungsknoten. In der A. carotis und der A. subclavia einerseits und in den peripheren Arterien andererseits finden sich die Schwingungsbäuche. Tatsächlich tritt in der Arteria femoralis unter Berücksichtigung der Pulswellengeschwindigkeit das praedikrote Tal gleichzeitig mit dem frühdiastolischen Buckel im Carotispuls auf als Zeichen einer Phasenumkehr beiderseits des Wellenknotens (GAUER 1936). Gelingt es, (z. B. durch Kreislaufgifte) die Grundschwingung zu vernichten, verschwindet auch die Überhöhung des Druckmaximums in der Peripherie und die

Blutdruckamplitude wird in der Arteria femoralis kleiner als in Herznähe (HÜRTHLE 1944; JUNGMANN, ERDMANN und HEYE 1958).

Demnach überlagert sich der ursprünglichen Pulswelle im Hauptrohr Herz-Fuß eine halbe Wellenlänge der Eigenschwingung. In den großen Seitenästen, besonders in den Armarterien, findet sich dagegen nach den Untersuchungen von BLEICHERT, LEZGUS und MARTINI (1953), sowie von REMINGTON und WOOD (1956) ein Viertel der stehenden Welle, wobei der Schwingungsknoten in der Arteria axillaris, der Schwingungsbauch in Höhe der Handgelenke liegt. Zu ähnlichen Ergebnissen kamen KENNER und RONNIGER (1960) bei Berechnungen am Schlauchmodell. Das System Aorta-Art. femoralis-Fußarterien entspricht in Bezug auf die stehende Welle einer beiderseits gedeckten Pfeife, während in den Armarterien stehende Wellen wie in einer beiderseits offenen Pfeife gefunden wurden. Weitere mathematische Analysen der Pulsform liegen von STREETER, KEITZER und BOHR (1963) vor.

Unabhängig davon berechneten WEZLER und BÖGER (1939) die Länge des sog. Windkessels als ein Viertel (SINN 1956) $\frac{\lambda}{4,4}$ der im Hauptrohr stehenden Welle. Der sog. Windkessel reicht demnach bis zum Übergang der elastischen in die muskulären Arterien in der Leistengegend. Ob dort eine Reflexion am offenen Ende stattfindet, wie WEZLER und BÖGER (1939) sowie SINN (1956) annehmen, ist bis heute nicht endgültig entschieden.

Das Bild wird jedoch noch komplizierter, da es vermutlich nicht nur *eine* stehende Welle im Arteriensystem gibt. REMINGTON 1960 sowie MEISNER und REMINGTON 1962 fanden am Hund Hinweise auf stehende Wellen auch im systolischen Teil des herznahen Pulses, wobei wahrscheinlich relativ kurze Arterienstücke als „Resonanzeinheit" (resonating bzw. vibrating unit) wirken.

Für die Hämodynamik dürfte aber die eigentliche, von FRANK (1926) erforschte *„arterielle Grundschwingung"* am wichtigsten sein, die sich im frühdiastolischen Buckel des Carotispulses sowie in der Dikrotie des Femoralis- und Fußpulses zu erkennen gibt und deren erste positive Welle im Hauptgipfel des peripheren Pulses verborgen ist.

Erheblich ist die Intensität dieser Eigenschwingung. Berechnungen des Dämpfungsverhältnisses der Grundschwingung (zus. m. VOLLMER) ergaben bei Hunden für den Femoralispuls einen Wert von 3,56:1. Am gesunden Menschen wurden beim trainierten Leistungssportler von uns sogar höhere Werte gefunden (4,06:1). Im Durchschnitt von 84 Pulskurven kreislaufgesunder Normalpersonen ergab sich ein Dämpfungsverhältnis von 3,71:1. Hieraus läßt sich abschätzen, daß die vom Herzen ausgehende Pulswelle in der Arteria femoralis des Menschen durch die erste positive Welle der Grundschwingung um etwa 30%, in den Fußarterien sogar um fast 100% überhöht wird. Oder umgekehrt ausgedrückt: Die Blutdruckamplitude des Femoralispulses wird zu etwa ¼ von der Grundschwingung erzeugt, die des Fußpulses zur Hälfte. Abb. 20 gibt die gemessenen Amplituden der im Pulsbild sichtbaren Wellen der Grundschwingung des Menschen und die berechnete Amplitude der im Hauptgipfel versteckten ersten positiven Welle in Prozent der Gesamtamplitude des Pulses wieder.

Da ein großer Teil der Blutdruckamplitude in den peripheren Arterien von der Eigenschwingung erzeugt wird, darf deren hämodynamische Bedeutung nicht „als geringfügig bezeichnet werden", wie WETTERER (1956) meinte.

Ungeklärt ist bis heute die Ursache der arteriellen Grundschwingung. Es ist unwahrscheinlich, daß sie allein durch eine Wellenreflexion zwischen den Aortenklappen einerseits und einer umschriebenen Stelle im Gebiet der Arterien des Fußes (10 cm peripher des Knöchels nach KAPAL, MARTINI und WETTERER 1951) andererseits entsteht, also in einer verschwindend kleinen Gefäßprovinz des Arteriensystems, die nur einen Bruchteil der gesamten Wellenenergie empfängt. Unter der begründeten Annahme, daß eine halbe Wellenlänge im Gefäßsystem steht, ähnlich wie in einer beiderseits gedeckten Pfeife (FRANK 1926; BRÖMSER und RANKE 1930 u. a.), ergeben Berechnungen der peripheren Reflexionsstelle für die arterielle Hauptachse Herz-Fuß Werte, die mit der Strecke Herz-Fuß übereinstimmen (KAPAL, MARTINI, REICHEL und WETTERER 1951), sie eher noch übertreffen (BICK und JUNGMANN 1955; SAUPE 1960).

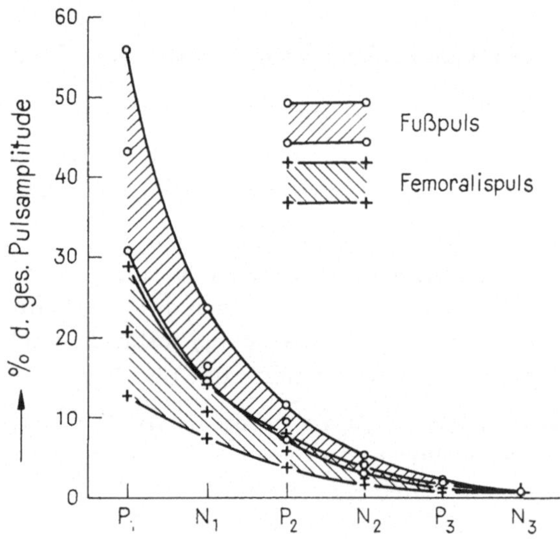


Abb. 20. Das Dämpfungsverhältnis der arteriellen Grundschwingung, ausgedrückt in Prozenten der gesamten Pulsamplitude. $P_1$, $P_2$ und $P_3$ sind die Amplituden der ersten, zweiten und dritten positiven Welle; $N_1$, $N_2$ und $N_3$ die Amplituden der entsprechenden negativen Wellen der arteriellen Grundschwingung. Gemessen wurden $P_2$ und $P_3$ sowie $N_2$ und $N_3$, berechnet $P_1$ und $N_1$. Schraffiert ist die Standardabweichung der Einzelwerte vom Mittelwert. (Nach Untersuchungen zus. mit VOLLMER an 84 Pulskurven gesunder Personen)

SINN (1956) hat in Fortführung älterer Versuche von MOENS (1878) in systematischen Studien gezeigt, daß es nicht auf die längste anatomisch nachweisbare Arterienstrecke ankommt. In einem verzweigten Röhrensystem, in dem auch die Seitenäste an der Eigenschwingung teilhaben, entspricht die errechnete Länge einem fiktiven, aber unverzweigten Rohr. Das verzweigte System selbst muß in seinen Abmessungen immer kürzer sein.

Damit wird die FRANKsche Theorie erneut gestützt, gleichzeitig aber auch wahrscheinlich gemacht, daß an der Grundschwingung nicht nur das Hauptrohr Herz-Fuß, sondern auch die großen Nebenäste teilhaben. In einem solchen baumartig verzweigten System müßten aber die aus den verschiedenen Ästen reflektierten Wellen zu einem „Gewoge" (v. RECKLINGHAUSEN 1940) führen, wobei die nicht aufeinander abgestimmten Schwingungen sich gegenseitig löschen. Wenn trotzdem eine massive Grundschwingung resultiert, so ist dies nur durch Summation der Einzelschwingungen, also durch Resonanz möglich (JUNGMANN, ERDMANN und HEYE 1958).

Unter *Resonanz* wird hier nicht eine Koordination zwischen Grundschwingung und Pulsfrequenz verstanden, obwohl auch eine solche im Optimalfall besteht (s. u.), sondern eine Koordination zwischen der Eigenschwingung der Hauptschlagadern mit den Eigenschwingungen der verschiedenen Nebenäste, wodurch die aus den Seitenästen zurücklaufenden Wellen im gesamten System zu einer großen Grundschwingung verschmelzen. KENNER und WETTERER (1962) haben in einem sinnvollen Schlauchmodell solche Verschmelzungen nachweisen können. Diese zur Entstehung der Grundschwingung notwendige Abstimmung der einzelnen Gefäßprovinzen aufeinander ist von der Güte der Regulation des Arteriensystems abhängig.

Weiterhin gibt es eine Resonanz zwischen Grundschwingungsdauer und Systolendauer, wobei die Klappenschlußincisur des zentralen Pulses zeitlich mit der ersten negativen Welle der Grundschwingung der peripheren Arterien zusammenfällt und dadurch zur Intensivierung der letzteren beiträgt (WEZLER und GREVEN 1939).

Eine Stütze erfährt diese Ansicht dadurch, daß im Tier der systolische Gipfel und damit auch die erste positive Welle der Grundschwingung, ebenso auch die dikrote Welle und damit die zweite positive Schwingung in allen peripheren Pulsen gleichzeitig erscheinen (HAMILTON und DOW 1939). Beim Menschen ist dies zumindest in den Fußarterien jedoch nicht der Fall (REMINGTON und WOOD 1956). Immerhin erreicht auch beim Menschen der Puls in den Fußarterien seinen Gipfel vor dem Ende der Systole des Herzens, wie intraarterielle Druckmessungen von KROEKER und WOOD (1955) bestätigen. Das gesamte Arteriensystem vom Herz bis zu den Arterien steht demnach für Bruchteile von Sekunden unter maximaler Spannung (Abb. 21). Dabei muß bedacht werden, daß die Druckwelle nicht nur mit hoher Geschwindigkeit vom Herz zur Peripherie läuft (5—10 msec), sondern auf diesem Wege auch noch eine Beschleunigung bis auf das Doppelte der Anfangsgeschwindigkeit erfährt (GAUER 1936).

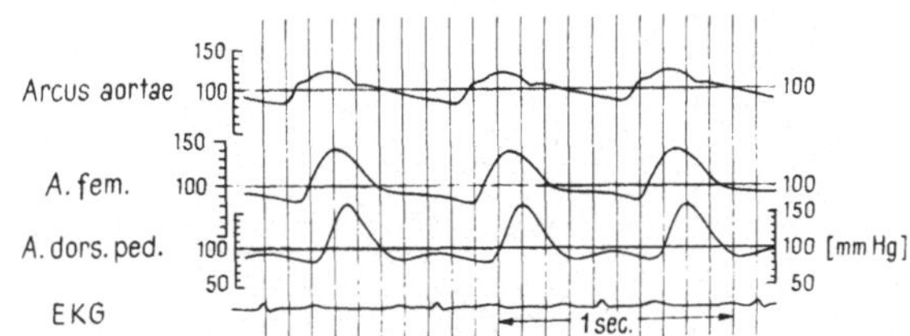


Abb. 21. Gleichzeitige intraarterielle Druckregistrierungen in Aorta, Art. femoralis und Art. dorsalis pedis am Menschen zeigen, daß für Bruchteile von Sekunden das gesamte Arteriensystem unter maximaler Spannung steht. Beachte auch die Zunahme der Blutdruckamplitude in der Peripherie. (Aus: KROEKER und WOOD 1955)

Das Verständnis für die Eigenschwingung des Arteriensystems wird weiterhin dadurch erschwert, daß am Ende des zentralen Schwingungsbauches, also an der Aorta ascendens, die Dikrotie als frühdiastolischer Buckel viel schwächer ausgebildet ist als in der Halsschlagader. SPENCER, JOHNSTON und DENISON (1958) nehmen deshalb an, daß die Eigenschwingung (resonant wave) sich nicht zwischen Aortenklappen und Peripherie, sondern zwischen den großen, vom Aortenbogen nach cranial abgehenden Gefäßen und den Bauch- und Beinarterien ausbildet, wobei die Aorta thoracalis die Funktion eines Verbindungskanals zwischen beiden Gefäßprovinzen übernimmt. Das Herz als Initiator der Schwingung läge dann in einem Seitenast der Hauptschwingungsachse Kopf-Fuß.

Die Vorstellung einer aktiven Beteiligung der Arterienwand an der Pulsation steht zur Theorie der Eigenschwingung nicht unbedingt im Widerspruch, vorausgesetzt, daß diese aktive Spannungsänderung der Gefäßwand streng synchron mit der Herzaktion auftritt. Besonders die Untersuchungen von WEHN (1957) lassen es denkbar erscheinen, daß die Gefäßwand der pulsatorischen Dehnung aktiven Widerstand leistet und dadurch zu einem „Aufschaukeln" der Pulswelle beiträgt. So konnte WEHN (1957) zeigen, daß die unbeeinflußte und nicht durch den Pulsfühler eingedrückte periphere muskuläre Arterie nicht wie die elastischen Arterien durch die Pulswelle gedehnt wird, sondern ihren Durchmesser sogar gegen den Druck der Pulswelle um minimale Beträge verkleinert. An der A. femoralis des Kaninchens beträgt diese Durchmesserverminderung etwa 1%. Allerdings könnte eine pulsatorische Dehnung auch nur sehr gering sein. Gegen Ende der Systole herrscht im ganzen Arteriensystem maximaler Druck. Bei der großen Gesamtlänge der beteiligten Arterien dürfte schon eine geringe Durchmesservergrößerung zu diesem Zeitpunkt zu einem erheblichen Volumenzuwachs führen, in dem sich das Schlagvolumen des Herzens „verläuft". Hierauf hat bereits Mosso (Die Diagnostik des Pulses, Leipzig 1879) hingewiesen. Hinzu kommt, daß nach Untersuchungen am Schlauchmodell von HAUFFE (1930) eine systolische Beschleunigung des Blutes zu einer Querschnittsabnahme des elastischen Rohres führt, ein Phänomen, das ebenfalls der pulsatorischen Dehnung der Arterien entgegenwirkt. Das letzte Wort hierüber ist jedoch noch nicht gesprochen.

Auch die „Wave distortion", die Formwandlung durch die unterschiedliche Ausbreitungsgeschwindigkeit von Basis und Gipfel der Pulswelle (PETERSON 1956), spielt sicher eine Rolle bei der Formung des peripheren Pulses. Ihr Einfluß ist aber bis heute noch nicht abzuschätzen.

Beim gesunden Menschen ist die Frequenz der arteriellen Grundschwingung mit der Ruhe-Pulsfrequenz zu einem ganzzahligen, harmonischen Verhältnis koordiniert (GADERMANN, HILDE-

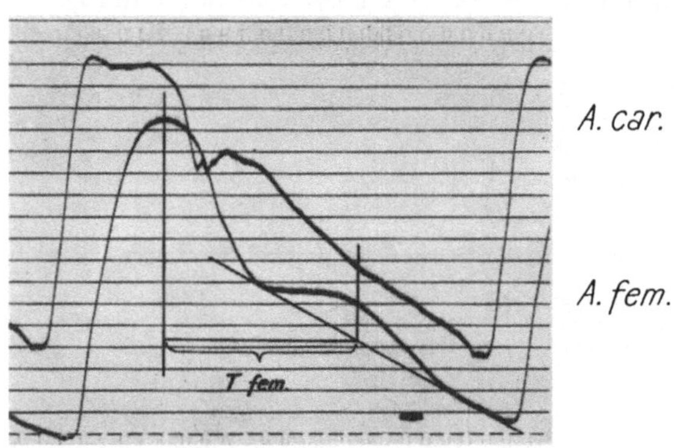


Abb. 23. Schema für die Abmessung der Grundschwingungsdauer T

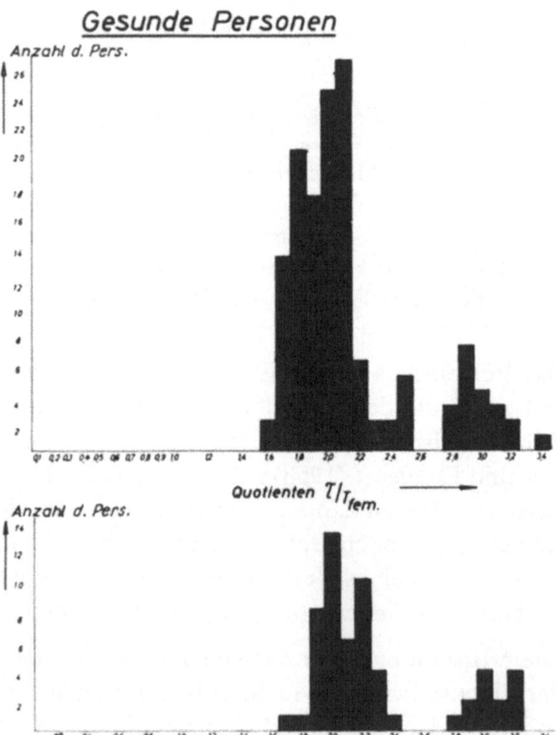


Abb. 22. Häufigkeitsverteilung aller Quotienten aus Pulsperiodendauer τ und arterieller Grundschwingung T mit einem größeren Gipfel um 2,0 und einem kleineren Gipfel um 3,0. (Aus: GADERMANN, HILDEBRANDT und JUNGMANN 1961)

BRANDT und JUNGMANN 1961). Es beträgt 2:1 oder bei Bradycardien, z. B. bei trainierten Sportlern, 3:1. Dementsprechend steht die durchschnittliche Dauer eines Pulses zur Dauer der Grundschwingung im Verhältnis 2:1 oder 3:1 (Abb. 22). Die Grundschwingungsdauer T wird im Femoralispuls als zeitlicher Abstand vom Hauptgipfel zum Gipfel der dikroten Welle bestimmt, wobei der diastolische Druckabfall berücksichtigt werden muß (Abb. 23). Der Gipfelpunkt der Dikrotie liegt im Schnittpunkt der Kurve mit dem größtmöglichen Lot, das auf einer Hilfslinie vom praedikroten Tal zum postdikroten Kurvenzug errichtet werden kann.

Diese rhythmische Koordination zwischen Grundschwingungs- und Pulsfrequenz wird vom gesunden Kreislauf unter Ruhebedingungen stets angestrebt. Sie findet sich auch bei Kindern und Jugendlichen (MILLAHN 1962). Während körperlicher Belastung sind die Verhältnisse noch unklar. Im Stehen stellt sich nach neueren Untersuchungen von HILDEBRANDT (unveröffentl.) ebenfalls ein harmonisches Verhältnis ein: Der etwas erhöhten Pulsfrequenz entspricht eine erhöhte Frequenz der Grundschwingung. Bei Muskelarbeit konnten bisher keine Pulskurven registriert werden. Immerhin ist es denkbar, daß zumindest im sog. steady state ein ganzzahliges Verhältnis von 1:1 besteht. Jedenfalls entsprechen die bisher durch drahtlose Übertragung bei Langstreckenläufern während des Laufes gemessenen Pulsfrequenzen (METZNER 1955) mit etwa 150/min durchaus den unmittelbar nach Belastung gefundenen Frequenzen der Grundschwingung. Das bedeutet, daß die dikrote Welle im Femoralispuls nicht mehr sichtbar ist, sondern im nachfolgenden Puls verschwindet und damit dessen Amplitude vergrößert. Man bezeichnet dieses Phänomen als *Dikrotuspfropfung*. Abb. 24 zeigt eine tierexperimentelle Studie, in der während einer blutungsbedingten Tachycardie durch Reizung des rechten Halsvagus eine Bradycardie erzwungen und dadurch die sonst im folgenden Puls untergetauchte Dikrotie sichtbar gemacht wurde. In Abb. 25 ist das Untertauchen der dikroten Welle im folgenden Puls nach Beendigung des Vagusreizes zu sehen. Auskunft darüber, ob eine Dikrotuspfropfung vorliegt oder die Grundschwingung erloschen ist, gibt der Carotispuls. Der frühdiastolische Buckel als Symptom der Grundschwingung bleibt auch bei Tachycardien bis zu 160/min sichtbar, da er zeitlich dem praedikroten Tal des Femoralispulses entspricht (Phasenumkehr).

Die Existenz einer starken Grundschwingung im gesunden Arteriensystem widerspricht dem Windkesselprinzip, das lange Zeit im Mittelpunkt der Diskussion über die Hämodynamik gestanden hat. Wenn die Arterien ausschließlich die Funktion haben, „einerseits als Leitungsröhren für das strömende Blut zu dienen und andererseits die Pulsationen von Druck und Strömung zu glätten" (WETTERER 1956), muß es paradox erscheinen, daß die Glättung der pulsatorischen Druckwellen durch die Grundschwingung weitgehend wieder aufgehoben wird. Auch besteht bis in die peripheren Arterien hinein keine gleichmäßige Blutströmung, wie bei einem Windkessel zu erwarten wäre. Nach einer kräftigen Propulsion in der Systole kommt es während der Diastole zum Strömungsstillstand (WETTERER 1956), z. T. sogar zu einem Rückstrom (MCDONALD 1955).

Es ist bis heute nicht gelungen, den Sinn und Zweck der Überhöhung der peripheren Pulswelle durch die Eigenschwingung des Arteriensystems zu deuten, zumal in der Technik kein ähnliches Pump- und Leitungsprinzip existiert, das mit steilen Druckschwankungen im Leitungssystem arbeitet. Andererseits dürfte es in einem elastischen, in seinem Gesamtdurchmesser zur Peripherie hin erheblich weiter werdenden Schlauchsystem, wie es das Arteriensystem darstellt, physikalisch einfach sein, durch Interferenz die Entstehung von starken Eigenschwingungen zu verhindern. So

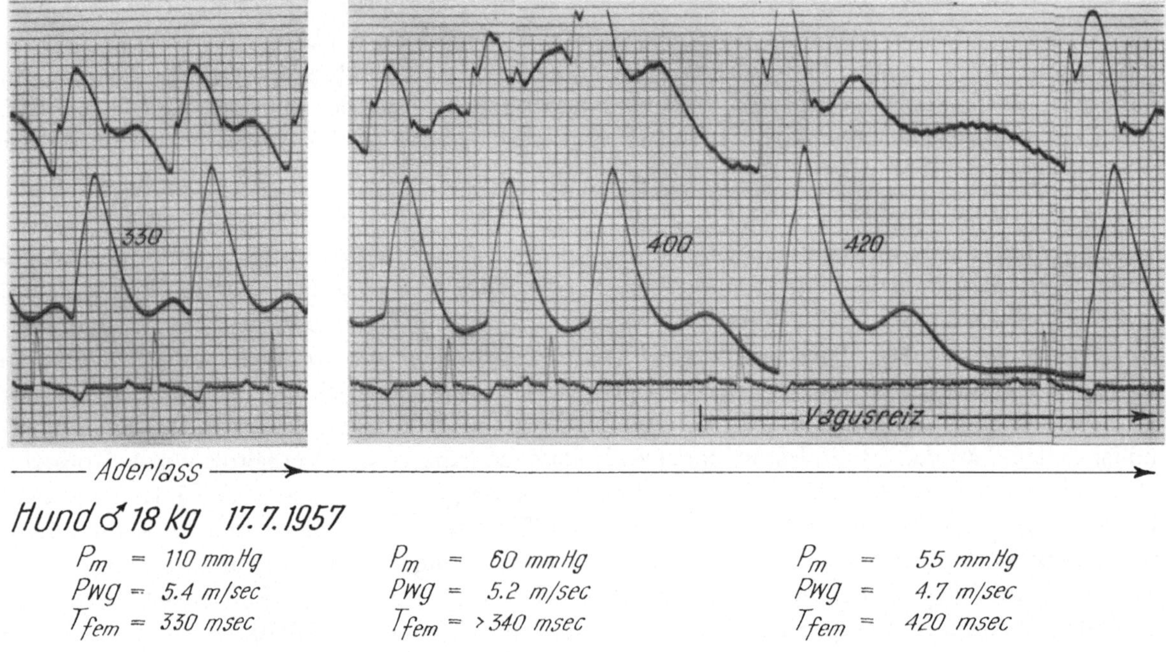



| $P_m$ = 110 mm Hg | $P_m$ = 60 mm Hg | $P_m$ = 55 mm Hg |
| $Pwg$ = 5.4 m/sec | $Pwg$ = 5.2 m/sec | $Pwg$ = 4.7 m/sec |
| $T_{fem}$ = 330 msec | $T_{fem}$ = > 340 msec | $T_{fem}$ = 420 msec |

Abb. 24. Carotis- und Femoralispuls eines Hundes während eines Aderlasses. Durch Vagusreiz wird eine Bradycardie erzwungen, die erkennen läßt, daß die dikrote Welle bei Tachycardie vollständig im nachfolgenden Puls verschwunden war (Dikrotuspfropfung). Die Zahlen über dem Femoralispuls bedeuten die Schwingungsdauer T$_{fem}$ in msec. (Aus: JUNGMANN, ERDMANN und HEYE 1958)

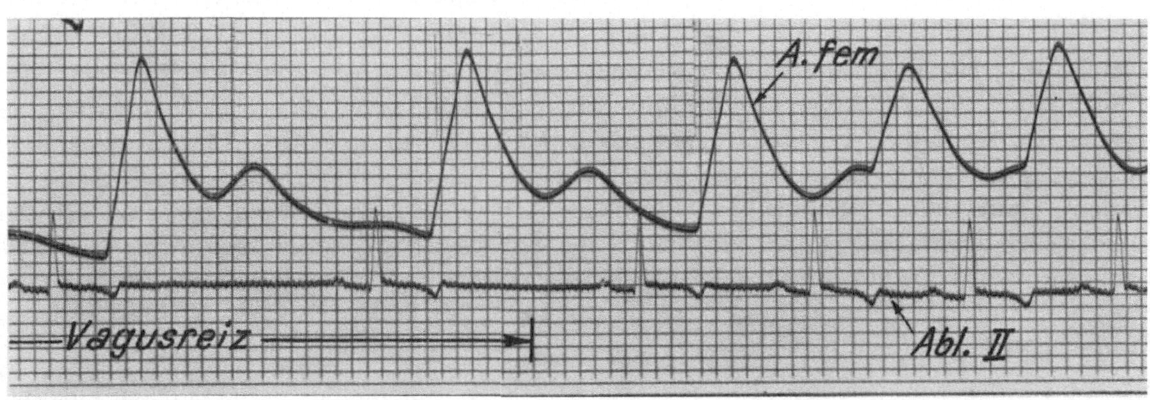



Abb. 25. Femoralispuls eines Hundes. Bei zunehmender Pulsbeschleunigung kommt es zur Dikrotuspfropfung

zwingt die Erkenntnis, daß gerade in den Arterien gesunder und leistungsfähiger Menschen wie auch in den Arterien von Tieren besonders kräftige Eigenschwingungen beobachtet werden, zur Vorsicht beim Vergleich des Kreislaufs mit durchschaubaren technischen Systemen.

Erste Hinweise, die zur Deutung dieser pulsatorischen Phänomene herangezogen werden können, haben die Untersuchungen von LIEBAU (1955 und 1958) gegeben. Sie zeigen, daß kräftige Druckschwankungen auch in ventillosen elastischen Schlauchsystemen immer zu einer Flüssigkeitsströmung in Richtung der englumigeren und hartwandigeren Gefäße führen, im Kreislauf also in Richtung der peripheren Arterien. Hierdurch erklärt sich auch die Beobachtung, daß bei einer kombinierten Aorten-Mitralinsuffizienz über Jahre hin eine ausreichende Durchblutung der Peripherie bestehen bleiben kann.

Weiterhin konnte LIEBAU (1954 und 1958) an sinnvollen Schlauchmodellen nachweisen, daß solche pulsatorischen Druckschwankungen im Arteriolenbereich den venösen Rückstrom fördern. Hier bieten sich Vergleiche aus der klinischen Empirie bei der Ödementstehung an. Derjenige Herzklappenfehler, der am seltensten zur feuchten Dekompensation neigt, nämlich die Aorteninsuffizienz, führt zu einer besonders großen Blutdruckamplitude (pulsus celer et altus). Versuche an isolierten Tierextremitäten ergaben, daß eine pulsierende Durchströmung der Gefäße viel später zu Ödemen führt als eine gleichmäßige Perfusion unter arteriellem Mitteldruck (zit. nach JUNGMANN, ERDMANN und HEYE 1958).

Durch die Windkesselwirkung der großen Schlagadern wird die Pulsation vom diastolischen Niveau des linken Ventrikels (etwa 0 mm Hg) auf das normale diastolische Basisniveau der Arterien angehoben. Die hierdurch erniedrigte Blutdruckamplitude wird durch die arterielle Grundschwingung in der Peripherie wieder vergrößert. In Herznähe erhöht die Grundschwingung weiterhin das frühdiastolische Druckniveau um einen namhaften Betrag (frühdiastolischer Buckel) und fördert damit das Blutangebot an die Coronararterien während der Erholungsphase des Herzens (s. Kap.: III a). Auch hierin darf man einen Nutzen der arteriellen Eigenschwingung erblicken. Trotzdem reichen solche Vermutungen noch nicht aus, eine befriedigende physiologische Deutung für das Wesen der Grundschwingung zu geben.

## c) Der Fußpuls

In der A. tibialis posterior oder A. dorsalis pedis gleicht der Puls prinzipiell dem Femoralispuls. Er ist in allen Teilen abgerundet, beginnt auch mit einer kleinen *Vorwelle* und zeigt als wesentliche Formelemente den *Hauptgipfel* und die *dikrote Welle* (Abb. 26). Der Hauptanstieg des Fußpulses ist noch steiler, die sog. Gipfelzeit noch kürzer als beim Femoralispuls. Meist ist die Dikrotie markanter ausgeprägt als in der A. femoralis, da der Fußpuls mitten im Schwingungsbauch der Grundschwingung, der Femoralispuls näher am Schwingungsknoten registriert wird. Das ganzzahlige, harmonische Verhältnis zwischen Puls- und Grundschwingungsfrequenz ist auch im Fußpuls feststellbar (Abb. 22). Der diastolische Kurventeil liegt niedriger als im Femoralispuls. Das praedikrote Tal berührt fast die Basislinie. Bei normaler Pulsfrequenz wird die diastolische Basislinie jedoch nicht unterschritten. Nur bei schneller Pulsfrequenz wird durch eine Dikrotuspfropfung ein Unterschreiten vorgetäuscht (Abb. 27). WIGGERS (1949) bezeichnete dieses Phänomen als „Super-dikrotismus". Auch im Fußpuls kommt es bei Tachycardien zur vollständigen Dikrotuspfropfung. Trotz der Ähnlichkeit mit dem Femoralispuls ist die Registrierung eines Fußpulses diagnostisch bedeutungsvoll: Erstens um die Pulswellengeschwindigkeit im Bein zu bestimmen; zweitens um Formabweichungen, die auf Durchblutungsstörungen im Bein beruhen, erkennen zu können und drittens, um die Dikrotie besser beurteilen und ausmessen zu können.

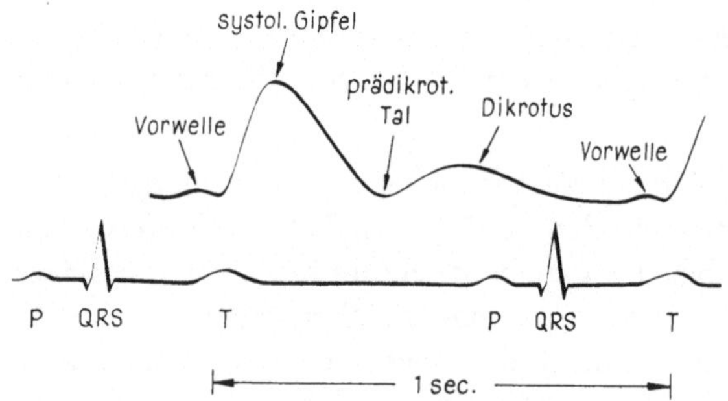


Abb. 26. Puls einer Fußarterie (Art. dorsalis pedis oder Art. tibialis posterior) mit den gebräuchlichen Bezeichnungen und seine Beziehungen zum EKG

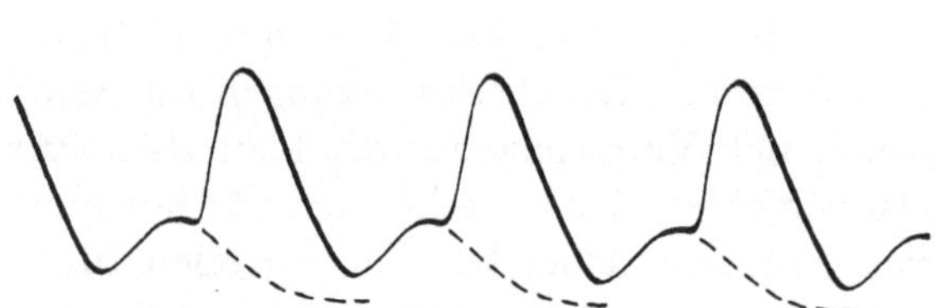

Abb. 27. Fußpuls bei Tachycardie. Durch beginnende Dikrotuspfropfung wird ein Unterschreiten der diastolischen Basislinie vorgetäuscht

In manchen Fällen fehlt die Dikrotie im Femoralispuls, obwohl eine Grundschwingung besteht, kenntlich an einem deutlichen frühdiastolischen Buckel im Carotispuls und an einer dikroten Welle im Fußpuls. Wenn die Pulswellengeschwindigkeit in der Aorta erhöht ist, im Bein aber nicht, dann wandert der Schwingungsknoten (transition point) von der Aorta in die Art. ilica und Art. femoralis hinein, da die Laufzeit vom zentralen Ende der stehenden Welle zum Schwingungsknoten genausolang wie vom Schwingungsknoten zum peripheren Ende der stehenden Welle sein muß. Diese Verhältnisse wurden von SCHMITT (1943) am Schlauchmodell und am Menschen nachgeprüft. In solchen Fällen läßt sich die Grundschwingung nur aus dem Fußpuls beurteilen und ausmessen, während sie im Abgriff an der A. femoralis nicht erfaßt und im Carotispuls nicht ausgemessen werden kann.

Eine erschöpfende Darstellung der verschiedenen Theorien über die Entstehung der Form des peripheren Pulses geht über den Rahmen dieser Schrift weit hinaus. Für die klinische Nutzung der Pulsregistrierung ist das wesentliche Fazit: Fast alle Formmerkmale des peripheren Pulses und auch die Form des diastolischen Teiles des zentralen Pulses werden durch den Zustand und die Regulation der peripheren Arterien bestimmt. Nur der systolische Abschnitt des zentralen Pulses spiegelt zum Teil die Aktion des linken Ventrikels wider. Hier liegt der Schlüssel für die diagnostische Bedeutung der Pulsformanalyse. Die Pulsform gibt Aufschluß über Zustand und Funktion der großen und mittleren Arterien, wie er mit keiner anderen Methode zu objektivieren ist.

# IV. Die pathologischen Formkriterien des Pulses

## a) Der Carotispuls

Die *zweite Vorschwingung* gibt einen Hinweis auf die Dauer der Anspannungszeit (Abb. 10). Da letztere von der Herzfrequenz abhängt, lassen sich grobe Richtlinien für die normale Dauer der Anspannungszeit und damit für den Abstand der zweiten Vorschwingung vom Hauptanstieg des Pulses geben. Stärkere Abweichungen treten bei Regulationsstörungen auf. Bei Hypertonie rückt die zweite Vorschwingung vom Hauptanstieg ab, wenn der diastolische Blutdruck über 100 mm Hg ansteigt. Niedriger diastolischer Druck führt durch Verkürzung der Anspannungszeit zu einem Heranrücken der Vorschwingung an den Hauptanstieg; die kleine Welle kann unter Umständen völlig in den Hauptanstieg einbezogen werden (Abb. 10).

Auch die Funktion der Aortenklappen spiegelt sich in der Vorschwingung. Aortenstenosen weisen meist eine sehr kräftige und deutlich abgesetzte Vorschwingung auf, während sie bei Aorteninsuffizienzen fehlt. Der Hauptanstieg des Carotispulses beginnt hier träge mit dem systolischen Druckanstieg im linken Ventrikel (Abb. 28). Durch diesen verfrühten Pulsanstieg werden bei Aorteninsuffizienz meist ungewöhnlich lange Zeitdifferenzen zum Femoralispuls und entsprechend langsame Pulswellengeschwindigkeiten gemessen.

Im Hauptanstieg des Pulses, der normalerweise steil bis zum Pulsgipfel führt oder eine schlanke anakrote Schulter aufweist, entsteht bei kräftiger Herzaktion und stark erniedrigtem peripheren Widerstand eine Schleuderzacke, der sog. *Wasserhammereffekt* (Abb. 29). Immer handelt es sich um Kreislaufzustände, die mit spürbarem „Herzklopfen" (wohl eigentlich Gefäßklopfen) verbunden sind. Die Schleuderzacke stellt wahrscheinlich eine spitze Überhöhung der anakroten Schulter dar. Nach ALEXANDER tritt ein Wasserhammereffekt auf, wenn ein großes Schlagvolumen mit hoher Geschwindigkeit in ein schlaffes Gefäßsystem (langsame Pulswellengeschwindigkeit, niedriger diastolischer Blutdruck) ausgeworfen wird. PETERSON (1956) erklärte den Wasserhammereffekt durch die Massenträgheit, welche die Blutsäule der systolischen Beschleunigung entgegensetzt. Er konnte zeigen, daß diese Schleuderzacke bei künstlichen Pulsen im narkotisierten Tier umso größer ist, je weiter der diastolische Blutdruck vom Normalwert abweicht. Pharmakologisch läßt sich ein Wasserhammereffekt durch Adenylsäure, Histamin und andere gefäßerweiternde Substanzen provozieren, sowie durch Stoffe, die eine Kollapsbereitschaft verursachen.

Häufiger als der Wasserhammereffekt ist bei niedrigem peripheren Widerstand und allgemeiner Vasodilatation ein *Pulsus celer* zu finden. Der Pulsgipfel wird in steilem Anstieg früh in der Systole erreicht. Anschließend fällt die Kurve fast ebenso steil zu einer tiefliegenden Klappenschlußincisur ab (Abb. 11). Ein Pulsus celer ist sehr charakteristisch für weitstehende, schlecht tonisierte periphere

Arterien und Arteriolen auch dann, wenn der auskultatorisch gemessene Blutdruck systolisch noch normale oder sogar erhöhte Werte ergibt. Die Blutdruckamplitude ist in diesen Fällen meist groß.

Ein klinisch wichtiges Phänomen ist der sog. *spätsystolische Buckel*. Von einer meist kräftigen anakroten Schulter aus steigt die Pulskurve träge weiter an, der Gipfel wird erst gegen Ende der Systole erreicht (Pulsus tardus; Abb. 11). Der spätsystolische Buckel entspricht der stark überhöhten katakroten Schulter des normalen Carotispulses und hat nichts mit der Dikrotie zu tun, die sich im Carotispuls als frühdiastolischer Buckel manifestiert. Nach unseren Erfahrungen findet sich ein spätsystolischer Buckel bei Hypertonien mit erhöhtem peripheren Widerstand, aber auch regelmäßig bei Arteriosklerosen unabhängig vom Blutdruck (GADERMANN und JUNGMANN 1962).

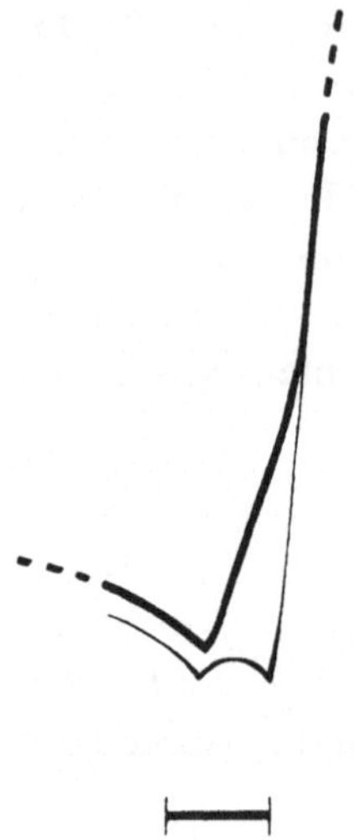

Abb. 28. Der Fußpunkt des systolischen Hauptanstiegs im Carotispuls.
Dünne Linie: Normale Form. Bei Aorteninsuffizienz fehlt die zweite Vorschwingung, der Anstieg beginnt verfrüht und träge und erreicht erst spät die normale Steilheit (dicke Linie)



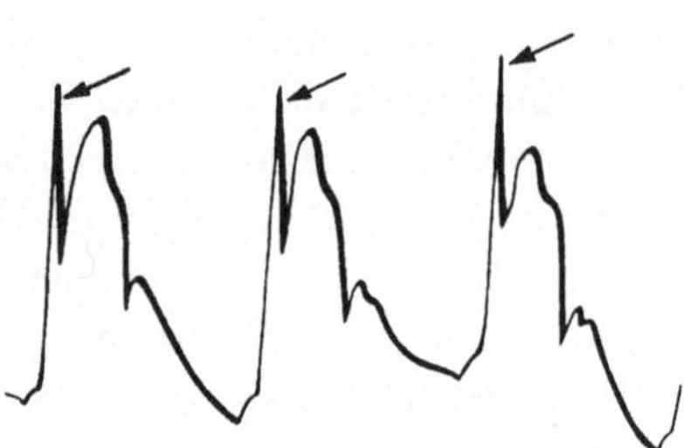



Abb. 29. Wasserhammereffekt im Carotispuls, erzeugt durch intravenöse Injektion einer hohen Dosis eines Phenothiazin-Präparates. Subjektiv bestand starkes Herzklopfen

Wir haben den Eindruck, daß der spätsystolische Buckel auch bei niedrigem Blutdruck besonders markant wird, wenn die regressiven Gefäßwandveränderungen vorwiegend in der oberen Körperhälfte und im Kopf lokalisiert sind (JUNGMANN und LANGSCH 1961). Im Tierversuch ließ sich der spätsystolische Buckel durch blutdrucksteigernde Mittel und durch große Infusionen kurzfristig erzeugen (Abb. 30). HÜRTHLE (1944) vermutete einen veränderten Kontraktionsmodus des linken Ventrikels, der den Hauptanteil des Schlagvolumens nicht wie beim Gesunden in der ersten Hälfte der Systole entleert, sondern erst in der zweiten Hälfte. In unseren eigenen Untersuchungen ergaben sich jedoch keine sicheren Zusammenhänge zwischen dem Auftreten des spätsystolischen Buckels und einer Funktionsstörung des linken Ventrikels.

Als *Hahnenkamm* bezeichnet man Schwingungen, die dem systolischen Hauptanstieg des Carotispulses überlagert sind und bis zum Ende der Systole reichen (Abb. 31). Der Hahnenkamm ist pathognomonisch für eine Aortenklappenstenose und hat besonders bei kombinierten Herzfehlern diagnostische Bedeutung. Es handelt sich dabei um die niederfrequenten Anteile des systolischen Geräusches, das an den Aortenklappen entsteht und in die A. carotis fortgeleitet wird. Der systoli-

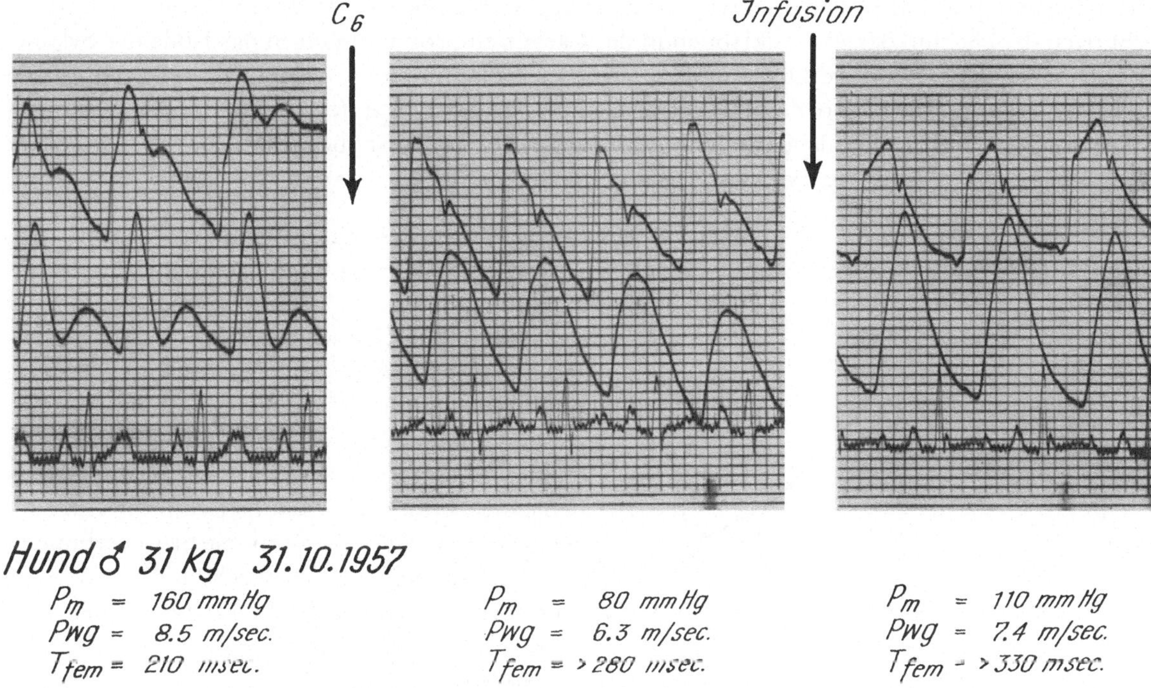


Abb. 30. Carotis- Femoralispuls und Ekg (Abteilung II) eines Hundes. Der spätsystolische Buckel läßt sich durch blutdrucksteigernde Infusionen auch erzeugen, wenn die Dikrotie durch Ganglienblocker (C$_6$) aufgehoben ist. P$_m$ = arterieller Mitteldruck. (Aus: Jungmann, Erdmann und Heye 1958)

sche Pulsanstieg ist meist träge, der Gipfel wird erst gegen Ende der Systole erreicht (pulsus tardus).

Die *Klappenschlußincisur* ist sowohl nach ihrer Form als auch nach ihrer Höhenlage im Gesamtbild des Carotispulses wichtig. Sie soll scharf ausgebildet sein, oft gefolgt von ein oder zwei kleinen Nachschwingungen. Bei Aorteninsuffizienz ist sie verwaschen oder fehlt ganz, bei reinen Aortenstenosen ist sie dagegen deutlich erkennbar. Besonders bei der klinisch schwer zu diagnostizierenden Infundibulumstenose findet sich nach bisherigen Erfahrungen immer eine klar abgezeichnete Klappenschlußincisur.

Das normale Niveau der Klappenschlußincisur liegt in Höhe von etwa 60 bis 70% der Pulsamplitude. Ein Absinken unter die Hälfte der Gesamtpulshöhe (Cave: Undichtes Registriersystem oder zu kurze Abklingzeit) ist charakteristisch für einen niedrigen peripheren Widerstand mit weitgestellten peripheren Gefäßen oder für eine unzureichende Blutfüllung des Arteriensystems, z. B. bei schweren Blutverlusten (Abb. 13). Bei Zunahme des peripheren Widerstandes z. B. im Rahmen einer Hypertonie steigt das Niveau der Klappenschlußincisur an. Besteht neben dem hohen peripheren Widerstand noch eine starke Grundschwingung im Arteriensystem, dann wird die Klappenschlußincisur manchmal bis auf den Gipfel des Carotispulses gehoben (Abb. 13 sowie Abb. 51). Dieser extreme Anhub kommt durch ein Vorrücken des frühdiastolischen Buckels zustande. Bei stark beschleunigter Pulswellengeschwindigkeit trifft die erste positive Welle der Grundschwingung nicht nach dem Schluß der Aortenklappen in der Carotis ein, sondern fällt in das Ende der Systole. Im Carotispuls lagert sich die Dikrotie dem in diesen Fällen immer vorhandenen spätsystolischen Buckel an und trägt die Klappenschlußincisur bis in Höhe des Pulsgipfels. Fehlt eine starke Grundschwingung, so bleibt die Klappenschlußincisur auch bei extrem hohen Blutdruckwerten immer unterhalb des spätsystolischen Buckels (s. Kap.: Hypertonie).

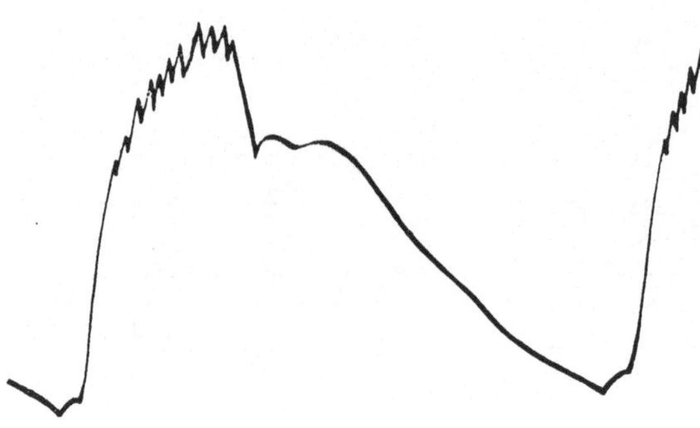

Abb. 31. Hahnenkamm im systolischen Teil des Carotispulses bei einer Aortenstenose

Der *frühdiastolische Buckel* kann bei Tachycardie, die im Femoralis- und Fußpuls zur Dikrotuspfropfung führt (siehe dort), der einzige Beweis für das Bestehen einer Grundschwingung im Arteriensystem sein. Diese Feststellung hat klinisch große Bedeutung, da das Vorhandensein einer Grundschwingung auf ein noch funktionstüchtiges und elastisches Arteriensystem deutet, während das Fehlen der Grundschwingung Symptom einer generalisierten Gefäßschädigung ist, meist verbunden mit der Unfähigkeit, sich wechselnden Anforderungen an den Kreislauf anzupassen (Regulationsstarre). Ist die Grundschwingung erloschen, so schneidet die Incisur nur einen kleinen Keil in den gleichmäßig vom Pulsgipfel ausgehenden diastolischen Druckabfall (Abb. 14). Solche Pulsbilder finden sich bei schweren generalisierten Arteriosklerosen, bei Intoxikationen mit kreislauflähmenden Mitteln, Ganglienblockern usw. Bei jungen Patienten, die wegen einer Hypertonie überwiesen werden, erweckt das Fehlen einer Grundschwingung immer den Verdacht auf eine Aortenisthmusstenose (siehe dort).

Im weiteren Verlauf des diastolischen Kurventeils haben sich bisher keine pathologischen Formmerkmale nachweisen lassen, die für die Kreislaufdiagnostik von Bedeutung wären. Auffallende Formabweichungen in diesem Teil der Kurve erweisen sich meist als Registrierfehler.

Die *Systolendauer* wird von Beginn des Hauptanstiegs bis zur Spitze der Klappenschlußincisur ausgemessen (s. Kap.: III a), die Diastolendauer als Differenz der Systolendauer zur gesamten Pulsdauer. Zwischen Systolen- und Diastolendauer besteht eine regelmäßige Beziehung (Abb. 12). Durch Vergleich mit den Normalwerten lassen sich pathologisch verlängerte oder verkürzte Kontraktionsphasen erkennen und zur Kreislaufbeurteilung verwerten. Ist der Sympathicuseinfluß verstärkt, so ist die Systole meist relativ zu kurz. Ungewöhnliche Verlängerungen der Systole erwecken den Verdacht auf Schädigung der Arbeitsmuskulatur des Herzens. Auch bei Hypertonien finden sich trotz des hohen peripheren Widerstandes relativ verkürzte Systolen, solange der Herzmuskel intakt ist. Bei supraventrikulären und auch besonders bei ventrikulären Extrasystolen ist die Systolendauer meist relativ verkürzt. Nach kompensatorischen Pausen wird das vergrößerte Schlagvolumen fast immer in einer ebenfalls zu kurzen Systole ausgetrieben. Das gleiche Verhalten findet sich bei WENCKEBACHschen Perioden (BLUMBERGER 1942; GADERMANN, JUNGMANN und SIEGEL 1959).

## b) Der Femoralispuls

*Druckanstiegsschwingungen* (DAS) im aufsteigenden Ast des Femoralispulses (Abb. 32) sind nach unseren Erfahrungen ein sicheres pathologisches Symptom für eine erhebliche Fehlregulation des Kreislaufs (GADERMANN und JUNGMANN 1957). Sie überlagern sich mit einer Frequenz von 90 bis 100 Hz dem Steilanstieg des Pulses. Mit dem Hahnenkamm im Carotispuls haben sie nichts zu tun, bei Aortenstenosen werden sie niemals beobachtet. Es handelt sich um Vibrationen der Gefäßwand, die durch den plötzlichen Einschuß eines relativ großen Schlagvolumens in ein zu schlaffes Gefäßsystem entstehen (s. Wasserhammereffekt), also um den Ausdruck eines Mißverhältnisses zwischen

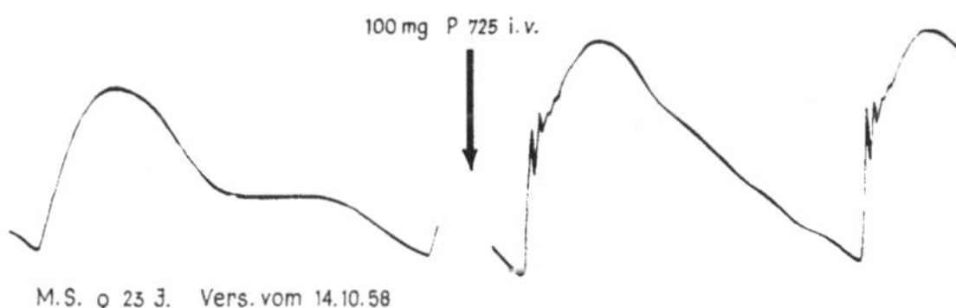


Abb. 32. Druckanstiegsschwingungen (DAS) im Femoralispuls nach Injektion eines Phenothiazin-Präparates als Symptom einer stärkeren Kreislaufregulationsstörung mit Kollapsneigung

Herzarbeit und Einstellung (Tonus) der Arterien. Bei starker Ausprägung sind diese Vibrationen der Arterienwand als „Gefäßton" mit dem Stethoskop zu hören. Fast immer werden sie von den Patienten empfunden, die über unangenehm spürbares „Herzklopfen" oder Klopfen der Gefäße klagen. Sie finden sich bei schwerer Aorteninsuffizienz, beim Ductus arteriosus persistens, über Aneurysmen, häufig aber auch bei reinen Regulationsstörungen ohne objektivierbaren organischen Befund. Außerdem treten sie bei Hyperthyreosen sowie nach schweren körperlichen Anstrengungen auf, welche die Versuchsperson „außer Atem" brachten, während sie nach mittleren Belastungen bei trainierten Personen nicht beobachtet wurden. Pharmakologisch lassen sich Druckanstiegsschwingungen durch hohe Dosen neuroplegischer Substanzen erzeugen, physikalisch durch Wärmestauung, z. B. im Überwärmungsbad. Fast immer zeigte das Auftreten von Druckanstiegsschwingungen bei sonst organisch gesunden Personen eine Kollapsbereitschaft an.

Druckanstiegsschwingungen können unter Umständen mit den meist kleinen Schwingungen eines Strömungsgeräusches verwechselt werden, das an der Femoralis nach Arterienpunktionen z. B. zur Arteriographie oder Sauerstoffinsufflation auftritt und seine Ursache in lokalen traumatisch bedingten Veränderungen der Arterienwand hat (BICK und JUNGMANN 1953). Außerdem täuschen Strömungsgeräusche, die durch zu festes oder verkantetes Aufsetzen des Pulsabnehmers artifiziell erzeugt werden, Druckanstiegsschwingungen vor (KUTSCHA und BARBEY 1959; s. Abb. 6 Kap. II).

Der systolische Gipfel des Femoralispulses ist rund, die Zeit vom Fußpunkt bis zum Gipfel (Gipfelzeit) der Kurve beträgt 110 bis 180 msec. Ein träger Anstieg mit verlängerter Gipfelzeit (pulsus tardus) ist immer verdächtig auf eine Stenose zwischen Herz und Meßstelle, oder auf eine stärkere Sklerosierung. Aortenstenosen führen nur in schweren Fällen zu einem pulsus tardus in der A. femoralis, Aortenisthmusstenosen dagegen zu extremer Verlängerung der Gipfelzeit, ebenso Stenosen im Bereich der Aorta abdominalis und der Art. ilica.

Deformierungen des Pulsgipfels, insbesondere eine *anakrote Schulter* und ein *spätsystolischer Buckel* wie im Carotispuls werden im Femoralispuls bei schweren Sklerosen beobachtet. Eine leicht angedeutete *katakrote Schulter* ist nach unseren Erfahrungen im Femoralispuls ohne Bedeutung.

Wird die *Klappenschlußincisur im Femoralispuls* sichtbar, so ist das beweisend für starke Gefäßwandschädigungen im Bereich der Aorta. Fast immer sind es ausgedehnte regressive Wandveränderungen mit Kalkeinlagerungen, die vom Herzen bis in die Beckenarterien reichen, das Gefäß verhärten und die Fortleitung der Klappenschlußincisur bewirken (BICK und JUNGMANN 1953; JUNGMANN und ERDMANN 1956; JUNGMANN und LANGSCH 1961). Diese Verhältnisse ließen sich auch im Tierversuch durch Einschieben eines Polyaethylenschlauches in die Aorta imitieren (Abb. 42). Der Verlust der Dehnbarkeit der Aorta führt zur Fortleitung der Klappenschlußincisur bis in die A. femoralis und gleichzeitig zum Verlust der Eigenschwingung des Arteriensystems (Dikrotie).

Das wichtigste Symptom im Femoralispuls für die Beurteilung des peripheren Kreislaufs ist die *dikrote Welle.* Man unterscheidet eine starke Dikrotie, gekennzeichnet dadurch, daß sich der Anstieg zur dikroten Welle über die Horizontale hinaus erhebt (Voraussetzung zur Beurteilung ist allerdings eine lange Abklingzeit des Registriersystems), von einer schwachen aber noch deutlich erkennbaren und einer fehlenden Dikrotie (Abb. 33). Eine starke Dikrotie ist ein zuverlässiges Kennzeichen des leistungsfähigen und gut regulierbaren Arteriensystems (JUNGMANN und GADERMANN 1963). Besonders markant ist die Grundschwingung bei trainierten Dauerleistungssportlern (z. B. Langstreckenläufern) ausgebildet, also Personen, die höchste Ansprüche an den Kreislauf zu stellen gewohnt sind. Nach schweren Eingriffen am Kreislauf, z. B. nach Herzoperationen oder Korrekturen an den großen Arterien (Aortenisthmusstenose usw.), bewährte sich das Auftreten und Anwachsen der Dikrotie als wichtiges Symptom für die wiederkehrende Regulationsfähigkeit des peripheren Kreislaufs. Ihr Erscheinen war regelmäßig verbunden mit einer Zunahme der körperlichen Leistungsfähigkeit in der Rekonvaleszenz (GADERMANN, JUNGMANN und ZUKSCHWERDT 1959).

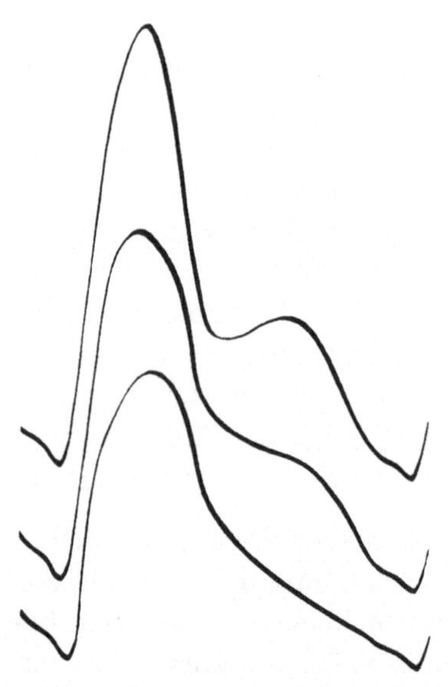

Abb. 33. Beispiel für eine starke (oben), normale (mitte) und fehlende Dikrotie (unten) im Femoralispuls

Die oben erwähnte, vom gesunden Organismus stets angestrebte *rhythmische Koordination von Pulsfrequenz und Grundschwingungsfrequenz* im ganzzahligen Verhältnis von 1 : 2 oder 1 : 3 wird bei Kreislaufregulationsstörungen oft vermißt, ebenso bei dekompensierten Herzklappenfehlern (Abb. 22 und Abb. 111). Da die Frequenz der Grundschwingung (bzw. Grundschwingungsdauer T) für den einzelnen Menschen in gewissem Rahmen durch das Volumen der schwingungsfähigen Arterien und damit durch Körpergröße und Konstitution festliegt, lassen sich aus ihr brauchbare Richtwerte für die optimale Ruhepulsfrequenz abschätzen (GADERMANN, HILDEBRANDT und JUNGMANN 1961), die sich z. B. für die Digitalisierung von Vitien oder von Tachyarrhythmien bewährten. Selbst bei der Trainingsbradycardie der Leistungssportler erwies sich ein ganzzahliges Verhältnis 1 : 3 als Symptom guter Kondition. Noch stärkere

Pulsverlangsamungen im Verlauf des Trainings waren wiederholt mit Kreislaufstörungen kombiniert, z. B. dem Auftreten einer WENCKEBACHschen Periodik (GADERMANN, HILDEBRANDT und JUNGMANN 1961).

Voraussetzung für die Benutzung der rhythmischen Koordination als Maß für den Funktionszustand des Kreislaufs ist allerdings die Erfassung der wirklichen Ruhepulsfrequenz, wobei wegen der meist deutlichen respiratorischen Arrhythmie über längere Zeit (möglichst 1 Minute) registriert werden muß, um den Mittelwert der Pulsfrequenz zu errechnen. Die von HILDEBRANDT nachgewiesene *Koordination zwischen Pulsfrequenz und spontaner Atemfrequenz* mit einem Optimalverhältnis von 4:1 erweitert ebenfalls die Möglichkeiten der Kreislauffunktionsdiagnostik.

Das Fehlen einer Dikrotie im Femoralispuls sollte immer durch Beachtung des Fußpulses und des Carotispulses bestätigt werden. Ist die Grundschwingung erloschen, so gilt dies nach bisherigen Erfahrungen als sicheres Zeichen einer gröberen Schädigung des Arteriensystems. Folgende Ursachen sind bis jetzt bekannt:

1. Stenosen im Bereich der Aorta, Arteria ilica oder der Arteria femoralis der gleichen Seite.

2. Ausgedehnte regressive Arterienwandveränderungen sowohl in der Aorta als auch in der Peripherie, besonders in den unteren Extremitäten.

3. Intoxikationen mit Stoffen, welche die Kreislaufregulation lähmen.

Stets ist der Verlust der Dikrotie Hinweis auf eine gewisse Regulationsstarre. Die wechselnden Anforderungen an den Kreislauf müssen vorwiegend vom Herz bewältigt werden. Deshalb hat die Dikrotie für die Beurteilung von Herzkrankheiten klinische Bedeutung, sowie bei Krankheiten, bei denen therapeutische Maßnahmen zu tiefgreifenden Veränderungen am Kreislauf führen, z. B. bei der medikamentösen Hypertoniebehandlung.

Im hohen Alter erlischt die Grundschwingung durch die zunehmende Gefäßwandalteration (Biomorphose) zugleich mit der Fähigkeit, ungewohnte Anforderungen an den Kreislauf zu bewältigen. Durch ständiges körperliches Training bleibt sie länger bestehen als beim Untrainierten (s. Kap.: Trainingseffekte). Vor Erreichen des 6. Lebensjahrzehnts darf das Fehlen einer Dikrotie im Arterienpuls als krankhaft angesehen werden. Die Beurteilung sollte aber immer auch am Carotis- und Fußpuls erfolgen, da im Alter als Folge der steigenden Pulswellengeschwindigkeit in der Aorta der Schwingungsknoten der Grundschwingung nach caudal wandert. Er kann sich unter Umständen bis in die A. femoralis verlagern, so daß sich die Dikrotie dort nicht registrieren läßt.

Eine *Dikrotuspfropfung* im Femoralispuls des ruhenden Menschen ist stets Zeichen einer erheblichen Regulationsstörung des Kreislaufs, wobei in den meisten Fällen die Ruhepulsfrequenz zu hoch ist. In einigen Fällen ließ sich, besonders bei jugendlichen leptosomen Patienten mit funktionellen Kreislaufstörungen, zeigen, daß trotz normal erscheinender Pulsfrequenz eine außerordentlich lange und flache Grundschwingung bestand, deren dikrote Welle fast völlig im nachfolgenden Puls verschwand. Um zwischen einer Dikrotuspfropfung und einem Fehlen der Grundschwingung im Arteriensystem unterscheiden zu können, muß man auch hier den Carotispuls beachten. Bei Dikrotuspfropfung findet sich ein deutlicher frühdiastolischer Buckel; mit dem Erlöschen der Grundschwingung verschwindet auch der frühdiastolische Buckel im Carotispuls.

## c) Der Fußpuls

*Druckanstiegsschwingungen* können auch im Fußpuls auftreten, allerdings nur dann, wenn die Gefäßwandvibrationen in den mittleren Arterien besonders stark sind, z. B. bei schwerer Aorteninsuffizienz. Regelmäßig ist dann ein knallender Gefäßton über der A. femoralis zu hören. Weiterhin können sie über peripher gelegenen Aneurysmen entstehen, hier als Ausdruck der pathologisch veränderten Wandspannung des Aneurysmas.

Der Gipfel des Fußpulses wird früh nach einem steilen Anstieg der Kurve erreicht; die *Gipfelzeit* des Fußpulses ist stets kürzer als die des Femoralispulses. Sie beträgt im Durchschnitt etwa 130 msec. Ein träger systolischer Anstieg des Pulses mit verspätetem Gipfel *(pulsus tardus)* ist ein sehr empfindliches Symptom für eine arterielle Durchblutungsstörung proximal der Meßstelle.

Die *Fortleitung einer Klappenschlußincisur* bis in die Fußarterien wurde bisher nicht beobachtet.

Für die Wertung der *Dikrotie* im Fußpuls gelten die gleichen Grundsätze, wie sie bei der Besprechung des Femoralispulses dargelegt wurden. Meist ist sie markanter ausgeprägt als in der A. femoralis. Eine Abflachung gegenüber dem Femoralispuls (unter Berücksichtigung der Pulsamplitude der Registrierung) ist sicher pathologisch und wird durch Gefäßwandveränderungen oder Durchblutungsstörungen im Bein verursacht.

Gewöhnlich wird die Grundschwingungsdauer im Fuß etwas kürzer gemessen als in der Leistenbeuge. Der Unterschied beträgt nach KAPAL, MARTINI und WETTERER (1951) 1,7%. Neuere Untersuchungen (zus. mit ASBECK) lassen an 360 Personen im Alter von 20 bis 76 Jahren eine Differenz von 5% errechnen. Bei Jugendlichen und Sportlern ist die Verkürzung der Schwingungsdauer gegenüber dem Femoralispuls stärker (im Mittel 10%), bei älteren Menschen und Hypertonikern verschwindet die Differenz. Es bestehen lockere Beziehungen zur Differenz der Pulswellengeschwindigkeit in Rumpf und Bein. In Einzelfällen wurde in den Fußarterien auch eine längere Grundschwingungsdauer gemessen als in der A. femoralis.

Normalerweise ist auch im Fußpuls der Fußpunkt der Kurve der tiefste Punkt, somit die Verbindung der Fußpunkte die Basislinie. Da aber das praedikrote Tal schon sehr tief liegt, kann eine beginnende Dikrotuspfropfung (Abb. 25) ein Unterschreiten der Basislinie vortäuschen. Hier besteht keine pathologische Pulsform, sondern ein Mißverhältnis zwischen Ruhepuls- und Eigenschwingungsfrequenz (Superdikrotismus n. WIGGERS 1949).

## TABELLE 2

Zusammenstellung der wichtigsten Formmerkmale des Arterienpulses und ihr Vorkommen

### A) Carotispuls

| Symptom | Vorkommen |
|---|---|
| Markante 2. Vorschwingung | Lange Anspannungszeit<br>Hypertonie |
| Fehlende 2. Vorschwingung | Sehr kurze Anspannungszeit<br>Aorteninsuffizienz |
| Wasserhammereffekt | Starke periphere Vasodilatation<br>Kollapsneigung |
| Pulsus celer | Periphere Vasodilatation<br>Hyperthyreose<br>Aorteninsuffizienz |
| Spätsystolischer Buckel | Hypertonie<br>Arteriosklerose<br>Aortenstenose |
| Hahnenkamm | Aortenstenose |
| Fehlen der Klappenschlußincisur | Aorteninsuffizienz |
| Hochliegende Klappenschlußincisur | Hypertonie bei nicht geschädigtem Arteriensystem |
| Tiefliegende Klappenschlußincisur | Niedriger peripherer Widerstand |
| Ausgeprägter frühdiastolischer Buckel | Gut regulierendes Arteriensystem |
| Fehlender frühdiastolischer Buckel | Arteriosklerose<br>Aortenisthmusstenose |
| Rel. zu kurze Systolendauer | Sympathicotonie |
| Rel. zu lange Systolendauer | Verdacht auf Herzmuskelschädigung |

**B) Femoralispuls**

| S y m p t o m | V o r k o m m e n |
| --- | --- |
| Druckanstiegsschwingungen (DAS) | Regulationsstörung, Kollapsneigung, Aorteninsuffizienz, Hyperthyreose (Auch direkt über Aneurysmen) |
| Pulsus tardus | Arteriosklerose Aortenisthmusstenose Stenosen im Bereich der Aorta abdominalis und A. Ilica |
| Anakrote Schulter | Arteriosklerose |
| Sichtbare Klappenschlußincisur | Schwere Sklerose der Aorta |
| Kräftige Dikrotie | Gute Regulationsfähigkeit der Arterien Hypertonie ohne Gefäßschädigung (Auch bei vagusbetonter Regulationsstörung) |
| Fehlende Dikrotie | Arteriosklerose Isthmusstenose und andere Stenosen proximal der Meßstelle Intoxikationen Regulationsstörung (Aber auch bei starker Beschleunigung der Pwg im Rumpf) |
| Dikrotuspfropfung | Regulationsstörung Stärkere Tachycardie |

**C) Fußpuls**

| S y m p t o m | V o r k o m m e n |
| --- | --- |
| Pulsus tardus | Stenosen im Bereich der Beinarterien Arteriosklerose |
| Druckanstiegsschwingungen | Aorteninsuffizienz |
| Kräftige Dikrotie | Gut regulierende Arterien in der unteren Körperhälfte |
| Fehlende Dikrotie | Arteriosklerose Aortenisthmusstenose Stenosen im Bereich der Beinarterien |
| Dikrotuspfropfung | Regulationsstörung Tachycardien |

# V. Die Pulswellengeschwindigkeit

Der Funktionszustand der Gefäßmuskulatur ist der Untersuchung am Menschen nicht direkt zugänglich. Neben der Pulsform ist die Pulswellengeschwindigkeit das einzige Symptom, das gewisse Rückschlüsse unter Beachtung des Blutdrucks und des Lebensalters auf den „Tonus" der großen Arterien zuläßt. Die arterielle Druckwelle läuft nicht nur mit hoher Geschwindigkeit durch das Arteriensystem, sie wird auf ihrem Lauf auch noch beschleunigt und erreicht normalerweise die peripheren Verzweigungen vor dem Ende der Systole. Im Durchschnitt beträgt die Zeit von der Öffnung der Aortenklappen bis zum Auftauchen der Pulswelle in der Fußarterie 180 msec, die normale Systolendauer etwa 300 msec. Das bedeutet, daß gegen Ende der Systole des Herzens im gesamten Arteriensystem vom linken Ventrikel bis zu den Fußarterien für kurze Zeit ein maximaler systolischer Druck gleichzeitig herrscht. Zu diesem Zeitpunkt hat die Pulswelle eine vom Herz bis zum Fuß reichende Ausdehnung. Die landläufige Vorstellung, die Pulswelle werde durch die Arterien wie eine Wasserwelle über einen Teich fortgeleitet, oder das Gefäßrohr wie der Leib einer Schlange durch ein verschlungenes Kaninchen nur lokal erweitert, ist falsch. Aus der Verspätung der Fußpunkte des Fußpulses gegenüber dem Carotispuls errechnet sich eine durchschnittliche Ausbreitungsgeschwindigkeit der Pulswelle von 7,5 msec, doch bestehen erhebliche Unterschiede in den einzelnen Abschnitten der Schlagadern. Die Pulswelle startet mit relativ niedriger Geschwindigkeit in den elastischen herznahen Arterien und beschleunigt ihren Lauf in den muskulären Arterien, z. B. im Bein oder im Arm bis auf das Doppelte (GAUER 1936; Dow und HAMILTON 1939; WEZLER und BÖGER 1939; PETERSON 1952 u. a.). Auch in den großen Halsschlagadern ist die Pulswellengeschwindigkeit etwa gleich derjenigen in der Aorta (JORDAN 1956). Nach Untersuchungen von SIEDECK und KLEIN (1961) scheint es in den muskulären Cerebralarterien jedoch beim Gesunden nicht zu einer Beschleunigung der Wellengeschwindigkeit zu kommen.

Verschiedene Autoren haben aus einem größeren Material Normalwerte für die Pulswellengeschwindigkeit im Rumpf, im Bein und im Arm errechnet (Abb. 34).

Diese hängen ab:

1. vom Blutdruck, also vom Innendruck der Arterien,
2. vom Lebensalter,
3. vom Kontraktionszustand der Gefäßmuskulatur.

*Zu 1:* Die Zunahme der Pulswellengeschwindigkeit mit steigendem Blutdruck ist relativ gering. DUESBERG und SCHROEDER (1944) geben 0,3 msec für 10 mm Hg an, KAPAL, MARTINI und WETTERER (1951) etwa den gleichen Betrag. Dow und HAMILTON (1939) fanden am Tier in der Aorta eine etwas steilere Korrelation besonders bei höherem Blutdruck, während WETTERER und PIEPER

(1953) ebenfalls am Tier bei Blutdruckvariationen mittels Infusion und Aderlaß etwa 0,2 msec für 10 mm Druckunterschied feststellten.

Maßgebend für die Pulswellengeschwindigkeit ist der diastolische Blutdruck, auf den sich die Pulswelle aufsetzt. Die Beziehungen sind jedoch sehr grob. In einer Studie an unserer Kreislaufabteilung (zus. mit MÜLLER) fanden wir an Hypertonikern Unterschiede der Pulswellengeschwindigkeit bis zu ± 30% im Rumpf und ± 25% im Bein bei gleichem Blutdruck. Im Mittel nahm in diesen Untersuchungen an Kranken die Pulswellengeschwindigkeit im Rumpf 1 msec, im Bein ebenfalls um 1 msec für 10 mm Hg Drucksteigerung zu (Abb. 35 oben). Der Anstieg der Wellengeschwindigkeit mit dem Blutdruck ist also beim Hypertoniker mehr als dreimal so steil wie beim gesunden Menschen oder im Tierversuch. Bestehen jedoch stärkere regressive Arterienwandveränderungen, so werden die Beziehungen zwischen Blutdruck und Pulswellengeschwindigkeit völlig aufgehoben (Abb. 35 unten).

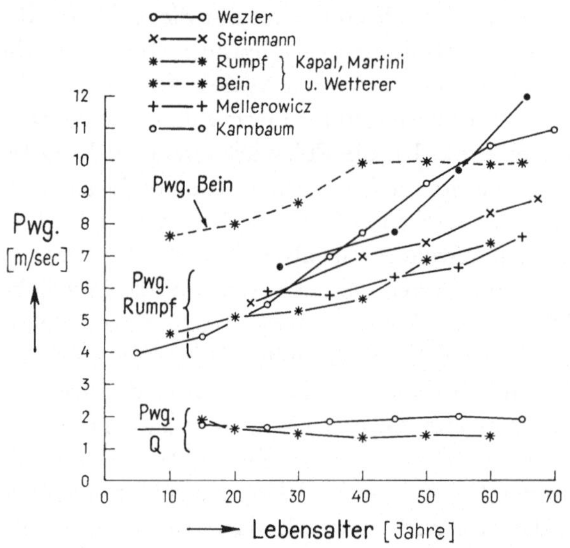


Abb. 34. Mittelwerte der Pulswellengeschwindigkeit im Rumpf und im Bein in Abhängigkeit vom Lebensalter. Die beiden untersten Kurven zeigen den Quotient aus Pwg im Rumpf und Aortenquerschnitt, der während des ganzen Lebens unverändert bleibt (s. Kap. VI: Der elastische Kreislaufwiderstand E')

Es ist also nicht möglich, aus der Pulswellengeschwindigkeit auf den Blutdruck zu schließen. Der Gefäßinnendruck ist nur einer von mehreren Faktoren, der Einfluß auf die Wellengeschwindigkeit nimmt.

*Zu 2:* Mit zunehmendem Alter erhöht sich die Pulswellengeschwindigkeit im Rumpf um fast 200%, nämlich von 4 auf 10 bis 12 msec (WEZLER und BÖGER 1939). In den muskulären Arterien des Armes ist der Anstieg von einem höheren Ausgangsniveau geringer (WEZLER und BÖGER 1939; STEINMANN 1940), ebenso in den Beinarterien (KAPAL, MARTINI und WETTERER 1951), so daß etwa vom 55. Lebensjahr an die Wellengeschwindigkeit im Rumpf und in den Extremitäten gleich hoch ist. Abb. 34 gibt eine Übersicht über Befunde der verschiedenen Autoren.

Ob diese Zunahme der Pulswellengeschwindigkeit mit dem Lebensalter allein durch regressive Gefäßwandveränderungen zustande kommt, erscheint zweifelhaft, da ein steiler Anstieg besonders

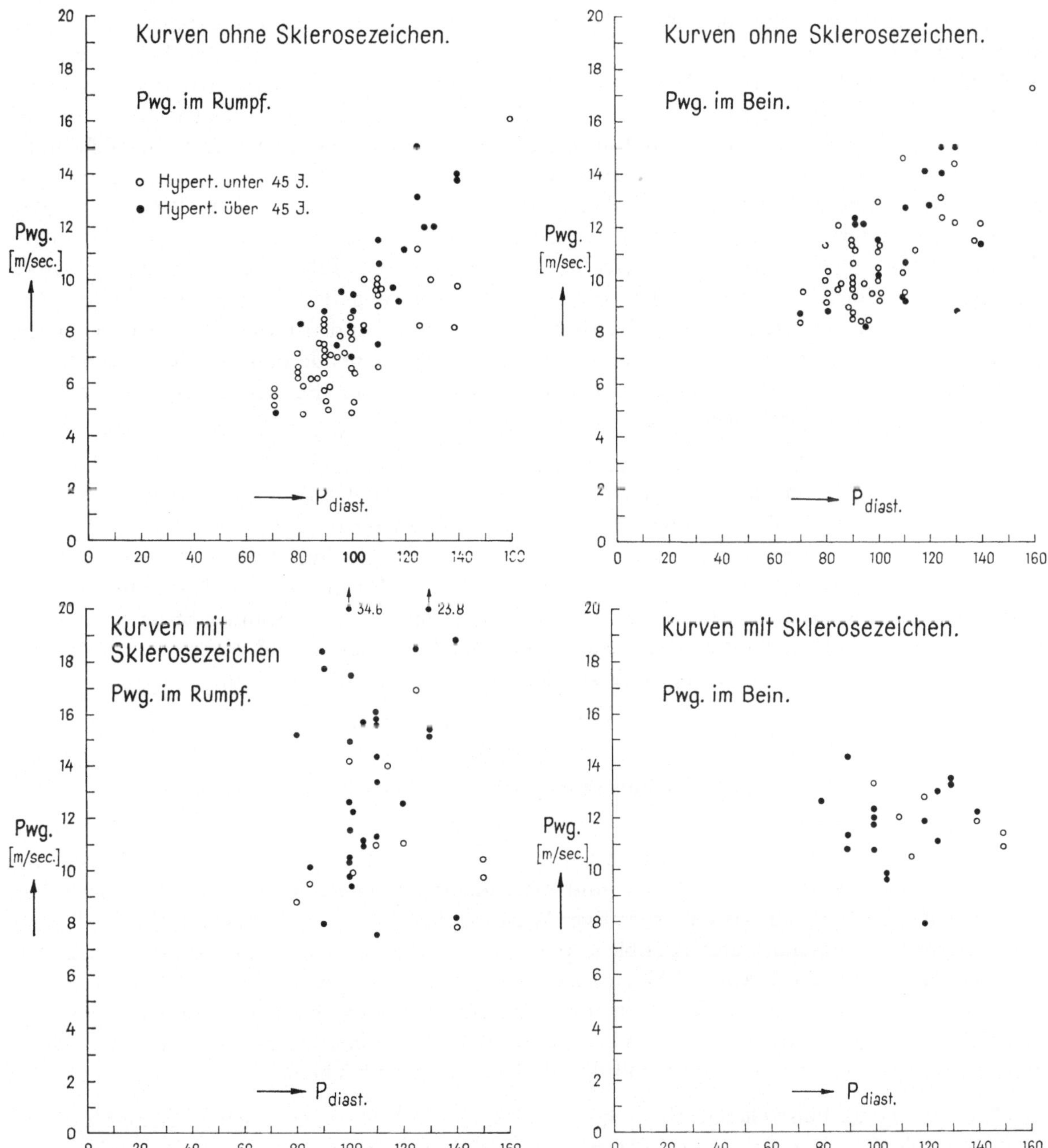


Abb. 35. Die Pulswellengeschwindigkeit im Rumpf und Bein (oben) läßt bei Hypertonikern ohne Zeichen einer Arteriosklerose eine grobe lineare Beziehung zum diastolischen Blutdruck erkennen. Die Geschwindigkeitszunahme mit steigendem Blutdruck ist stärker als beim Normotoniker. Kompliziert eine Arteriosklerose das Bild (unten), läßt sich keine Beziehung zwischen Pulswellengeschwindigkeit und Blutdruck mehr erkennen

in der Aorta bereits zwischen dem 20. und 40. Lebensjahr zu erkennen ist. Immerhin ist der Einfluß sklerotischer Veränderungen sehr stark (STEINMANN 1940). Bei schwerer Arteriosklerose wurden z. B. in der Aorta Werte bis zu 34 msec gemessen, wenn sich die Gefäßwandveränderungen mit einer Hypertonie kombinierten. Interessant erscheint auch, daß die von KAPAL, MARTINI und WETTERER (1951) nach dem Krieg und in den Hungerjahren gemessenen Werte erheblich hinter denen von WEZLER und BÖGER, sowie denen von STEINMANN vor dem Krieg ermittelten zurückbleiben. MELLEROWICZ (1956) fand bei älteren Sportlern ebenfalls niedrigere Wellengeschwindigkeiten als dem Altersdurchschnitt entsprach. Regressive Arterienwandveränderungen beschleunigen demnach regelmäßig die Pulswellengeschwindigkeit. Andererseits führen Stenosen (z. B. sklerotische Durchblutungsstörungen) in den Beinen zur Verzögerung der Pulswellengeschwindigkeit (FUCHS 1952). Seitendifferenzen der Pulswellengeschwindigkeit in den Extremitäten sind ein guter Hinweis auf Hindernisse in der Gefäßbahn. Eine normal erscheinende Pulswellengeschwindigkeit kann bei Arteriosklerose durch die Kombination von Wandstarre (Beschleunigung) und Stenose (Verzögerung) vorgetäuscht werden.

*Zu 3:* Einen wichtigen Einfluß auf die Pulswellengeschwindigkeit nimmt die glatte Muskulatur der Gefäßwand. Darüber sind sich alle Untersucher einig (WEZLER und BÖGER, 1936; DOW und HAMILTON, 1939; DUESBERG und SCHRÖDER, 1944). BÖGER und WEZLER (1936) wiesen an der gleichen Person bei gleichem Blutdruck Unterschiede der Pulswellengeschwindigkeit im Rumpf von 20%, im Arm von 25% nach, die sich auf unterschiedliche Beeinflussung der Gefäßwandmuskulatur durch verschiedene kreislaufwirksame Pharmaca zurückführen ließen. Somit gibt umgekehrt die Pulswellengeschwindigkeit unter Berücksichtigung des Lebensalters und der aus der Pulsform erkennbaren Sklerosierung einen Hinweis auf den Tonus der Gefäßmuskulatur.


## Zur Technik der Pulswellengeschwindigkeits-Bestimmung


Bei der Messung der Pulswellengeschwindigkeit werden nur Durchschnittswerte zwischen den Abgriffen erfaßt; zwischen Art. subclavia und Art. radialis am Handgelenk für den Arm, zwischen A. carotis und A. femoralis als repräsentativer Wert für die Pulswellengeschwindigkeit im Rumpf und zwischen A. femoralis und A. tibialis posterior oder A. dorsalis pedis als Durchschnittsgeschwindigkeit im Bein. JORDAN (1956) untersuchte außerdem die Pulswellengeschwindigkeit vom Herz bis zur Teilungsstelle der A. carotis unter Zuhilfenahme des Phonokardiogramms. SIEDECK und KLEIN (1961) konnten neuerdings eine Methode zur Bestimmung der cerebralen Pulswellengeschwindigkeit zwischen A. carotis und den Retinaarterien entwickeln.

Die Berechnung der Pulswellengeschwindigkeit erfolgt nach der Formel Geschwindigkeit = Weg/Zeit, wobei als Weg die durchlaufende Arterienstrecke, als Zeit die aus den gleichzeitig registrierten Pulskurven abgelesene Verspätung des peripheren Pulses gilt. Die Arterienstrecke ist nicht direkt ausmeßbar. Sie wird als Luftlinie über Projektionsstellen an der Körperoberfläche bestimmt. Für die Abgangsstelle der A. carotis communis aus der Aorta erwies sich die Fossa jugularis des Sternums, für die Bifurkation der Aorta der Nabel als geeignet, so daß die Länge der Aorta und A. ilica bis zur Meßstelle am Leistenband als Abstand vom Jugulum zum Nabel und vom Nabel zum

Leistenband ausgemessen wird. Bei Adipositas darf die Wölbung des Bauches nicht mitgemessen werden, da die Aorta als „Bogensehne" wesentlich kürzer ist als der äußere Umfang. Für die Pulswellengeschwindigkeit im Bein gilt die grade Verbindung zwischen den beiden Pulsabgriffen als maßgebende Strecke.

Da zur Berechnung der Pulswellengeschwindigkeit im Rumpf meist der Carotis- und Femoralispuls benutzt werden, muß die Wegstrecke Jugulum-Carotismeßstelle von der Strecke Jugulum-Femoralismeßstelle abgezogen werden. Die Pulswelle breitet sich gleichzeitig in Carotis und Aorta thoracalis aus, die Verspätung des Femoralispulses resultiert aus der Weg*differenz* zwischen den Strecken Herz-Carotis und Herz-Leistenband.

Für die Messung der Pulsverspätung sind die Fußpunkte der Pulskurven maßgebend. Am Femoralis- und Fußpuls macht die Erkennung des Fußpunktes meist keine Schwierigkeiten. Es ist der tiefste Punkt, von dem der Hauptanstieg seinen Ausgang nimmt. Im Carotispuls muß die zweite Vorschwingung beachtet werden. Fußpunkt ist der Beginn der endgültigen Aufwärtsbewegung nach der zweiten Vorschwingung. In Abb. 10 sind die Fußpunkte durch eine senkrechte Linie verbunden.

FRANK (zit. n. RANKE 1949, Anhang) hat ein Verfahren angegeben, das die Schwierigkeiten der Fußpunkterkennung umgeht. Man mißt den Zeitabstand zweier Punkte, die in ein Fünftel der Gesamthöhe des Pulses auf dem aufsteigenden Ast des Carotis- und des Femoralispulses abgetragen werden. Auf diese Weise lassen sich bei normaler Pulsform brauchbare Meßwerte gewinnen. Bei pathologischer Pulsform, z. B. bei verzögertem Anstieg des peripheren Pulses infolge von Stenosen oder beim Wasserhammereffekt im Carotispuls, kommen Fehler zustande, die bis zu 30% betragen, so daß wir dieses Verfahren in der Klinik nicht verwendet haben. Auch verführt diese Methode zur Auswertung technisch unzureichender Registrierungen.

Der Meßfehler für die Pulswellengeschwindigkeit ist schon durch die Unsicherheit in der Bestimmung der Gefäßlänge groß. Hinzu kommt, daß die Pulsverspätung zwischen Carotis- und Femoralispuls nur 35 bis 100 msec, zwischen Femoralis- und Fußpuls 70 bis 130 msec beträgt. Das entspricht bei der üblichen Filmgeschwindigkeit von 50 mm/sec einem Fußpunktabstand von 1,7 bis 5 mm bzw. 3,5 bis 6,5 mm. Es liegt auf der Hand, daß hier der Ablesefehler auch bei randscharfen Kurven groß ist. Deshalb soll die Pulsverspätung nur aus Kurven ausgemessen werden, die mit 100 mm/sec Filmvorschub registriert wurden. Die Fußpunkte liegen dann 3,5 bis 10 bzw. 7 bis 13 mm auseinander.

Die Konstanz der Pulswellengeschwindigkeit ist bei ein und demselben gesunden Menschen unter vergleichbaren Bedingungen recht groß. Tägliche Untersuchungen über 8 Monate ergaben eine Streuung von $\pm$ 5% um den Monatsmittelwert (JUNGMANN 1953). Veränderungen im Tagesgang zwischen 8 Uhr und 18 Uhr überschritten selten $\pm$ 3% (JUNGMANN 1954). Außerdem zeigt die Pulswellengeschwindigkeit im Rumpf einen leichten Jahresgang. Höhere Werte wurden im Spätwinter gemessen, niedrigere Werte im Juli und August (JUNGMANN 1955). Die Saisonunterschiede betragen 10 bis 12%. Gemessen an diesen normalen Variationen sind die konstitutionell bedingten Unterschiede mit $\pm$ 15% (PIRLET und JUNGMANN 1955) und erst recht die krankheitsbedingten Differenzen wesentlich stärker.

# VI. Der elastische Kreislaufwiderstand E'

Eine Kreislaufgröße, über deren Messung ebensoviel verschiedene Meinungen herrschen wie über ihre Normalwerte, erscheint für die klinische Diagnostik von vornherein ungeeignet. Diese Bedenken gelten besonders für den elastischen Kreislaufwiderstand E'. Er ist als der auf das Volumen des arteriellen Windkessels bezogene Elastizitätsmodul der Arterienwand definiert und wurde ursprünglich als Hilfsgröße zur Berechnung des Schlagvolumens entwickelt. Zwei verschiedene Formeln werden zur Berechnung angegeben:

$$\text{WEZLER und BÖGER (1939):} \quad \frac{1,06 \times Pwg \times 4}{T_{fem} \times Q} = E'$$

$$\text{BRÖMSER und RANKE (1930):} \quad \frac{1,06 \times Pwg}{S \times Q} = E'$$

wobei 1,06 den Dichtefaktor des Blutes, Pwg die Pulswellengeschwindigkeit im Rumpf, $T_{fem}$ die Grundschwingungsdauer im Femoralispuls, Q den Aortenquerschnitt aus der Tabelle von SUTER und S die Systolendauer bedeuten.

Die Normalwerte differieren erheblich zwischen beiden Formeln. Sie betragen nach der Berechnung von WEZLER und BÖGER zwischen 1000 und 2000 dyn/cm·sec$^{-5}$, nach der Formel von BRÖMSER und RANKE zwischen 500 und 1000 dyn/cm·sec$^{-5}$.

Nicht nur die Berechnung selbst und die Normwerte, sondern auch die Defination haben zu Verwirrungen Anlaß gegeben. Verwechslungen zwischen den Begriffen Elastizität, Elastizitätskoeffizient, Elastizitätsmodul und elastischem Widerstand finden sich auch in Veröffentlichungen aus jüngster Zeit. Der in der Klinik tätige Arzt wird sich deshalb leicht der Meinung des Physiologen PETERSON (1962) anschließen: „The literatur (über den E') has grown so in complexity that equations have been added to equations and abstractions of abstractions of equations have been used." Dieser Vorwurf gilt ganz besonders für die aus dem E' weiter berechneten Kreislaufparameter, z. B. den sog. *Dämpfungsfaktor*, der als Verhältnis des elastischen zum peripheren Widerstand definiert wird. In der Berechnung $\frac{E'}{W}$ kürzen sich nämlich alle Meßwerte der Gefäßelastizität heraus und es bleibt ein Quotient übrig, der nur von der Pulsfrequenz und dem Blutdruck bestimmt wird.

$$\text{Nach WEZLER und BÖGER} \quad \frac{E'}{W} = \frac{2\,\Delta p}{Pm \cdot \tau}$$

Nach Brömser und Ranke $\dfrac{E'}{W} = \dfrac{\Delta p}{Pm \cdot D}$

$\Delta p$ bezeichnet die Blutdruckamplitude, Pm den mittleren Blutdruck, $\tau$ die Dauer eines Pulses und D die Diastolendauer.

Es ginge weit über die Aufgabe dieses Buches hinaus, die ganze Problematik der Messung und Berechnung des elastischen Kreislaufwiderstandes aufzuzeigen. Ausführliche Diskussionen finden sich bei Wezler und Böger (1939); Ranke (1949); Wetterer und Pieper (1953); Peterson (1962). Wenn hier im Rahmen der klinischen Arterienpulsschreibung trotzdem der E' mit herangezogen wird, so nur deshalb, weil er sich als brauchbares Maß für den Tonus der großen Arterien erwiesen hat, das leicht ermittelt werden kann, reproduzierbar und damit diagnostisch bedeutungsvoll ist.

Da der nach Brömser und Ranke berechnete E' in der Systolendauer S einen von der Arterienwand unabhängigen Herzfaktor enthält, gibt der nach Wezler und Böger berechnete E', wie Ranke (1949) selbst betont, bessere Hinweise für die Beurteilung des peripheren Arteriensystems.

Dieser nach Wezler und Böger berechnete elastische Kreislaufwiderstand

$$E' = \frac{1{,}06 \times Pwg \times 4}{T_{fem} \times Q}$$

ist ein Quotient aus der Pulswellengeschwindigkeit im Rumpf und der Dauer der arteriellen Grundschwingung T (gemessen an der A. femoralis, gegebenenfalls auch an einer Fußarterie), der durch den im Nenner stehenden altersabhängigen Tabellenwert Q (Aortenquerschnitt) nach Suter (1897) *altersunabhängig* wird. Die normale Zunahme der Pulswellengeschwindigkeit im Rumpf mit dem Lebensalter wird durch die Division mit dem ebenfalls und in fast gleichem Maßstab zunehmenden Aortenquerschnitt weitgehend kompensiert (Abb. 34).

Frucht hat 1953 die Untersuchungen von Suter über den Aortenquerschnitt differenziert und Richtwerte für die nach Geschlechtern getrennten Altersstufen angegeben. Die Aortenquerschnitte der Frauen sind wesentlich kleiner als die der Männer bei gleicher Progression mit dem Lebensalter. Bei dem augenblicklichen Stand der Forschung über die absolute Größe des E' erscheint es uns jedoch nicht von Vorteil, diese Differenzierung zu berücksichtigen, da erstens ähnliche Unterschiede der Pulswellengeschwindigkeit zwischen den Geschlechtern unseres Wissens noch nicht untersucht sind und zweitens die Frucht'schen Zahlen ebenfalls Richtwerte, aber keine individuellen Werte darstellen. Die Brauchbarkeit der relativen Abweichungen des E' vom Normalwert als diagnostischer Faktor wird durch eine weitere Differenzierung nicht verbessert.

Die Zahlen 1,06 (spez. Gewicht des Blutes) und 4 (Faktor aus der Theorie von Wezler und Böger 1939), daß die Länge des Windkessels dem vierten Teil der Wellenlänge der arteriellen Grundschwingung Pwg $\times$ T$_{fem}$ entspricht) sind Konstante, die für die Kreislaufdiagnostik, also für den relativen Vergleich normaler und pathologischer Werte keine Rolle spielen.

Weil die Diskussion über das Volumen des arteriellen Windkessels noch nicht abgeschlossen ist, erscheint es uns nicht gerechtfertigt, den auf dieses Volumen bezogenen Elastizitätsmodul in physikalisch klar definierten Dimensionen anzugeben. Wir haben den nach Wezler und Böger berechneten E' deshalb im klinischen Gebrauch in „*Einheiten*" ausgedrückt.

Die Höhe des E' wird also bestimmt durch die *Abweichung* der Pulswellengeschwindigkeit vom altersentsprechendem Normalwert und von der Dauer der arteriellen Grundschwingung. Letzterer Wert ist zwar theoretisch unabhängig vom Alter, wird aber beeinflußt sowohl von der diagnostisch wichtigen Beschaffenheit der Gefäßwände als auch vom Volumen der an der Grundschwingung beteiligten Arterien, also von der Körpergröße und vom Gewicht bzw. von der Körperoberfläche (WEZLER und BÖGER 1936).

SAUPE (1960) hat an 124 gesunden Personen im Alter zwischen 18 und 45 Jahren diese Beziehungen überprüft (Abb. 36). Die Wellenlänge der Grundschwingung $\lambda$ zeigt eine fast lineare Beziehung zur Körpergröße und Körperoberfläche. Das bedeutet, daß bei kleinen Menschen, besonders bei Kindern, der E' wesentlich höher berechnet wird als bei großen Erwachsenen. Bei etwa normaler Körpergröße zwischen 165 und 180 cm spielen diese Unterschiede eine untergeordnete Rolle. Zwischen einem Riesen von 2 m Länge und einem kleinen Menschen von 1,5 m Körpergröße beträgt der Unterschied der E' jedoch $+ 30\%$ bzw. $- 30\%$ vom allgemeinen Durchschnittswert. Für die Beurteilung des Arterientonus ist die Kenntnis dieser Abhängigkeit von der Körpergröße wichtig (Abb. 36).

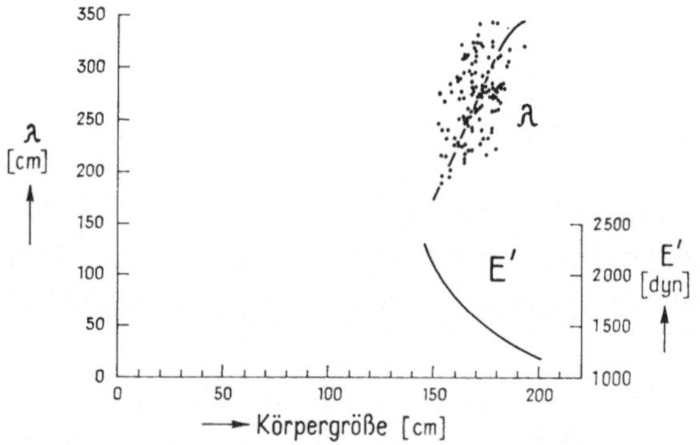


Abb. 36. Beziehungen der Wellenlänge $\lambda$ der arteriellen Grundschwingung und des elastischen Kreislaufwiderstandes E', berechnet nach WEZLER und BÖGER (1939) zur Körpergröße. (Nach Messungen von SAUPE an 124 Gesunden)

Aber auch unabhängig von diesen Beziehungen zur Körpergröße zeigt der E' beim Erwachsenen Unterschiede in den einzelnen Lebensabschnitten, die auf charakteristischen Elastizitätswandlungen im Arteriensystem beruhen. Besonders niedrige Werte finden sich in der Pubertät als Ausdruck der für diese Entwicklungsphase typischen Kreislaufeinstellung. Erst etwa vom 25. Lebensjahr an bleibt der Durchschnittswert des Gesunden bis ins hohe Alter hinein konstant (WEZLER und BÖGER 1939).

Tägliche Untersuchungen über mehr als ein Jahr an stets gleichen Versuchspersonen zeigten, daß der E' eine große individuelle Konstanz besitzt. Die Streuung $\sigma$ beträgt von Tag zu Tag zwischen $\pm 3,3$ und $\pm 10\%$ vom Monatsmittelwert, im Durchschnitt $\pm 6$ bis $\pm 8\%$. Von Stunde zu Stunde im Laufe des Tages (8 bis 18 Uhr) schwankte der E' um $\pm 4,5\%$. (JUNGMANN 1953 und 1954.)

Im Hochsommer liegen die Werte etwas niedriger als im Winter. Die konstitutionsbedingten Unterschiede betragen bei etwa gleicher Körpergröße dagegen schon im Mittel $\pm 20\%$ (PIRLET und JUNGMANN 1955); die durch Krankheit verursachten Abweichungen gehen noch weit darüber hinaus.

# KLINISCHER TEIL

# VII. Altersveränderungen des Pulses

Im Laufe des Lebens ist sowohl die Pulsform als auch die Pulswellengeschwindigkeit gewissen Veränderungen unterworfen, die weniger als Krankheit zu gelten haben denn als Ausdruck der normalen Biomorphose der Arterien. Die Kenntnis solcher Veränderungen ist zur Abgrenzung gegenüber pathologischen Befunden wichtig.

Am Carotispuls entwickelt sich etwa vom 5. Lebensjahrzehnt an fast stets ein spätsystolischer Buckel, auch wenn keine Hypertonie besteht (s. Kap. X). Abb. 37 zeigt zwei typische Beispiele hierfür. Die Klappenschlußincisur bleibt immer deutlich, wenn sich nicht infolge einer Aortenklappensklerose eine leichte Aorteninsuffizienz einstellt. Der frühdiastolische Buckel ist bei alten Menschen meist klein, oft gar nicht ausgeprägt, die Klappenschlußincisur bildet dann nur einen Einschnitt in den nach oben konkaven diastolischen Pulsabfall.

Der Femoralispuls wird in seinen Konturen ausdruckslos und nimmt grob die Form des Carotispulses an. Häufig wird auch die zweite Vorschwingung jetzt im Femoralispuls sichtbar, nie jedoch bei normalen Altersveränderungen die Klappenschlußincisur (s. Abb. 38). Ein Pulsus tardus mit spätsystolischem Buckel und verlängerter Gipfelzeit in der Arteria Femoralis gehört nicht zum normalen Greisenpuls, sondern mehr zu den Symptomen der Arteriosklerose (s. dort).

Die Dikrotie verschwindet bei rüstigen Greisen nicht ganz. Eine vollkommen fehlende Dikrotie weist immer auf eine stärkere Arteriosklerose hin und erweckt den Verdacht auf Durchblutungsstörungen besonders in der unteren Körperhälfte, die bei alten Menschen wegen der Bewegungsarmut nicht immer Beschwerden zu machen braucht. Je besser die körperliche Leistungsfähigkeit, desto deutlicher im hohen Alter auch die Dikrotie. Die Kurven der Abb. 38 unten stammen von einem 87-jährigen Dachdeckermeister, der noch jetzt im eigenen Betrieb leichte Arbeiten verrichtet. Eine auffallend kräftige Dikrotie wird auch bei älteren Menschen dann häufig gefunden, wenn sie sich in einem guten Trainingszustand befinden (s. Kap. Trainingseffekte).

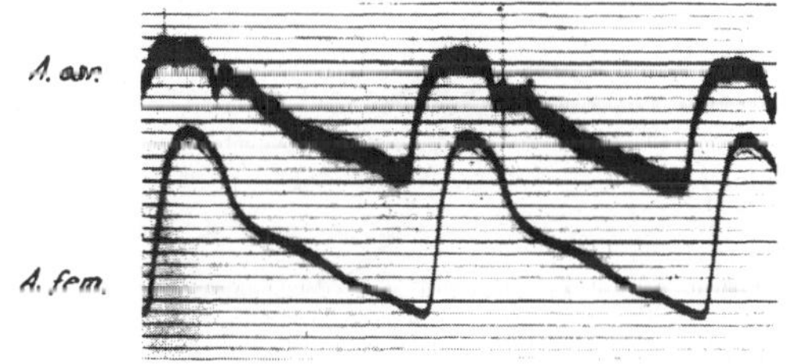


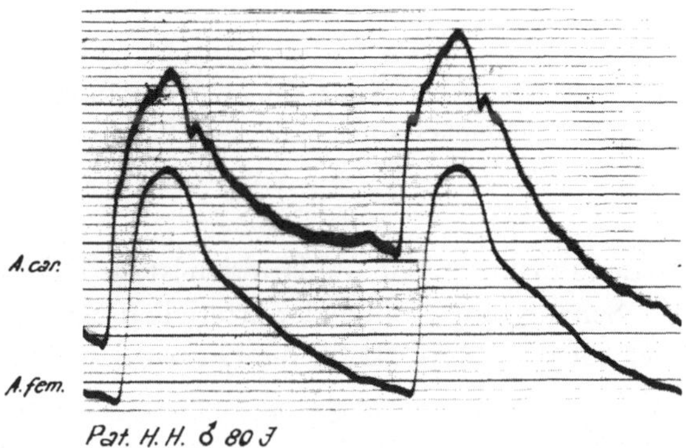


Abb. 37. Beispiele für Pulskurven des alternden Menschen mit altersentsprechendem Kreislaufbefund. Hervortreten des spätsystolischen Buckels und Verschwinden der Dikrotie

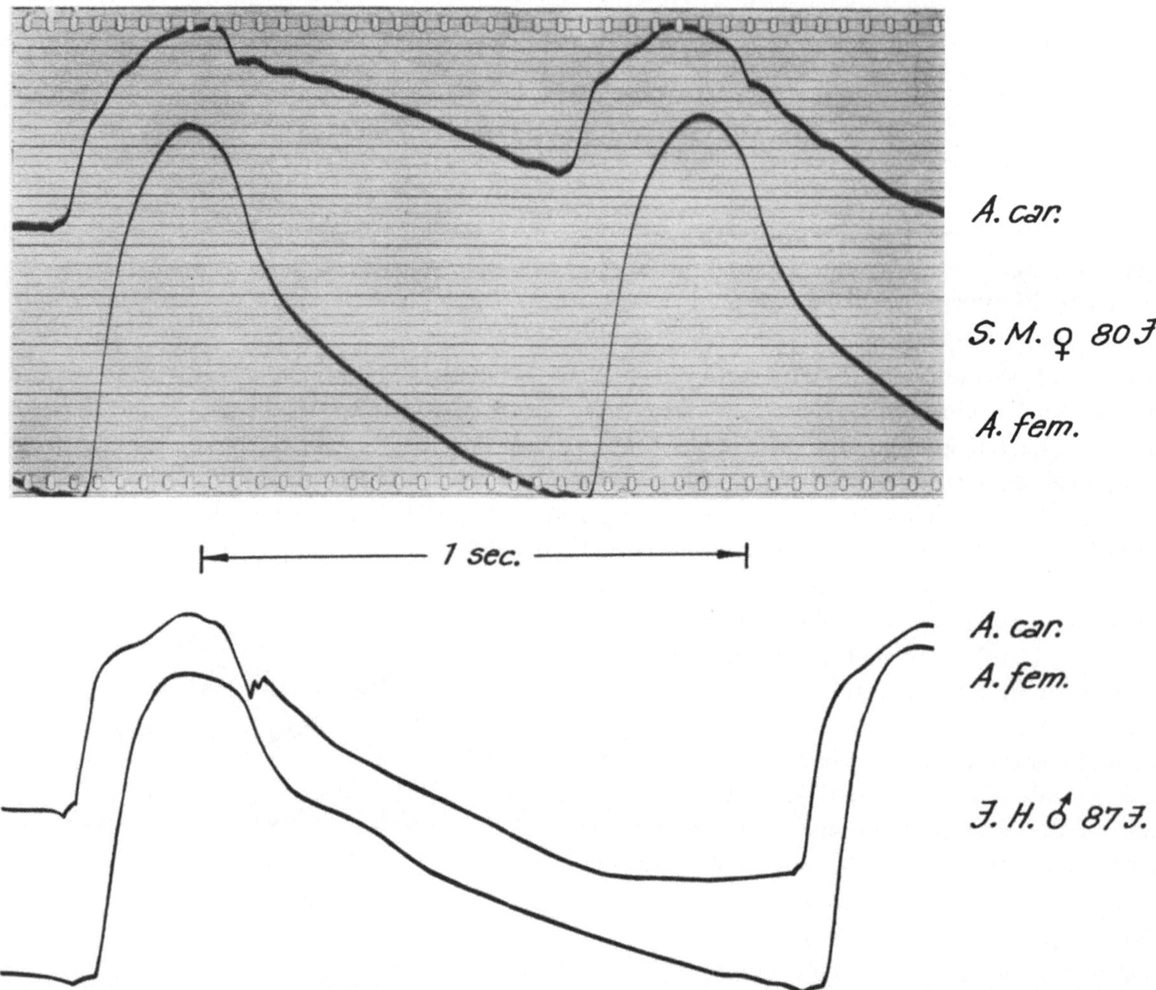


Abb. 38. Altersveränderungen am Arterienpuls: Sichtbare zweite Vorschwingung im Femoralispuls, spät-systolischer Buckel (pulsus tardus). Bei dem 87jährigen Mann (untere Kurven) ist die Dikrotie noch er-kennbar

In den Pulskurven der Fußarterien ist die Dikrotie meist deutlicher als in der A.femoralis, da im Alter der Schwingungsknoten der arteriellen Grundschwingung nach caudal in die Gegend der Arteria ilica rückt (s. Kap. III b), die Dikrotie im Femoralispuls also oft kaum erfaßt wird.

Mit dem Alter nimmt die Pulswellengeschwindigkeit auch bei normalem Blutdruck zu, im Rumpf stärker als in den Extremitäten (s. Abb. 34). Etwa mit 50 bis 60 Jahren ist die Durchschnittsge-schwindigkeit im Rumpf ebenso hoch wie im Bein und im Arm. Ob in diesem Alter noch geringe Unterschiede z. B. zwischen Aorta thoracica und Aorta abdominalis bzw. Arteria ilica bestehen, ist unbekannt. Als obere Grenze darf bei normalem Blutdruck 9 bis 11 msec gelten. Höhere Werte finden sich bei alten Hypertonikern und bei stärkerer Arteriosklerose der betreffenden Schlagadern.

Der erhöhten Pulswellengeschwindigkeit entspricht im Alter eine verkürzte Grundschwingungsdauer. Das Produkt Pwg $\times$ T$_{fem}$ wird mit zunehmendem Alter etwas größer (WEZLER und BÖGER
1939), dagegen steigt der E' nicht über 2000 an, da die altersbedingte Zunahme der Pulswellengeschwindigkeit in dieser Formel durch den ebenfalls mit dem Alter zunehmenden Aortenquerschnitt (Tabelle von SUTER) kompensiert wird (s. Kap. VI). Werte, die deutlich über 2000 liegen,
sind also auch im Alter als pathologisch anzusehen.

# VIII. Arteriosklerose

Die Form des Arterienpulses und die Pulswellengeschwindigkeit sind nach unseren Erfahrungen (JUNGMANN und ERDMANN 1956; GADERMANN und JUNGMANN 1960; JUNGMANN und LANGSCH 1961 u. a.) die sichersten Kriterien, um den Grad einer Arteriosklerose insbesondere in den Frühstadien zu erfassen. Außerdem läßt sich aus der Pulsform eine grobe Lokalisation der Gefäßveränderungen vornehmen. Je nach der Ausprägung der Pulsdeformierungen im Carotis-, Femoralis- oder Fußpuls kann zwischen einer vorwiegend in der oberen Körperhälfte und im Kopfbereich, in der Aorta thoracica und Aorta abdominalis oder in den Beinarterien etablierten Arteriosklerose unterschieden werden. Da die Arteriosklerose fast nie alle Gefäßprovinzen gleichzeitig befällt, eine Cerebralsklerose ohne Sklerose der Beinarterien, eine Coronarsklerose ohne stärkere Cerebralsklerose und wiederum eine schwere Claudicatio intermittens ohne wesentliche Aortenbeteiligung auftreten kann, bewährt sich die Pulsregistrierung ausgezeichnet in der Beurteilung dieser häufigsten Alterskrankheit, zumal die charakteristischen Pulsformänderungen früher sichtbar werden als z. B. Gefäßverkalkungen im Röntgenbild.

## a) Regressive Gefäßwandveränderungen ohne manifeste Durchblutungsstörungen

Durch eine über den Altersrahmen hinausgehende Sklerosierung werden die üblichen Veränderungen des Greisenpulses intensiviert. Im Carotispuls bildet sich der spätsystolische Buckel schon in relativ frühen Jahren (Abb. 39). Dieser Buckel ist ein regelmäßiges Sklerosezeichen, tritt aber auch bei jugendlicher Hypertonie, gelegentlich bei Mitralvitien und bei anderen Funktionsstörungen des Kreislaufs auf (s. dort). Besteht gleichzeitig eine Verkalkung der Aortenklappen, so überlagert sich dem systolischen Teil des Carotispulses ein „Hahnenkamm" (Abb. 39 unten). Die Klappenschlußincisur bleibt immer deutlich, dagegen verschwindet der frühdiastolische Buckel (Dikrotie) vollständig. Das Erlöschen der arteriellen Grundschwingung ist eines der wichtigsten Kennzeichen ausgedehnter sklerotischer Gefäßwandveränderungen. Die Ursache ist wohl darin zu sehen, daß ein sklerotisches Gefäßsystem nicht mehr in der Lage ist, die notwendigen Reflexions- und Resonanzbedingungen herzustellen (siehe Kap. III b).

In diesem Zusammenhang ist zu erwähnen, daß elektrokymographische Pulsationsstudien der Randbewegungen der herznahen Aorta (ascendens, Arcus und descendens) bei regressiven Altersveränderungen die mittels der hier angewandten Pulsregistrierung gewonnenen Einblicke in die Funktionsstörungen der Arterien ergänzen können. So fand HECKMANN (1952) bei Aortensklerose

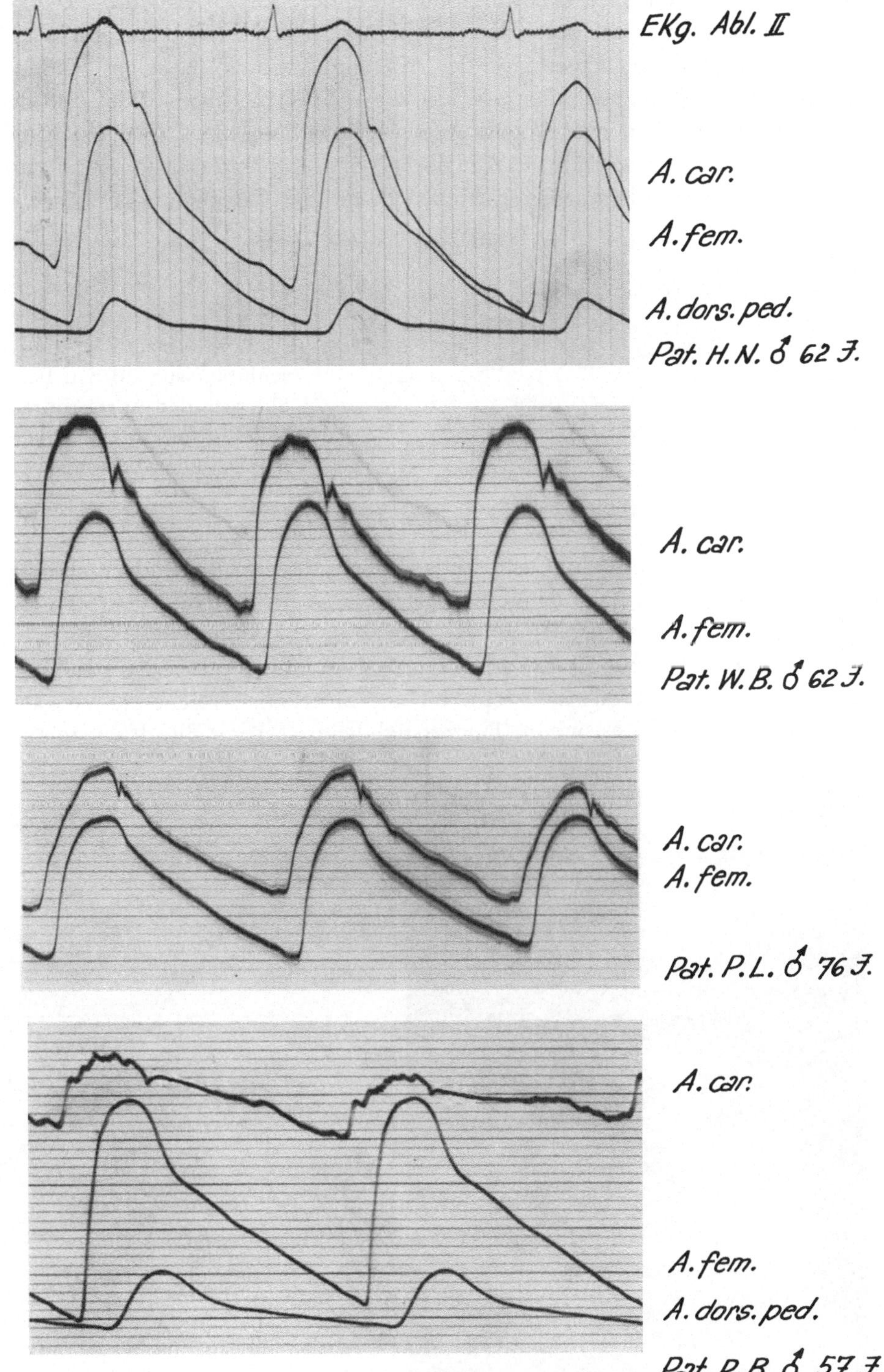


Abb. 39. Auswirkung der generalisierten Arteriosklerose auf den Arterienpuls, dargestellt an 4 Beispielen: Spätsystolischer Buckel, Verschwinden der Dikrotie, pulsus tardus auch in der A. femoralis. Bei Aortenklappensklerose Hahnenkamm im Carotispuls (unterste Registrierung, Pat. R. B.)

einen zweiten Gipfel in der Auswärtsbewegung der Aorta, der in die Diastole hineinreicht und den er auf eine Lateralverschiebung der elongierten Aorta bezog. Eine Reihe anderer Untersucher befaßte sich ebenfalls mit Eigenarten der Aortenpulsation. Wir selbst fanden die gleichen elektrokymographischen Kurvenbilder wie HECKMANN (GADERMANN 1956) und diskutierten als Ursache für die (gewissermaßen zweite) späte Auswärtsbewegung bzw. ein Verharren der Auswärtspulsation der Aorta im Arcusbereich bis in die Diastole hinein eine Elastizitätsminderung des Gefäßes. Ob ein Zusammenhang mit dem spätsystolischen Buckel im Carotispuls besteht, läßt sich vorläufig nicht entscheiden.

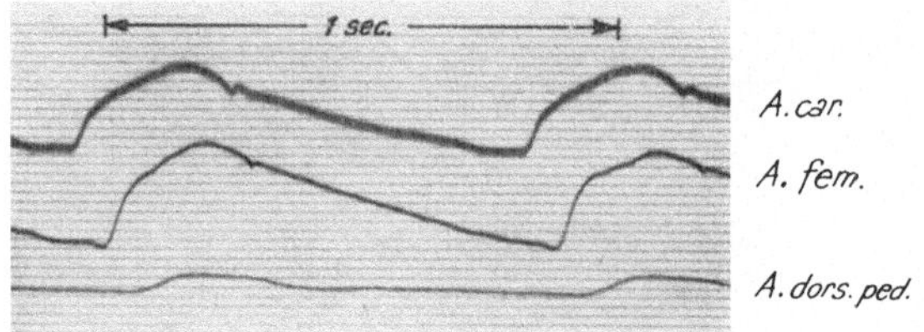


Abb. 40. Deutliche Übertragung der Klappenschlußincisur auf den Femoralispuls bei schwerer Sklerose der Aorta thoracica und Aorta abdominalis. Ausgesprochene Ähnlichkeit zwischen Carotis- und Femoralispuls

Der Femoralispuls wird dem Carotispuls ähnlich. Regelmäßig findet sich bei generalisierten Gefäßwandveränderungen eine verlängerte Gipfelzeit, so daß wie in der Arteria carotis ein Pulsus tardus in der Oberschenkelarterie entsteht. Bei schweren Verkalkungen der Aorta wird auch die Klappenschlußincisur im Femoralispuls sichtbar (Abb. 40 und 41). Dieses Phänomen ist nach unseren Erfahrungen pathognomonisch für eine bis zur Bifurkation reichende Verkalkung der Aorta. Nach WIGGERS (1952) findet es sich im Tierversuch bei excessiver Blutdrucksteigerung. Wir selbst haben

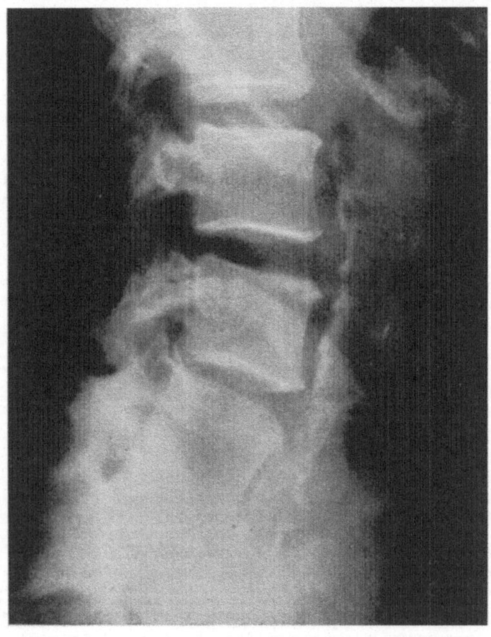

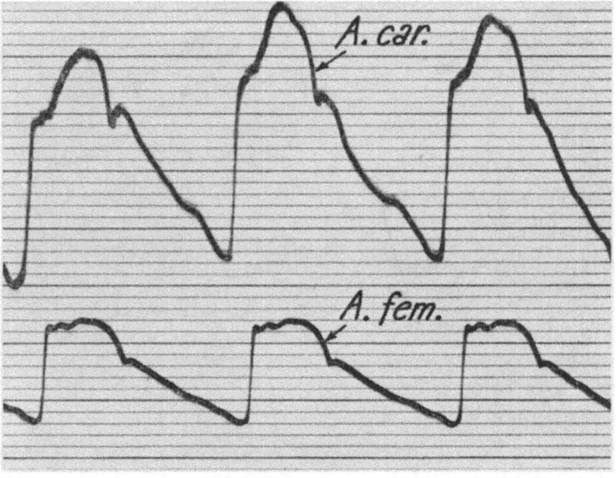


Abb. 41. 55jähriger Patient mit ausgedehnter Verkalkung der Aorta einschließlich der A. abdominalis. Markante Klappenschlußincisur im Femoralispuls neben sonstigen Sklerosezeichen

bei Personen mit extremer Hypertonie oder im Tierversuch niemals eine Klappenschlußincisur im Femoralispuls registrieren können, wenn die Arterien nicht in ihrem Wandgefüge pathologisch verändert waren.

Eine Dikrotie fehlt im Femoralispuls bei stärkerer Sklerose in der unteren Körperhälfte vollkommen. (BICK und JUNGMANN 1953; JUNGMANN und ERDMANN 1956; LAX, FEINBERG und COHEN 1956; JUNGMANN und GADERMANN 1963.) Auf diesen „Mangel an Dikrotie" hat unseres Wissens MACKENZIE um 1900 als erster aufmerksam gemacht. Damit gleichen sich Carotis- und Femoralispuls und sind unter Umständen nur noch durch die Pulsverspätung zu unterscheiden (Abb. 41).

Diese charakteristischen Pulsformänderungen ließen sich im Tierversuch am toten Tier imitieren (JUNGMANN und ERDMANN 1956), aber auch durch Einführen eines weitlumigen, hartwandigen Polyaethylenschlauches in die Aorta des narkotisierten Hundes reproduzieren (Abb. 42). Sowohl in der Hals- als auch in der Oberschenkelschlagader tritt in typischer Weise ein Pulsus tardus auf. Die Klappenschlußincisur wird bis in die Arteria femoralis fortgeleitet und die arterielle Grundschwingung erlischt vollkommen. Gleichzeitig wird die Pulswellengeschwindigkeit im Rumpf erheblich beschleunigt, ein weiteres charakteristisches Symptom der Arteriosklerose.

Abb. 42. Experimentell hervorgerufene Sklerosezeichen im Carotis- und Femoralispuls beim Hund. Oben: Normale Pulsform. Unten: Nach Einführen eines hartwandigen, weitlumigen Polyäthylenschlauches in die Aorta. (Aus: JUNGMANN u. ERDMANN 1956)

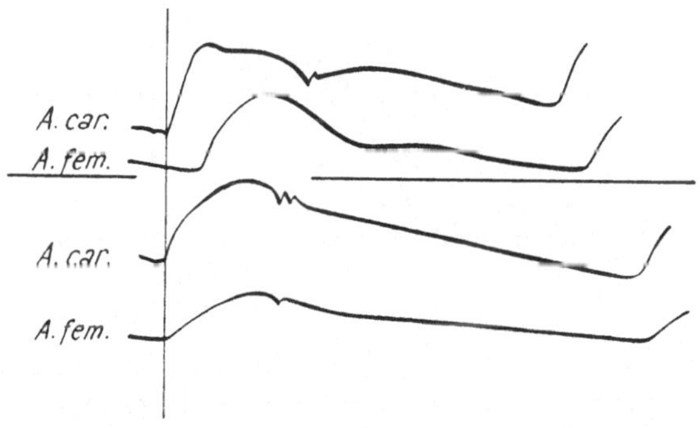


Die normalen Beziehungen zwischen diastolischem Blutdruck und Pulswellengeschwindigkeit werden aufgehoben (s. Kap. X). Schon bei relativ niedrigem diastolischen Blutdruck finden sich pathologisch erhöhte Wellengeschwindigkeiten. Besteht neben der Arteriosklerose noch eine Hypertonie, so werden extrem hohe Werte gemessen (in einem Fall der Abb. 35 bei einem diastolischen Blutdruck von 95 mm Hg über 30 msec). Auf diese Beschleunigung der Pulswelle in sklerotischen Gefäßsystemen haben schon LAUBER (1932) sowie STEINMANN (1940) aufmerksam gemacht. Sie ist ein einfaches und zuverlässiges Maß für die Wandstarre der Hauptschlagadern, solange keine Stenosen im untersuchten Bereich vorliegen.

Wenn keine peripheren Durchblutungsstörungen das Bild komplizieren, zeigt der Puls in den Fußarterien die gleichen Veränderungen wie der Femoralispuls, nur die Klappenschlußincisur fehlt stets. Eine Fortleitung der Incisur bis in die Fußarterien wurde weder von uns noch von anderen Autoren je beobachtet. Auch die Verlängerung der Gipfelzeit (Pulsus tardus) ist meist nicht so ausgeprägt. Die Pulswellengeschwindigkeit im Bein ist ebenfalls erhöht, gewöhnlich jedoch nicht in dem Ausmaß wie in der Aorta und der Arteria ilica.

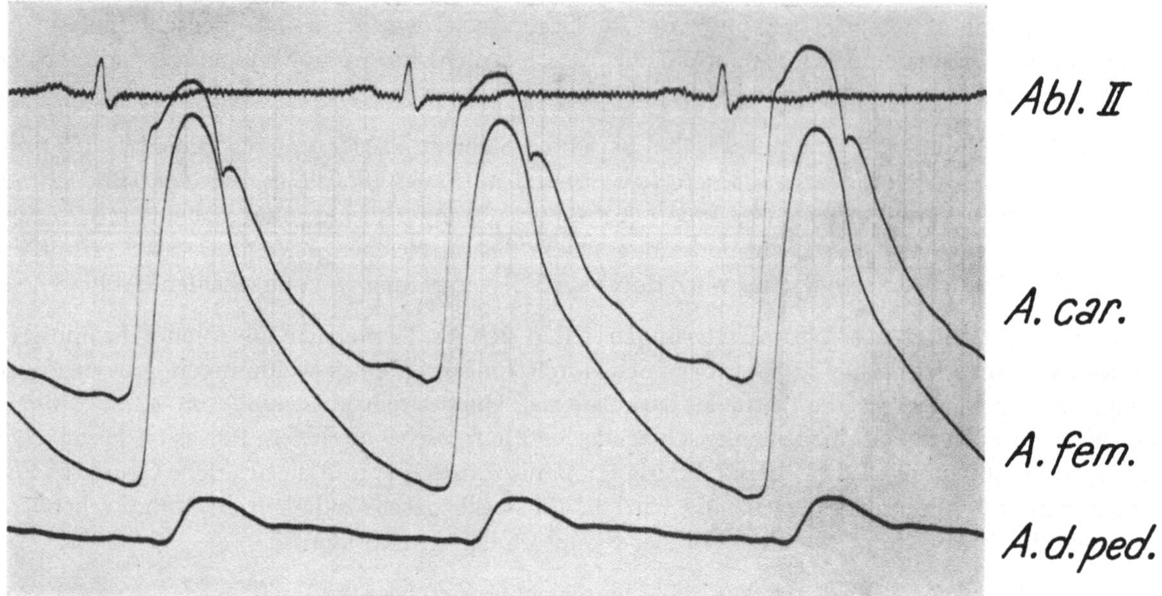



Abb. 43. 67jähriger Pat. mit arterieller Hypertonie und klinischen Symptomen einer Arteriosklerose. Im Pulsbild alle Zeichen einer diffusen Gefäßschädigung schweren Grades. 2 Monate nach der Registrierung apoplektischer Insult mit Halbseiten-Symptomatik trotz Behandlung

Sind die sklerotischen Veränderungen vorwiegend in der oberen Körperhälfte und im Kopfbereich lokalisiert, dann trägt der Carotispuls Zeichen der Sklerose, während der Fußpuls z. B. normal aussehen kann. Abb. 44 zeigt die Pulse eines 37jährigen Mannes, der wegen Sehstörungen zur Behandlung kam. Die Untersuchung in der Universitäts-Augenklinik Hamburg-Eppendorf (Prof. Dr. SAUTTER) ergab den überraschenden Befund einer „präsenilen Destruktion des Glaskörpers" sowie „beginnende arteriosklerotische Veränderungen am Augenhintergrund". Dagegen erbrachte die klinische Durchuntersuchung keinen krankhaften Befund. Der Blutdruck lag zwischen 140/95 und 120/80 mm Hg, der röntgenologische Aortenbefund war unauffällig. Nur die Registrierung des Carotispulses gab den einzigen Anhaltspunkt dafür, daß in der oberen Körperhälfte regressive Arterienveränderungen bestanden, die den ungewöhnlichen Augenbefund zu erklären vermochten. Femoralis- und Fußpuls sowie die Pulswellengeschwindigkeit entsprachen dem Alter. Abb. 44 unten zeigt die Pulskurven einer 54jährigen Frau, die uns wegen gelegentlicher Schwindelzustände und Gedächtnisstörungen aufsuchte. Klinisch wurde kein pathologischer Befund erhoben. Lediglich im Carotispuls sind mit dem spätsystolischen Buckel bei niedrigem Blutdruck von 125/75 mm Hg Hinweise auf eine beginnende Sklerose im Kopfbereich gegeben.

Ein ähnlicher Fall ist in Abb. 45 oben dargestellt. Bei sonst guter körperlicher Leistungsfähigkeit bestanden deutliche Symptome einer Cerebralsklerose. Der Carotispuls zeigt die typische Sklerose-

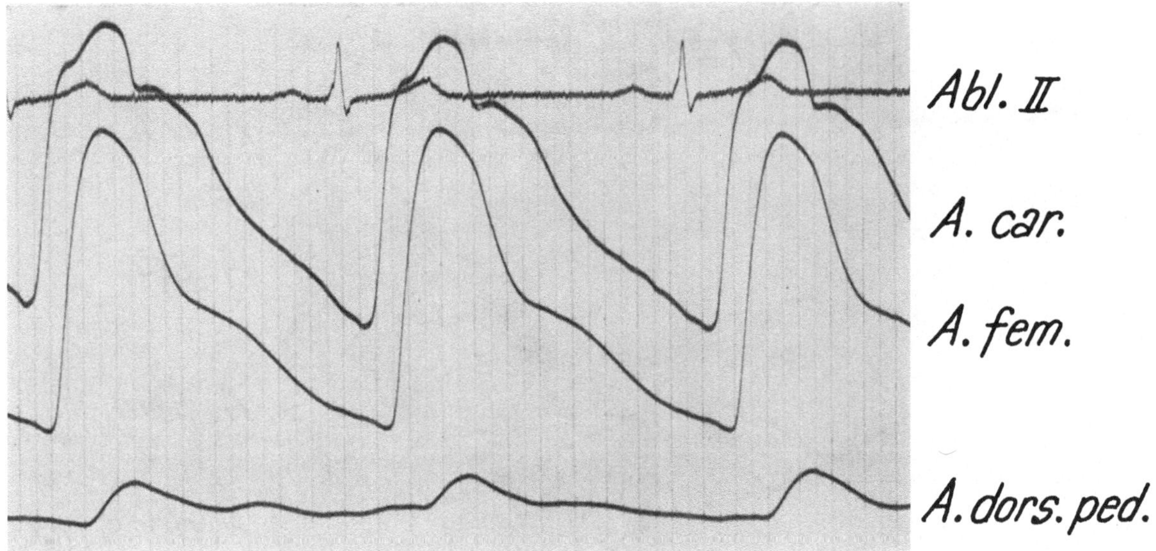


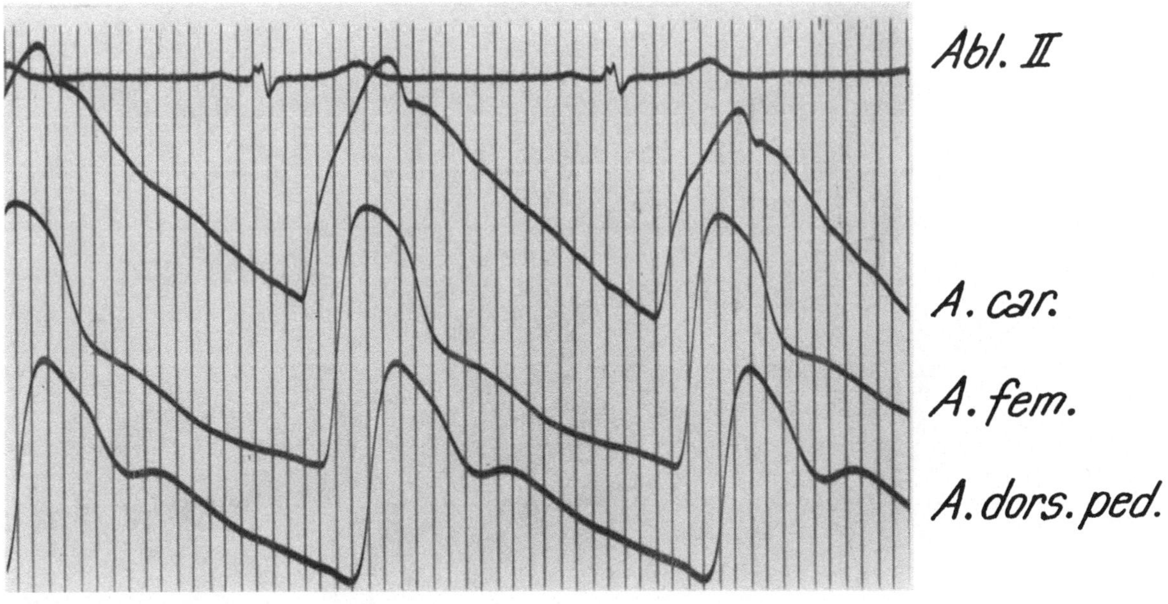


Abb. 44. Pulsbild bei Lokalisation regressiver Gefäßwandveränderungen vornehmlich in der oberen Körperhälfte: Spätsystolischer Buckel und Fehlen der Dikrotie im Carotispuls (Kasuistik siehe Text)

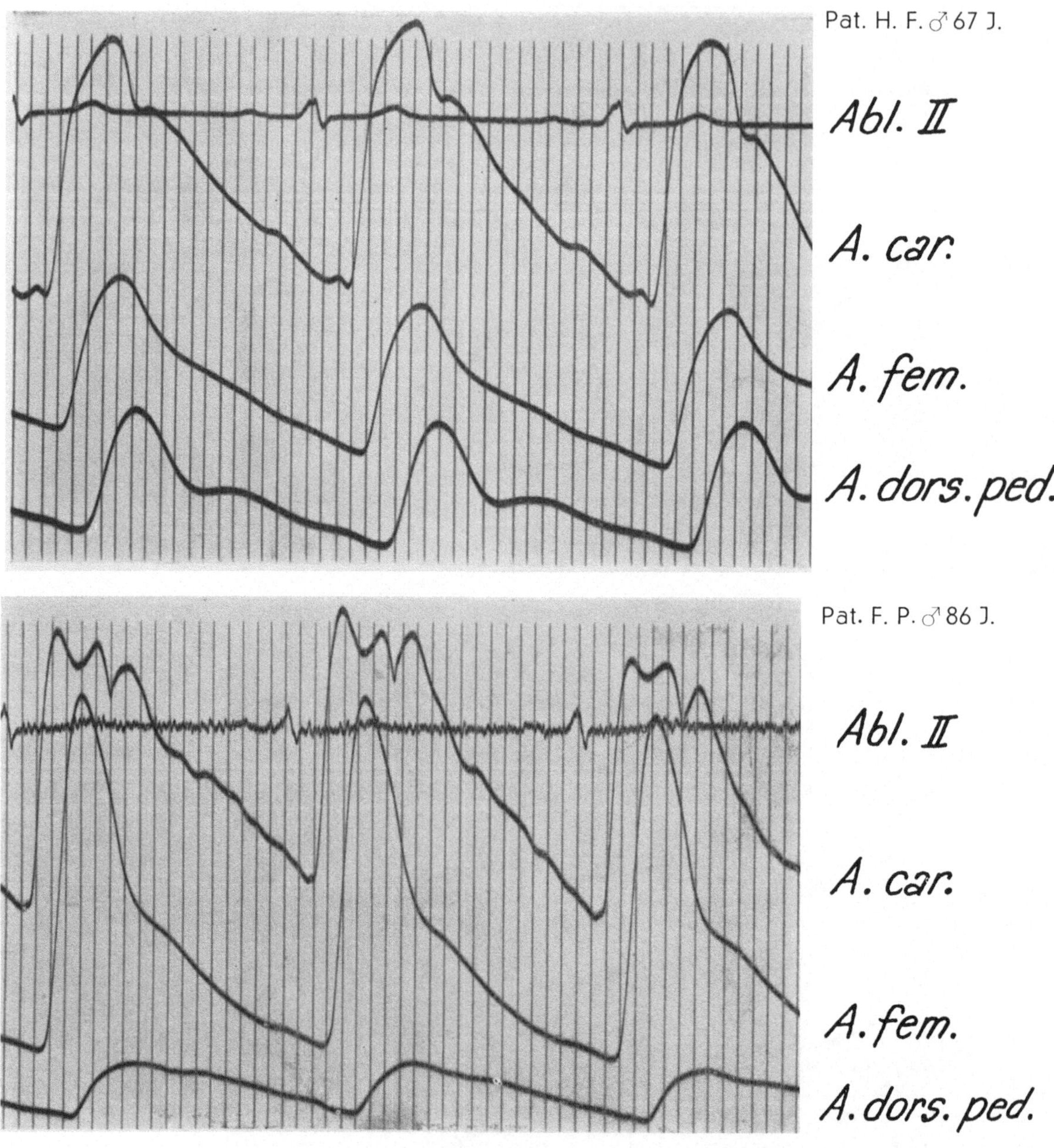


Abb. 45. Pulsbild bei unterschiedlicher Lokalisation der regressiven Gefäßveränderungen. Oben: Bei Cerebralsklerose spätsystolischer Buckel und Fehlen der Dikrotie im Carotispuls, normaler Fußpuls. Unten: Bei sklerotischen Durchblutungsstörungen in den unteren Extremitäten ohne klinischen Hinweis auf stärkere Cerebralsklerose normal erscheinender Carotispuls, schwache Dikrotie im Femoralispuls, Dreiecksform ohne Dikrotie des Fußpulses

form, angedeutet auch der Femoralispuls, während der Fußpuls vollständig normal ist und eine kräftige Dikrotie aufweist.

Ist die Aorta bevorzugt befallen, findet sich als Leitsymptom die Fortleitung der Klappenschlußincisur bis in den Femoralispuls, eine erhöhte Pulswellengeschwindigkeit im Rumpf und ein mäßig deformierter Carotispuls, der Fußpuls dagegen kann unauffällig sein (Abb. 41).

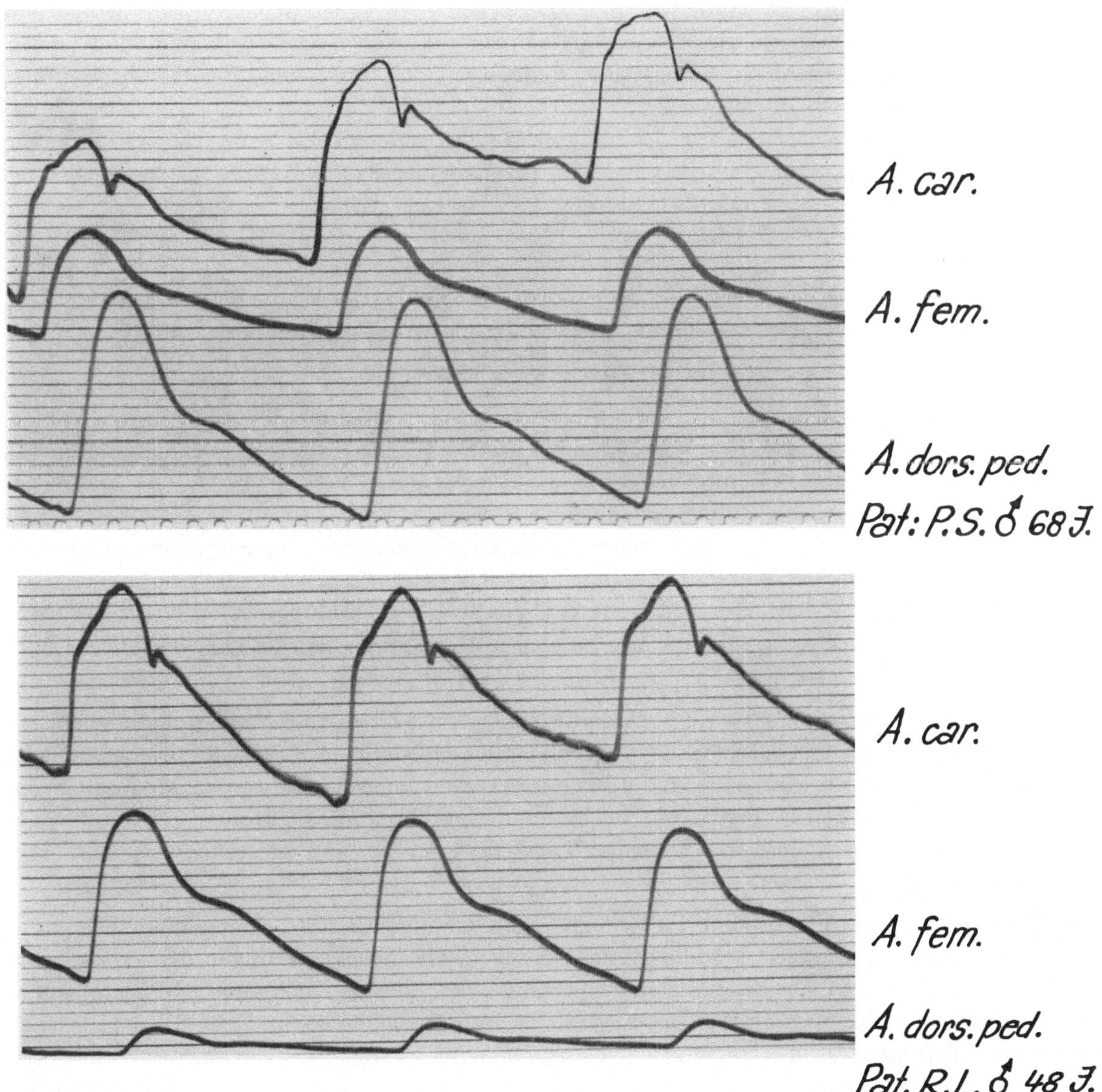


Abb. 46. Pulsbild bei Coronarsklerose: Sklerosezeichen nur im Carotispuls (spätsystolischer Buckel und Fehlen der Dikrotie)

Im Gegensatz dazu ist in Abb. 45 unten ein normaler Carotispuls, ein leicht sklerotischer Femoralispuls bei erhöhter Pulswellengeschwindigkeit im Rumpf und ein stark deformierter Fußpuls aufgezeichnet. Der 86jährige Patient war geistig noch außerordentlich regsam, die Arteriosklerose beschränkte sich auf die Aorta und besonders die Beinarterien, ohne daß schwerere Durchblutungsstörungen bisher zu Beschwerden geführt hätten.

Bei Coronarsklerosen, d. h. bei Arteriosklerose, die praktisch nur auf die Herzkranzgefäße und die Aorta thoracica beschränkt ist, werden die Sklerosezeichen vorwiegend im Carotispuls beobachtet; Femoralis- und Fußpuls sowie die Pulswellengeschwindigkeit in Rumpf und Bein sind normal (Abb. 46). In diesem Zusammenhang ist von Bedeutung, daß das Fehlen des frühdiastolischen Buckels im herznahen Puls einen schnellen Blutdruckabfall in der Aortenwurzel verursacht. Da das Blutangebot an die Coronargefäße vorwiegend vom Druck vor den Coronarostien nach Beendigung der Systole abhängt (GREGG 1935; MÜLLER 1962), bedeutet dieser schnelle diastolische Druckabfall eine Verschlechterung der Coronardurchblutung (s. auch Kap. III b).

## b) Regressive Gefäßwandveränderungen mit peripheren Durchblutungsstörungen

Liegen Durchblutungsstörungen vorwiegend in der unteren Körperhälfte vor, so manifestieren sich die Stenosesymptome stets in dem distal der Stenose registrierten Puls. Abb. 47 zeigt ein solches Beispiel. Bei der Aortographie fanden sich Gefäßwandveränderungen fast nur in der linken Arteria ilica und linken Arteria femoralis sowie in der Aorta. Die Pulsregistrierung zeigt einen sklerotisch veränderten Carotispuls, auf der rechten Seite einen leicht sklerotischen Femoralispuls, aber einen normalen Fußpuls. Links dagegen ist der Femoralispuls zwar fühl- und registrierbar, jedoch extrem verändert. Er hat Dreiecksform ähnlich wie bei der Aortenisthmusstenose. Die Dikrotie ist vollständig verschwunden. Der linke Fußpuls war nicht zu registrieren.

Die Pulswellengeschwindigkeit ist auf der stenotischen Seite stets verlangsamt, auf der offenen, wie gewöhnlich bei regressiven Gefäßwandveränderungen, beschleunigt. Auf diese Bremsung der Pulswelle durch Stenosen hat zuerst FUCHS (1952) aufmerksam gemacht. Jede Seitendifferenz in der Pulswellengeschwindigkeit ist verdächtig auf einseitige Durchblutungsstörungen. Eine auffallend langsame Pulswellengeschwindigkeit in beiden Beinen erweckt den Verdacht auf beidseitige Durchblutungsstörungen.

Pulsdeformierung und verlangsamte Pulswellengeschwindigkeit sind ein sehr empfindliches Kriterium für sklerotisch bedingte Durchblutungsstörungen. Die Formänderungen des Pulses lassen sich bereits objektivieren, ehe die Pulse selbst verschwinden oder oscillographisch gröbere Seitendifferenzen nachweisbar werden. Sie stehen dagegen in guter Übereinstimmung mit den arteriographischen Befunden (JUNGMANN und LANGSCH 1961).

Eine Berechnung des Schlag- und Minutenvolumens aus Blutdruck und Pulskurve scheint beim Vorliegen einer Arteriosklerose nicht mehr möglich. Die Bestimmung nach WEZLER und BÖGER scheitert meist daran, daß die Grundschwingung nicht mehr ausmeßbar ist. Nach BRÖMSER und

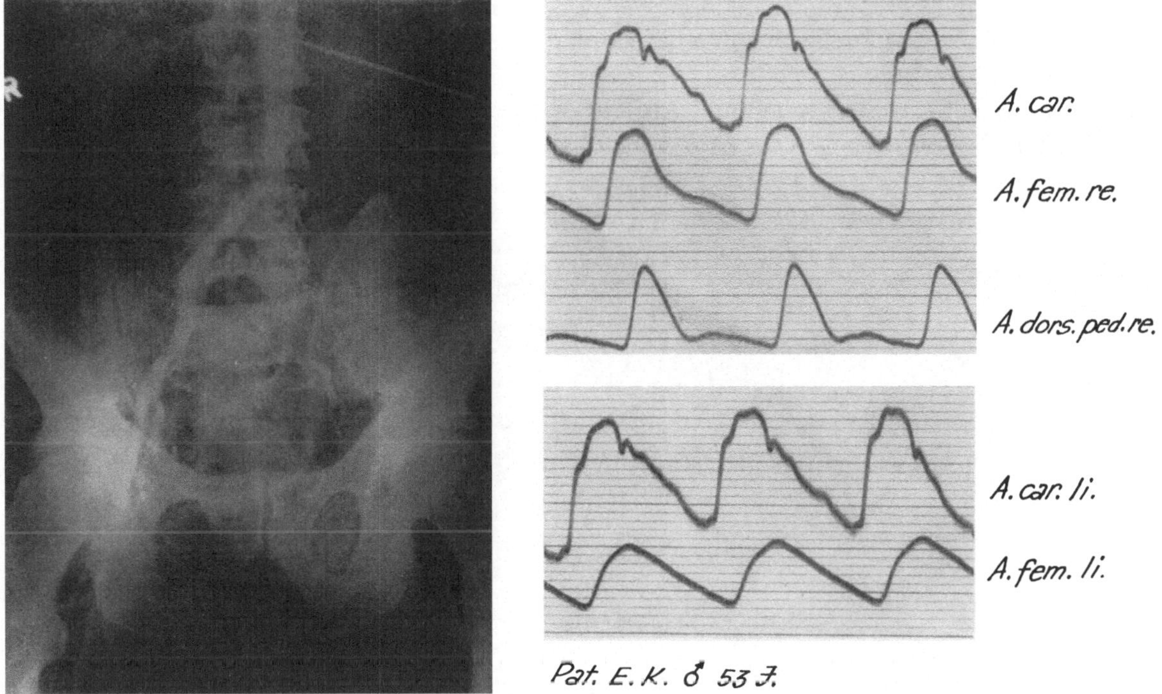



Abb. 47. Sklerotische Durchblutungsstörungen in der linken A. ilica und A. femoralis. Oben: Außer Sklerosezeichen im Carotispuls altersentsprechendes Pulsbild der rechten Femoral- und Fußarterie. Unten: Schwere Deformierung des Femoralispulses links (Dreieckstorm); linker Fußpuls nicht registrierbar

RANKE ergeben sich oft so hohe Werte für das Schlagvolumen, daß auch diese Zahlen Zweifel erwecken müssen. Ist eine Grundschwingung noch ausmeßbar, so differieren die Ergebnisse nach Untersuchungen an über 600 Fällen unserer Abteilung (GRÄSSNER) zwischen beiden Berechnungsarten um 10 bis 50%, während bei gesunden jüngeren Personen nur eine Differenz von durchschnittlich $\pm$ 5% besteht.

*Zusammenfassend* führen regressive Wandveränderungen zu folgenden Symptomen im Pulsbild:

Im Carotispuls besteht regelmäßig ein deutlicher spätsystolischer Buckel. Die Dikrotie fehlt im Carotispuls bei Sklerosen im Aorten- und Kopfbereich.

In der Arteria femoralis entsteht ein Pulsus tardus und die Dikrotie verschwindet, wenn die Gefäßwandveränderungen in der unteren Körperhälfte lokalisiert sind. Bei stärkerer Verkalkung der Aorta wird die Klappenschlußincisur bis zum Femoralispuls fortgeleitet.

In den Fußarterien sind die gleichen Deformierungen (mit Ausnahme der Klappenschlußincisur) in geringerem Ausmaß erkennbar.

Die Pulswellengeschwindigkeit ist in den sklerotischen Arterien beschleunigt.

Komplizieren regelrechte Arterienstenosen das Bild, so nimmt der distal der Stenose registrierte Puls mehr oder weniger Dreiecksform an; außerdem wird die Pulswellengeschwindigkeit im Bereich der Stenose verlangsamt.

Ist die Sklerose auf Coronararterien und Aorta thoracica beschränkt, so finden sich die Sklerosezeichen nur im Carotispuls.

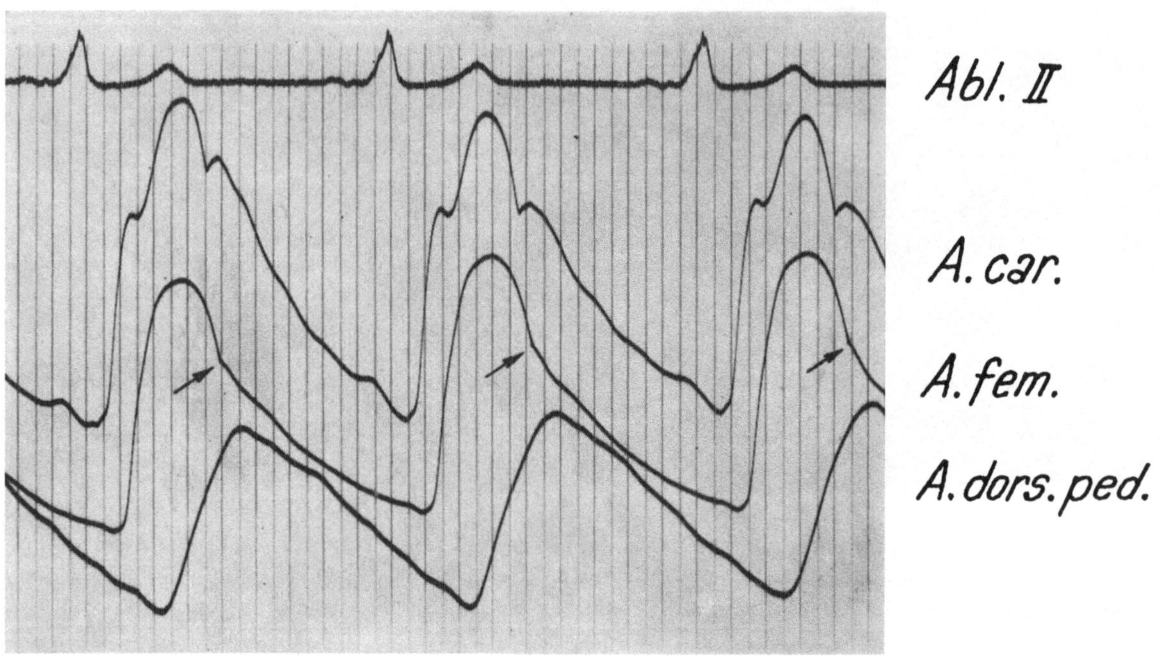


Abb. 48. Pulsform bei schwerer generalisierter Arteriosklerose, kompliziert durch sklerotische Durchblutungsstörungen mit Stenosen im Bereich der A. ilica und A. femoralis. Spätsystolischer Buckel im Carotispuls, fortgeleitete Klappenschlußincisur im Femoralispuls, Dreiecks-(Stenose-)puls in der Fußarterie. Völliges Fehlen der Dikrotie, verzögertes Auftreten des Fußpulses trotz guter Registrierbarkeit.

# IX. Endangiitis obliterans

Durchblutungsstörungen auf entzündlicher Basis ohne degenerative Gefäßwandveränderungen unterscheiden sich in der Pulsform grundsätzlich von denen arteriosklerotischer Genese. In den nicht befallenen Gefäßprovinzen findet sich stets eine normale Pulsform (Abb. 49). Nur bei Übergangsformen und älteren Kranken entwickelt sich im Carotispuls ein spätsystolischer Buckel, während bei jüngeren Patienten der Carotispuls stets normal ist (Abb. 49). Zentral der Durchblutungsstörung ist die Dikrotie immer erhalten, bei einseitigem Befall der Unterschenkelarterien auch im Fußpuls der gesunden Seite (Abb. 49), sofern die Endangiitis nicht im Carotisbereich abläuft. Wenn distal der Stenose noch ein Puls zu registrieren ist, läßt er die typischen Stenosezeichen (Dreiecksform ohne Dikrotie) erkennen, in gleicher Weise, wie das bei der Arteriosklerose der Fall ist (s. Fußpuls in Abb. 47 unten und Abb. 48).

Die Pulswellengeschwindigkeit ist bei der Endangiitis in den freien Arterien beschleunigt, aber nie so stark wie bei der Arteriosklerose, im Gebiet der Stenose jedoch verlangsamt. Die Grundschwingungsdauer bemißt sich besonders bei Erkrankungen beider unteren Extremitäten als relativ kurz. Auch dies ist sehr wahrscheinlich ein Zeichen der Verkleinerung des schwingungsfähigen Arterienvolumens durch die Durchblutungsstörung. Daraus errechnet sich fast regelmäßig ein erhöhter E' (BICK und JUNGMANN 1953)*.

In größeren Versuchsreihen wurde versucht, Durchblutungsstörungen im Ober- und Unterschenkel bei gesunden Personen mit Hilfe von Manschettenkompressionen zu imitieren. Ein lokaler Verschluß des Bluteinstroms in beide Ober- oder Unterschenkel bewirkte keine Änderung der Pulswellengeschwindigkeit im Rumpf. Die Dikrotie blieb erhalten, wurde sogar im Femoralispuls kräftiger, ihre Schwingungsdauer kürzer.

Eine einseitige totale Sperre des Bluteinstroms hatte nur wenig Einfluß auf die Pulsform, gar keinen auf die Pulswellengeschwindigkeit der offenen Seite.

Unvollständige Drosselung, etwa vergleichbar einer nicht vollständigen arteriellen Stenose, führte zu einer Verlangsamung der Pulswellengeschwindigkeit im Stenosebereich und zum Verschwinden der Dikrotie distal der Drosselung, zu Veränderungen also, die durchaus mit den Befunden bei der Endangiitis obliterans vergleichbar sind. Regelmäßig ließ sich aber bei einem bestimmten Grad der Kompression, wobei der Kompressionsdruck zwischen diastolischem und systolischem Blutdruck lag, auch die Dikrotie im zentralen Arterienpuls zum Verschwinden bringen (Abb. 50). Außerdem traten besonders bei unvollständiger Stauung am Oberschenkel im Femoralis-

---

* 1953 lagen noch nicht genügend Erfahrungen über die Normalwerte des E' vor, so daß die deutlich über 2000 liegenden Werte der Endangiitis-Kranken noch als „unauffällig" bezeichnet wurden. Heute darf es als sicher gelten, daß ein E' von mehr als 2000 pathologisch ist.

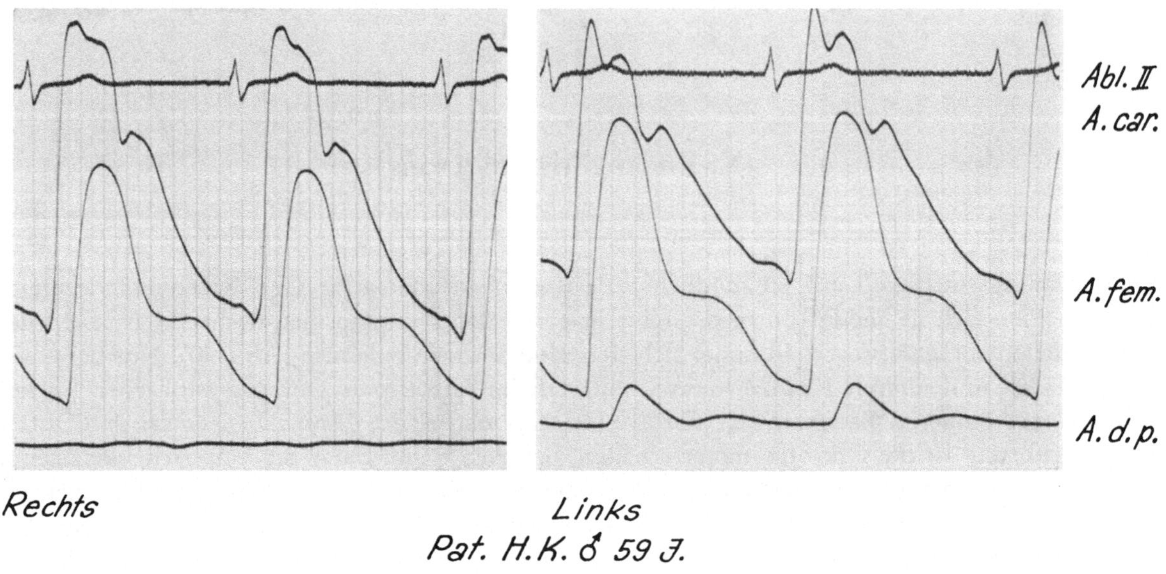



Abb. 49. Endangiitis obliterans im Bereich des rechten Unterschenkels: Normales Pulsbild in A. carotis und A. femoralis sowie A. dorsalis pedis links. Rechter Fußpuls nicht registrierbar

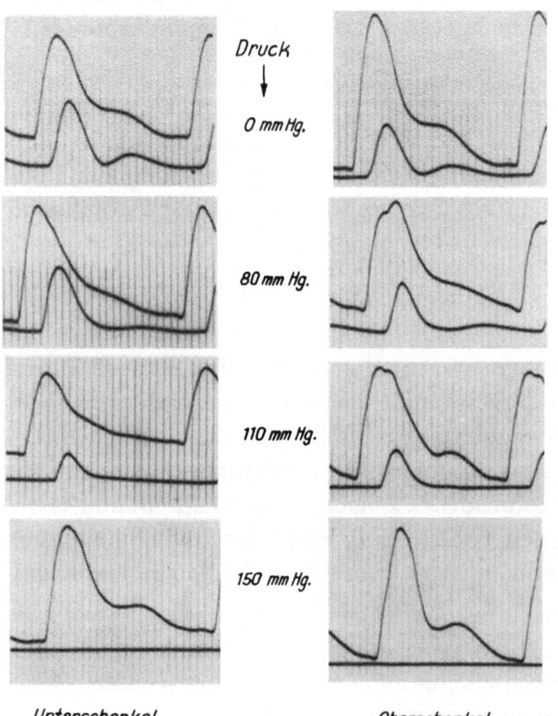



Abb. 50. Femoralis- und Fußpuls bei künstlicher Drosselung der Durchblutung im Unterschenkel (links) und im Oberschenkel (rechts). Mit zunehmendem Manschettendruck verschwindet die Dikrotie auch proximal der Kompression, um bei totalem Verschluß wieder verstärkt aufzutreten. Außerdem deutliche Bremsung der Pulswelle bei unvollständigem Verschluß

puls Doppelgipfel auf. Beide Phänomene, das Verschwinden der Dikrotie im zentralen Puls und die Zweigipfeligkeit des Femoralispulses, wurden bei lokalen entzündlichen Durchblutungsstörungen am Kranken niemals beobachtet. Es handelt sich offensichtlich im akuten Versuch um eine Störung der Resonanzbedingungen, die das Arteriensystem nicht so schnell zu kompensieren vermag, während bei den langsam entstehenden endangiitischen Prozessen der übrige Kreislauf den Fortbestand der Grundschwingung durch bisher unbekannte kompensatorische Regulierungen sichert. Diese Versuche zeigen außerdem, daß die relativ hohe Pulswellengeschwindigkeit im Rumpf bei diesen Kranken nicht Folge des Strombahnhindernisses in der Peripherie ist, sondern Ausdruck einer veränderten Regulation des Arteriensystems (s. auch Kap.: Regulationsstörungen des Kreislaufs). Offen bleibt bisher, ob diese Tonuserhöhung in den großen Rumpfarterien auch schon vor der Endangiitis bestanden hat als Ausdruck einer „angiopathischen Reaktionslage" nach RATSCHOW oder aber erst mit den Beschwerden aufgetreten ist.

*Zusammenfassend* finden sich bei der Endangiitis obliterans, also peripheren Durchblutungsstörungen auf entzündlicher Basis, am zentralen Puls keinerlei Veränderungen. Die Pulswellengeschwindigkeit im Rumpf und der E' sind erhöht. Im Stenosebereich ist die Pulswellengeschwindigkeit erniedrigt. Damit läßt die Pulsschreibung eine Unterscheidung zu zwischen einer lokalisierten peripheren Durchblutungsstörung bei sonst gesundem Arteriensystem und einer Durchblutungsstörung bei Gefäßwandveränderungen, die mehr oder weniger das ganze Arteriensystem betreffen.

# X. Hypertonie

Die essentielle wie auch die nephrogene Hypertonie führen zu charakteristischen Formänderungen besonders im Carotispuls sowie zur Beschleunigung der Pulswellengeschwindigkeit. Dagegen erlaubt die Form der peripheren Pulse (Femoralis- und Fußpuls) keine Aussage über die Höhe des Blutdrucks, wohl aber — was viel wichtiger ist — über das Ausmaß der Schädigungen, die im Verlauf der Krankheit an den Arterien entstanden sind und über den Grad der sklerotischen Veränderungen (GADERMANN und JUNGMANN 1962). Diese Gefäßalterationen bestimmen zusammen mit dem Zustand des Herzmuskels die Prognose und die Therapie des Hochdrucks.

Da bisher keine Unterschiede in Pulsform und Pulswellengeschwindigkeit zwischen essentieller und nephrogener Hypertonie gefunden wurden und die sog. maligne Verlaufsform sich ebenfalls prinzipiell den nachstehend aufgeführten Gesichtspunkten einordnen läßt, werden diese drei Hypertonieformen gemeinsam besprochen.

Im Carotispuls ist die zweite Vorschwingung fast stets deutlich erkennbar und gut vom systolischen Pulsanstieg abgesetzt. Mit steigendem Blutdruck bildet sich mit großer Regelmäßigkeit ein spätsystolischer Buckel aus (Abb. 51), der meist durch eine anakrote Schulter gut gegen den systolischen Steilanstieg abgesetzt ist und seinen Gipfel erst gegen Ende der Austreibungszeit erreicht. Dieser Buckel ist jedoch keineswegs pathognomonisch für eine Hypertonie. Er findet sich auch bei Arteriosklerose mit niedrigem Blutdruck, bei manchen Vitien und anderen Kreislaufstörungen; bei der Hypertonie fehlt er jedoch nur in Ausnahmefällen (Abb. 58). Beschrieben wurde er schon oft, zuerst unseres Wissens von FRANK (1905), dann von HÜRTHLE (1944); WIGGERS (1928); WEZLER (1935); ALEXANDER (1952); WETTERER und DEPPE (1949) u. a. Eine befriedigende Deutung für die Entstehung ist bis heute nicht gefunden worden. FRANK nahm eine reflektierte Welle aus der Aorta an, die sich dem systolischen Gipfel des Carotispulses überlagert. Nach den neueren Untersuchungen von REMINGTON (1960) handelt es sich wahrscheinlich um eine stehende Welle. Die sog. arterielle Grundschwingung kommt als Ursache jedoch nicht in Betracht (s. Kap.: III b), denn der spätsystolische Buckel tritt mit dem Blutdruckanstieg auch dann auf, wenn durch gefäßlähmende Mittel die Grundschwingung ausgelöscht wurde (Abb. 30).

Ein zweites typisches Zeichen ist das Hochsteigen der Klappenschlußincisur, das allerdings nur zu beobachten ist, wenn noch eine kräftige Grundschwingung im Arteriensystem besteht, also vorwiegend bei jüngeren Kranken (Abb. 51) und kurzer Krankheitsdauer (s. unten). Im Tierversuch ließen sich der spätsystolische Buckel und das Ansteigen der Klappenschlußincisur regelmäßig durch blutdrucksteigernde Substanzen erzeugen und durch blutdrucksenkende Substanzen wieder zum Verschwinden bringen (Abb. 13). Bei Patienten ohne „regulatorische Starre" normalisiert sich das Pulsbild weitgehend nach erfolgreicher Therapie (Abb. 52). Dieses Phänomen läßt sich auch im

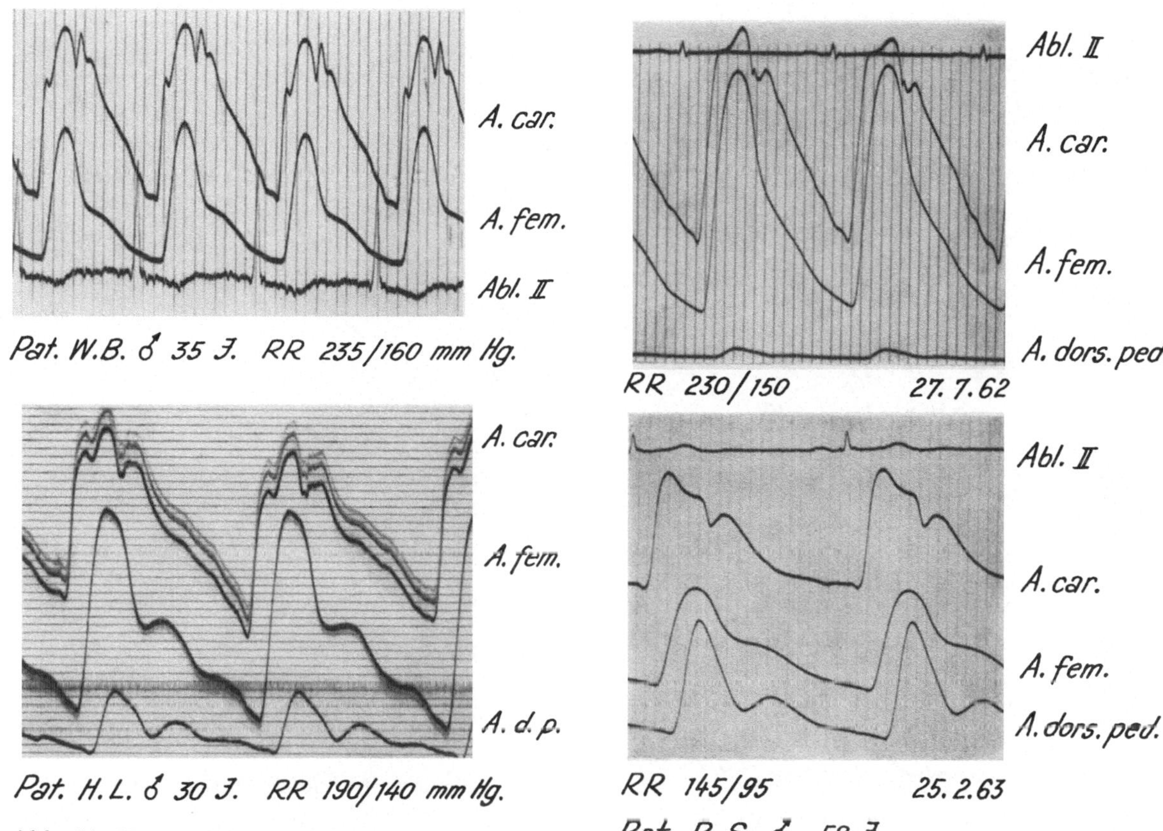



Abb. 51. Hypertoniepulse bei kurzer Krankheitsdauer. Oben: Kurzfristig entwickelter nephrogener Hochdruck. Unten: Hypertonie nach Encephalitis. In beiden Fällen spätsystolischer Buckel und hochliegende Klappenschlußincisur, im Femoralis- und Fußpuls kräftige Dikrotie

Abb. 52. Pulsbilder vor und nach einer Hochdruckbehandlung (medikamentöse und physikalische Therapie). Bei der zweiten Registrierung (unten) war der Pat. vollkommen beschwerdefrei

akuten Versuch darstellen (Abb. 53). Der Anhub der Klappenschlußincisur ist sehr wahrscheinlich durch ein Vorrücken des frühdiastolischen Buckels bedingt. Infolge der erhöhten Pulswellengeschwindigkeit tritt die Dikrotie verfrüht im Carotispuls auf. Sie fällt in das Ende der Austreibungszeit und trägt die Klappenschlußincisur unter Umständen bis auf den Pulsgipfel (Abb. 51 oben).

Die Austreibungszeit ist bei jugendlichen Hypertonikern mit intaktem Herzmuskel unabhängig von der Höhe des Blutdrucks fast immer relativ zu kurz (Abb. 54). Da rein mechanisch der Auswurf des Schlagvolumens gegen den erhöhten Druck in der Aorta verzögert erfolgen müßte, läßt die verkürzte Austreibungszeit auf einen vermehrten Sympathicuseinfluß schließen und damit auf einen für diese Kranken typischen Kontraktionsmodus der Ventrikel. WALLACE und Mitarbeiter machten 1963 im Tierversuch am Herz-Lungen-Präparat ähnliche Beobachtungen. Erst bei älteren Patienten mit zunehmenden Symptomen der Dekompensation und elektrokardiographischen Hinweisen auf eine Schädigung der Arbeitsmuskulatur des linken Ventrikels wird die Austreibungszeit relativ

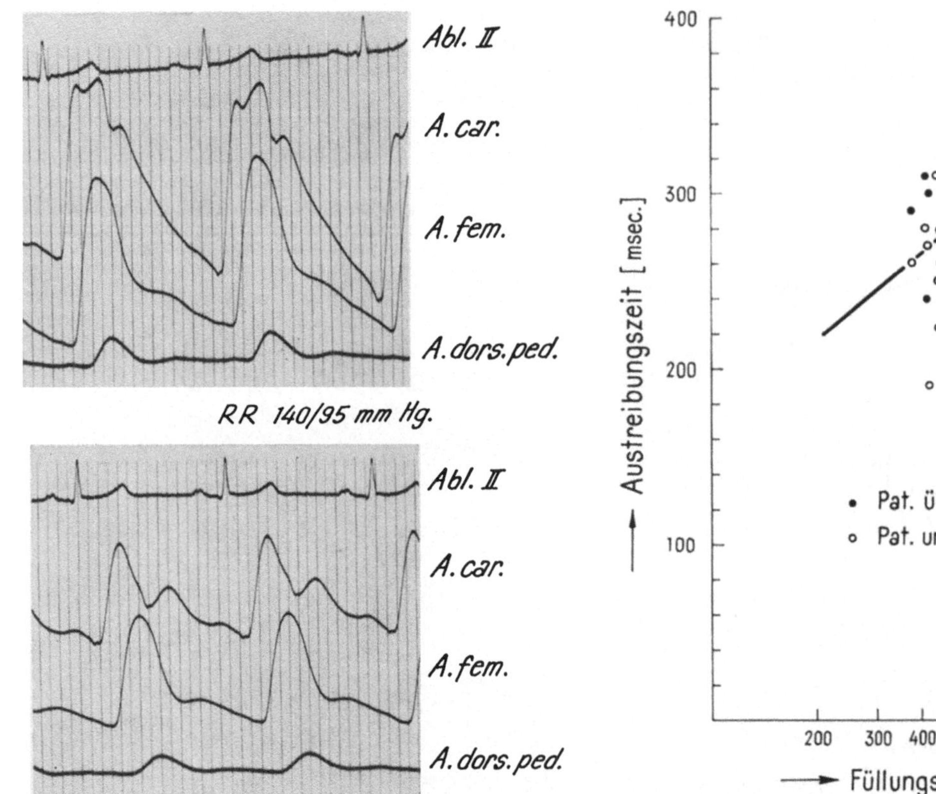



Abb. 53. Verschwinden des spätsystolischen Buk-
kels nach Blutdrucksenkung durch intravenöse
Injektion von 0,1 g Pendiomid

Abb. 54. Verhalten der Austreibungszeit in Beziehung zur Füllungszeit bei Hypertonikern. Vorwiegend jüngere Patienten weisen eine relativ zu
kurze Austreibungszeit auf, während bei alten
Hypertonikern auch zu lange Austreibungszeiten
beobachtet werden. Die ausgezogene Linie re-
präsentiert die normalen Beziehungen zwischen
Austreibungszeit und Füllungszeit des Herzens
(vergl. auch Abb. 12)

länger, so daß die Bestimmung der Systolendauer aus dem Carotispuls in diesen Fällen diagnostisch
wichtige Hinweise auf den Zustand des Herzmuskels gibt.

Bestehen noch keine pathologisch-anatomischen Veränderungen am peripheren Arteriensystem, so
findet sich im Carotispuls eine kräftige Dikrotie. Nur unter extremer Blutdrucksteigerung rückt der
frühdiastolische Buckel nach vorn in den Bereich der Klappenschlußincisur und verschmilzt mit
dem spätsystolischen Buckel (Abb. 51). Liegen in der Peripherie dagegen bereits pathologische
Arterienwandveränderungen vor, dann ist der frühdiastolische Buckel verschwunden und der Carotispuls fällt vom Gipfel leicht nach unten konvex gebogen zum folgenden Puls ab, nur unter-
brochen von der Klappenschlußincisur (Abb. 55 und Abb. 56).

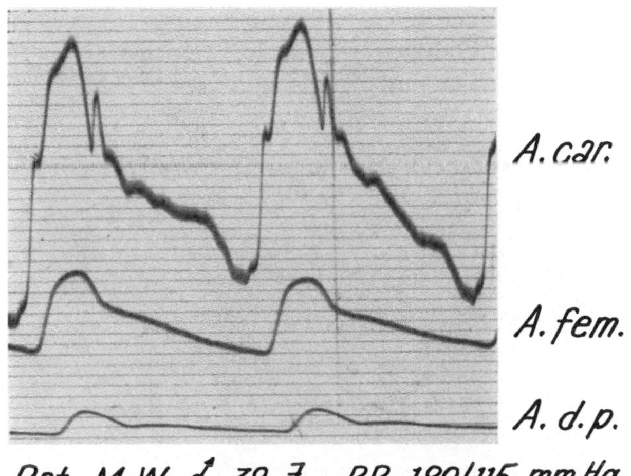


◄ Abb. 55. Pulskurven jüngerer Hypertoniker mit langer Krankheitsdauer. Deutlicher spätsystolischer Buckel im Carotispuls. Fehlen der Dikrotie als Hinweis auf eine generalisierte Gefäßschädigung

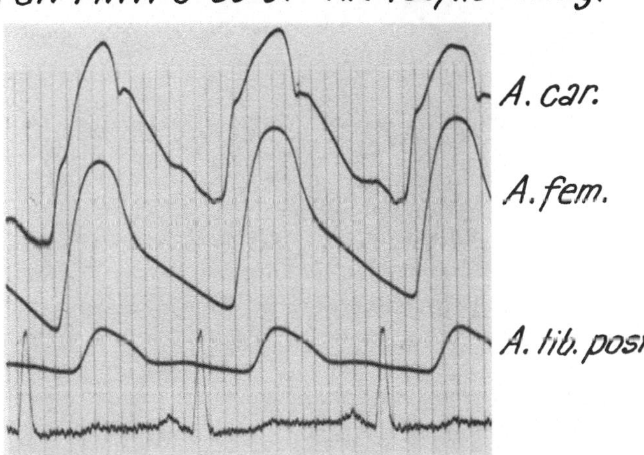


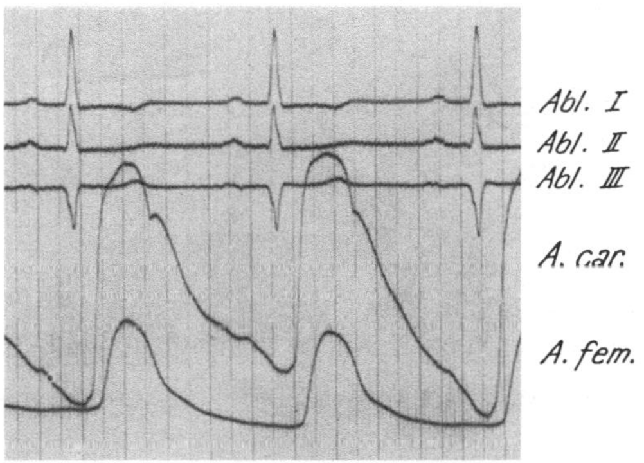

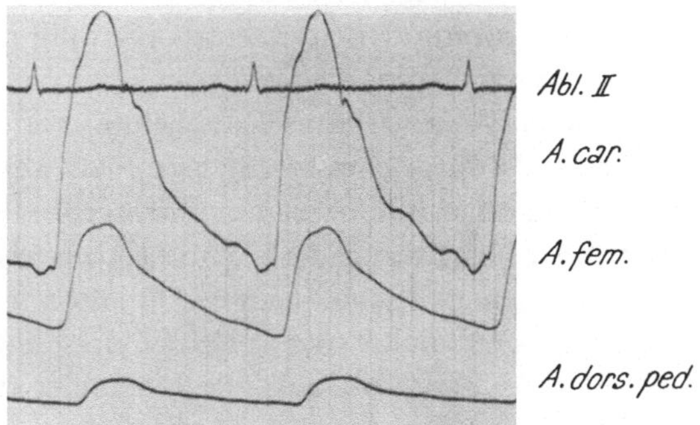


Abb. 56. Hypertonie mit Arteriosklerose. Neben den Zeichen des Hypertoniepulses deutliche Sklerosesymptome: Fehlen der Dikrotie, pulsus tardus auch in der A. femoralis und der A. dorsalis pedis (untere Kurven)

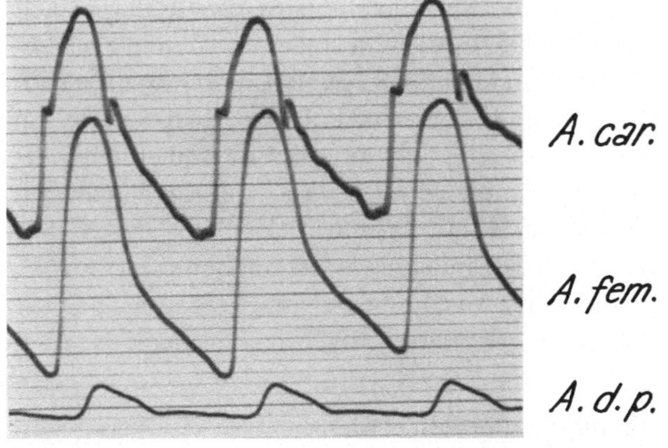

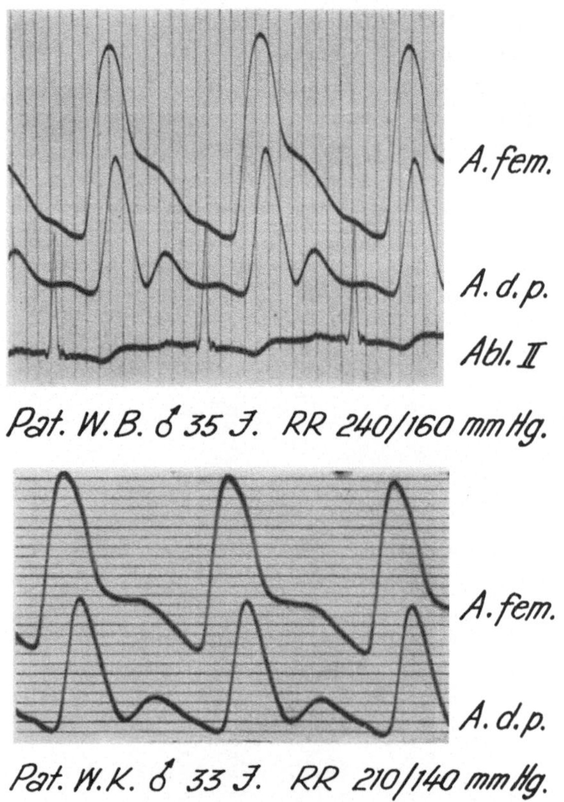

Pat. W.B. ♂ 35 J.   RR 240/160 mm Hg.

Pat. W.K. ♂ 33 J.   RR 210/140 mm Hg.

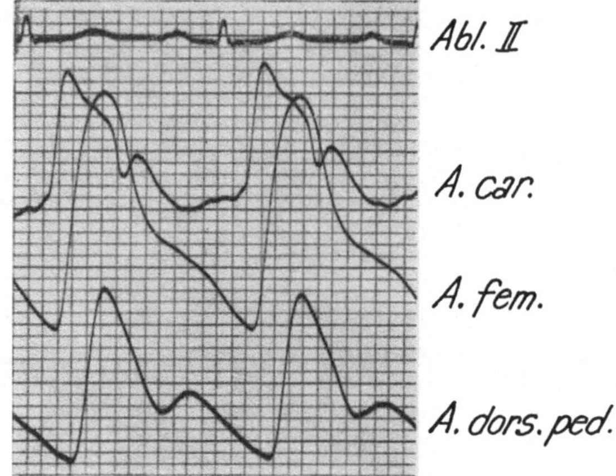

Pat. E.N. ♂ 70 J.   RR 210/125 mm Hg.

◄ Abb. 57. Normal erscheinende Femoral- und Fußpulse mit kräftiger Dikrotie bei arterieller Hypertonie, die sich kurzfristig entwickelte

Abb. 58. 70jähriger noch gut durchtrainierter früherer Allround-Sportler. Entwicklung einer Hypertonie seit ca. 1 Jahr. Praktisch normales Pulsbild mit kräftiger Dikrotie ohne Zeichen einer Gefäßwandschädigung

Die Form des peripheren Pulses ist von der Höhe des Blutdrucks unabhängig. Auch bei extremer Drucksteigerung finden sich sowohl völlig normal erscheinende als auch pathologische Pulsformen (Abb. 56 u. 57). Nur die Dauer der Grundschwingung ist entsprechend der gesteigerten Pulswellengeschwindigkeit verkürzt. Unabhängig vom Blutdruck kann der Zustand des peripheren Arteriensystems als um so besser angenommen werden, je kräftiger die Dikrotie ist. Deshalb finden sich periphere Pulse mit markanter dikroter Welle immer in Fällen mit leichter oder erst kurze Zeit bestehender Hypertonie (Abb. 57 und Abb. 58) und vorwiegend bei jüngeren Patienten ohne Arteriosklerose. Auch die sog. maligne Hypertonie (Abb. 57 oben) macht hiervon keine Ausnahme. Nach längerer Krankheitsdauer verschwindet die Dikrotie mehr und mehr und erlischt schließlich ganz (s. Abb. 55 und Abb. 56). Die Pulsbilder der Abb. 58 stammen von einem 70jährigen früheren Leistungssportler, der auch heute noch jugendlich und durchtrainiert wirkt. Erst im letzten Jahr hatte sich bei ihm eine zunehmende Hypertonie entwickelt. Die Pulskurven stellen besonders wegen des Fehlens des spätsystolischen Buckels im Carotispuls eine Ausnahme dar und zeigen, daß selbst in diesem Alter bei hohem Blutdruck noch ein elastisches Arteriensystem bestehen kann (s. auch Kap.: Trainingseffekte).

Kranke, bei denen die Dikrotie im peripheren Puls fehlt, sind außerordentlich empfindlich gegen brüske medikamentöse Blutdrucksenkungen. Ihr starres Gefäßsystem benötigt offenbar einen sogenannten „Erfordernishochdruck". Die medikamentöse Behandlung muß nach unseren Erfah-

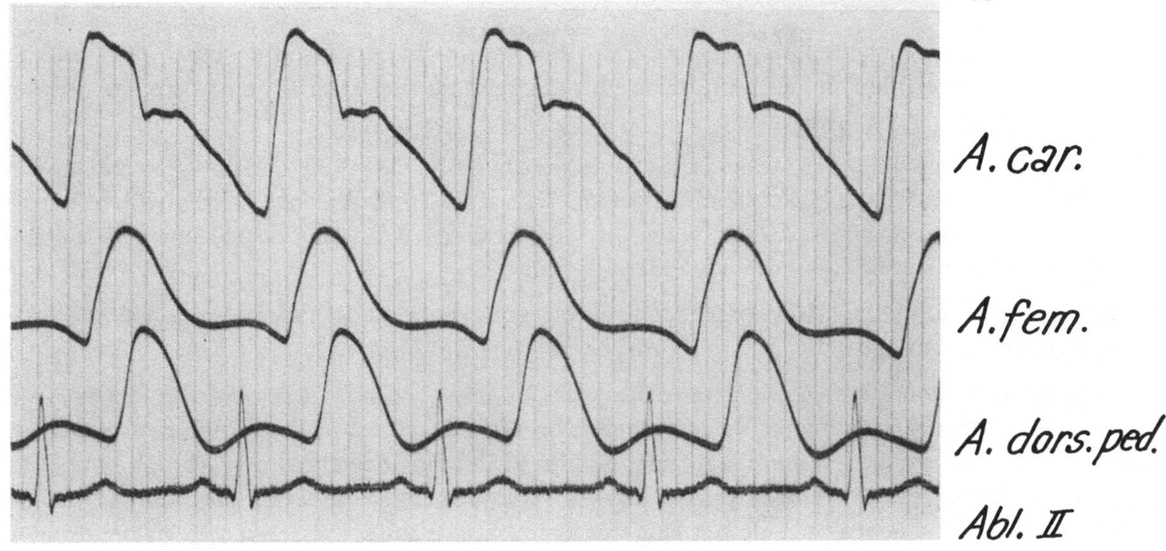



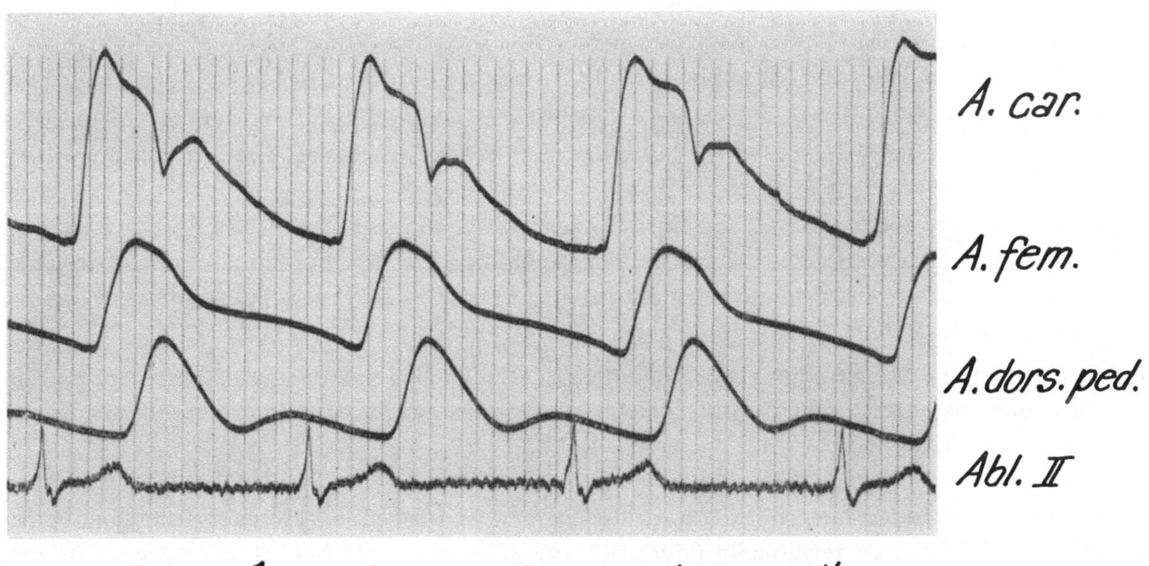



Abb. 59. Normale Pulsformen bei Jugendlichen mit hypertonen Regulationsstörungen

rungen vorsichtig dosiert und über längere Zeit durchgeführt werden, damit unerwünschte Nebenwirkungen in Gestalt von Schwindelzuständen, Kollapsneigung, allgemeinem Schwächegefühl und womöglich ernsthaften Durchblutungsstörungen vermieden werden. In diesen Fällen ist eine Kombination mit einer strengen Diät, Fastenkuren und physikalischer Therapie besonders wichtig. Kranke mit kräftiger Dikrotie im peripheren Puls dagegen vertragen eine intensivere medikamentöse Drucksenkung meist besser.

Die Pulswellengeschwindigkeit ist bei Hypertonie stets beschleunigt. Ihre Zunahme mit steigendem Blutdruck ist jedoch steiler als dies beim Gesunden der Fall ist (s. Kap.: V), ein Hinweis darauf, daß nicht nur die Herzinnervation (Austreibungszeit), sondern auch der Tonus der Gefäßwandmuskulatur bei diesen Kranken pathologisch verändert ist (Abb. 35).

Sind bereits degenerative Gefäßwandschäden aufgetreten, so nimmt die Pulswellengeschwindigkeit extrem zu. Ihre direkte Beziehung zum Blutdruck geht verloren (Abb. 35).

Jugendliche Patienten mit sog. hypertonen Regulationsstörungen weisen regelmäßig ein normales Pulsbild bei gering beschleunigter Pulswellengeschwindigkeit auf (Abb. 59). Auch der spätsystolische Buckel fehlt, wenn der Blutdruck 180/100 mm Hg nicht überschreitet. Pathologische Pulsformen sind immer darauf verdächtig, daß es sich nicht um eine Regulationsstörung mit labilem Blutdruck handelt, sondern um eine seit längerer Zeit schon manifeste essentielle oder nephrogene Hypertonie.

Eine Sonderform der Hypertonie wird als sog. Minutenvolumenhochdruck bezeichnet. Wenn dabei eine Tachycardie besteht, ist auch der diastolische Blutdruck erhöht, bei Bradycardie dagegen nur der systolische Blutdruck. Extreme Blutdrucksteigerungen finden sich nicht.

Die Pulse der tachycarden Form (Abb. 60 oben) erinnern an die Hyperthyreose (Pulsus celer et altus mit tiefliegender Klappenschlußincisur im Carotispuls, Druckanstiegsschwingungen im Femoralispuls sowie Dikrotuspfropfung). Ein spätsystolischer Buckel fehlt. Das aus Blutdruck und Pulskurven berechnete Herzminutenvolumen ist deutlich erhöht, stärker als nach dem Grundumsatz zu erwarten ist (siehe Kap.: Hyperthyreose).

Als einziges Symptom der bradycarden Form findet man fast immer Druckanstiegsschwingungen im Femoralispuls. Der spätsystolische Buckel fehlt auch hier. Das Herzminutenvolumen berechnet sich ebenfalls höher als dem Grundumsatz entspricht (Abb. 60). Die Pulswellengeschwindigkeit ist nicht beschleunigt.

Die symptomatische Hypertonie in der oberen Körperhälfte bei einer Aortenisthmusstenose läßt sich durch ihre charakteristische Pulsform leicht von den übrigen Hypertonieformen unterscheiden (s. Kap.: XI a, Isthmusstenose).


*Zusammenfassend* verändert der erhöhte Blutdruck nur den Carotispuls in typischer, wenn auch nicht in spezifischer Weise. Fast regelmäßig findet sich ein spätsystolischer Buckel, bei ungeschädigtem Arteriensystem auch eine hochliegende Klappenschlußincisur. Ist die Muskulatur des linken Ventrikels intakt, dann ist die Austreibungszeit relativ verkürzt; bei geschädigtem Herzmuskel ist sie dagegen relativ verlängert.

Die Form des Femoralispulses hängt vom Grad der peripheren Gefäßwandschädigung ab. Je kräftiger die Dikrotie, desto elastischer das Gefäßsystem, unabhängig von der Höhe des Blutdrucks. Fehlt die Dikrotie, dann besteht gewöhnlich bereits eine sog. regulatorische Starre, die bei der Therapie berücksichtigt werden muß. In günstig gelagerten Fällen, wo ein erst kurze Zeit be-

Abb. 60. Pulsbild bei Minutenvolumen-Hochdruck. Oben: Tachycarde Form. Pulsus celer et altus, tiefliegende Klappenschlußincisur, Druckanstiegsschwingungen, Dikrotuspfropfung. Unten Bradycarde Form. Druckanstiegsschwingungen im Femoralispuls

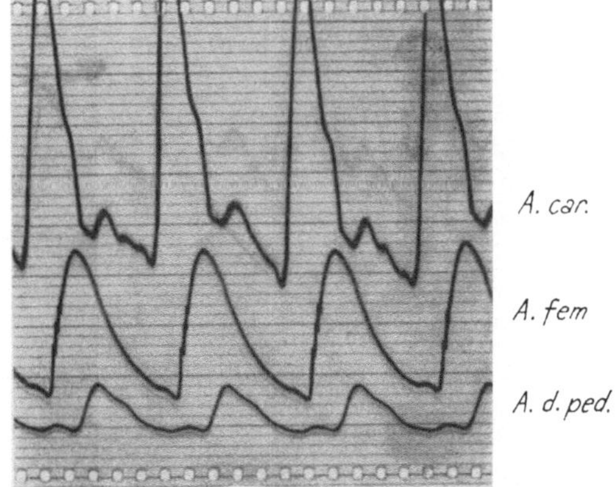


stehender Hochdruck noch keine endgültigen Wandveränderungen der Arterien bewirkte, kann sich die pathologische Pulsform nach erfolgreicher Therapie weitgehend normalisieren.

Die Pulswellengeschwindigkeit ist immer beschleunigt. Bei intaktem Arteriensystem findet sich eine grobe Beziehung zum diastolischen Blutdruck; in sklerotischen Arterien geht diese Beziehung verloren.

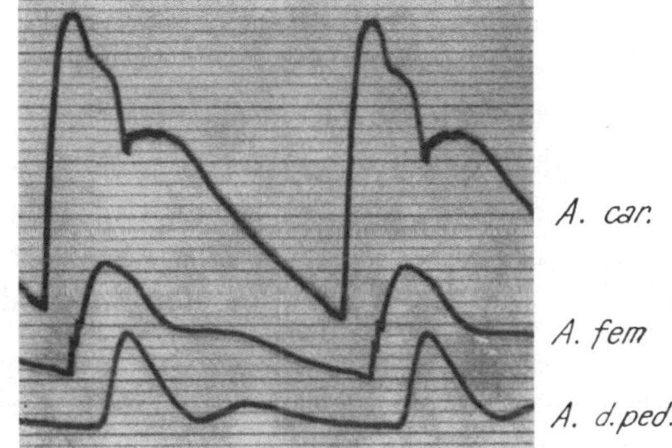


Unterschiede der Pulsform zwischen essentieller, nephrogener Hypertonie und der sog. malignen Hypertonie wurden bisher nicht festgestellt.

Sogenannte hypertone Regulationsstörungen weisen ein völlig normales Pulsbild auf.

Bei der Sonderform des sog. Minutenvolumenhochdrucks ähnelt die Pulsform derjenigen der Hyperthyreose. Typische Kennzeichen sind Druckanstiegsschwingungen und ein dem Grundumsatz nicht entsprechendes Herzminutenvolumen.

Den besonderen Wert der Pulsregistrierung bei der Hypertonie sehen wir darin, daß durch sie Aussagen über den Zustand der Arterien möglich sind.

# XI. Gefäßanomalien

## a) Aortenisthmusstenose (Erwachsenenform)

Bei fast allen Fällen von Aortenisthmusstenose ist der Puls in der Arteria femoralis, oft auch in den Fußarterien noch schwach palpabel und fast immer registrierbar. In ihrer Form zeigen sowohl der Carotis- als auch der Femoralis- und Fußpuls so charakteristische Veränderungen, daß sie als pathognomonisch für Stenosen im Bereich der Aorta angesehen werden dürfen (JUNGMANN und GADERMANN 1957).

In der Art. carotis ist die zweite Vorschwingung meist deutlich erkennbar. Der aufsteigende Schenkel beginnt zuerst steil und geht dann bogenförmig in einen spät liegenden systolischen Gipfel über (Pulsus tardus), manchmal überlagert von kleinen hahnenkammartigen Wellen, die durch die Vibrationen des systolischen Geräusches entstehen. Vom Gipfel fällt der Puls auffallend gradlinig zum Fußpunkt des folgenden Pulses ab (Abb. 61). Die Klappenschlußincisur bildet nur einen kleinen Einschnitt, der frühdiastolische Buckel (Dikrotie) fehlt.

Der Femoralispuls weist einen trägen aber gestreckten Anstieg und einen meist spitzen Gipfel auf, die Gipfelzeit ist deutlich verlängert und beträgt zwischen 200 und 300 msec, manchmal noch mehr. Vom Gipfel fällt der Puls oft wie mit dem Lineal gezogen (Abb. 61 und 62 oben) zum folgenden Fußpunkt ab, manchmal auch etwas nach oben konvex gebogen (Abb. 63). Eine Dikrotie fehlt vollständig, der Puls nimmt eine charakteristische Dreieckform an.

Im Fußpuls finden sich — wenn ein solcher überhaupt zu registrieren ist — gleiche Merkmale, allerdings meist weniger markant. Auch hier fehlt die Dikrotie.

Nicht völlig geklärt sind die Ursachen für diese Pulsdeformierung. Einerseits darf angenommen werden, daß durch den Umweg über Kollateralgefäße (Äste der Art. subclavia, Art. mammaria interna, Intercostalarterien usw.) die Pulswellen nicht gleichzeitig in der Peripherie eintreffen, so daß keine einheitliche Grundschwingung entstehen kann. Andererseits ließ sich die gleiche Pulsform im Tierversuch durch Einschnürung der Aorta descendens augenblicklich erzeugen, obwohl in diesem Fall keine Kollateralgefäße ausgebildet waren (Abb. 64). Demnach genügt allein eine umschriebene Veränderung der Elastizität und der Weite in diesem Bereich, um die Ausbildung eines normalen Pulsbildes mit kräftiger Grundschwingung völlig zu verhindern. KENNER (1959) gelang es, im Schlauchmodell ähnliche Pulsformen zu erzeugen.

Die Pulswellengeschwindigkeit im Rumpf ist deutlich verlangsamt. Auch hierfür lassen sich einmal der Umweg über die Kollateralen, andererseits die Stenose selbst (s. Kap.: VIII b) zur Deutung heranziehen.

Den Beweis dafür, daß die Isthmusstenose alleinige Ursache der Pulsformänderung ist, gibt die vollständige Normalisierung des Pulsbildes nach gelungener Operation mit End-zu-Endanastomose (GADERMANN, JUNGMANN, ZUKSCHWERDT 1959).

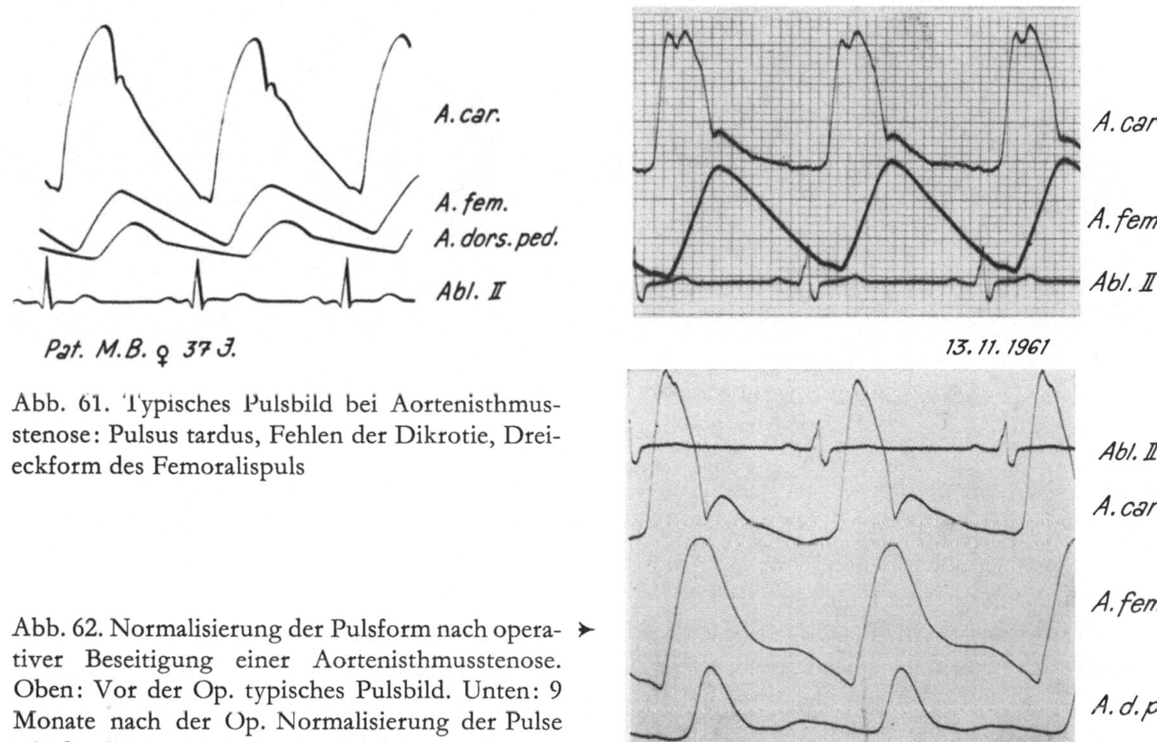


Abb. 61. Typisches Pulsbild bei Aortenisthmusstenose: Pulsus tardus, Fehlen der Dikrotie, Dreieckform des Femoralispuls

Abb. 62. Normalisierung der Pulsform nach operativer Beseitigung einer Aortenisthmusstenose. Oben: Vor der Op. typisches Pulsbild. Unten: 9 Monate nach der Op. Normalisierung der Pulse mit deutlicher Dikrotie (Operation: Doz. Dr. G. RODEWALD)

Eine solche Normalisierung der Pulsform mit Verschwinden des spätsystolischen Buckels und Entwicklung einer kräftigen Dikrotie (Abb. 62, 63 und 65), deren Frequenz im Idealfall zur Pulsfrequenz in einem ganzzahligen Verhältnis steht, dauert erstaunlich lange, obwohl ja praktisch vom Tage der Operation an „normale" anatomische Verhältnisse im Arteriensystem herrschen, die Pulse auch in den Beinen deutlich fühlbar und oscillographisch meßbar sind und die Pulswellengeschwindigkeit sich normalisiert. Abb. 65 zeigt hierfür ein Beispiel. Die Ausbildung der Grundschwingung geht etwa parallel der Zunahme der körperlichen Leistungsfähigkeit, die erfahrungsgemäß ebenfalls erst nach Monaten bis Jahren abgeschlossen ist. Offenbar muß sich das Arteriensystem erst auf die neuen hämodynamischen Verhältnisse einstellen, um optimale Reflexions- und Resonanzbedingungen zu entwickeln, die eine kräftige Grundschwingung zur Folge haben.

In einigen Fällen blieb in unserem Krankengut die Normalisierung des Pulsbildes aus, obwohl die Operation erfolgreich war, d. h. die Stenose eindeutig beseitigt wurde. Die Arterienpulse wurden bis in die Fußarterien hinein gut tastbar und die Pulswelle lief in normaler Geschwindigkeit durch

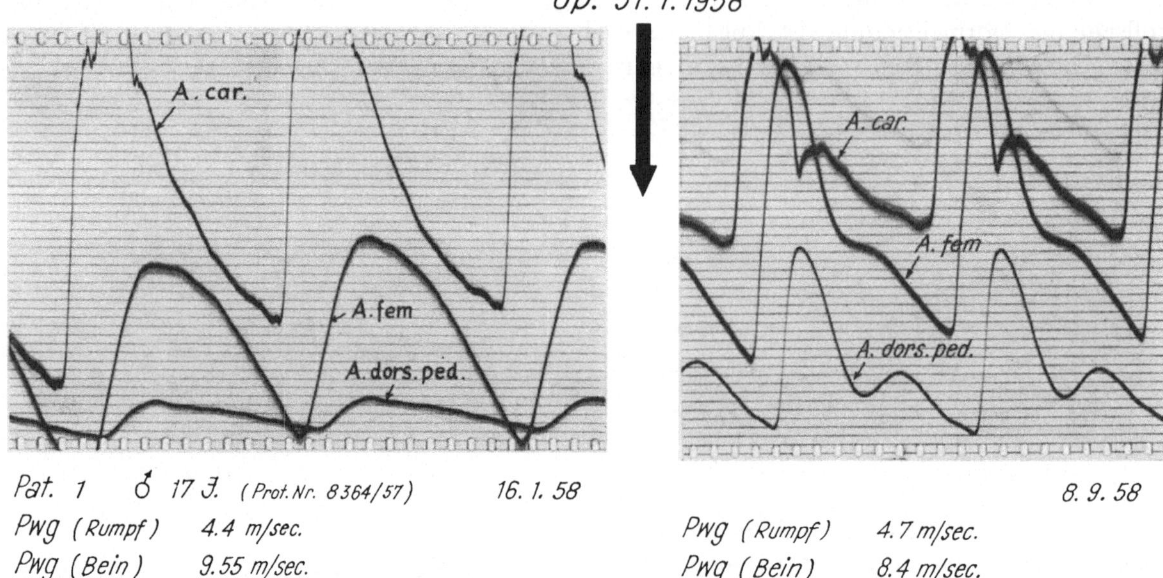



Abb. 63. Prä- und postoperatives Pulsbild bei Aortenisthmusstenose. Einzelheiten im Text. (Aus: GADERMANN, JUNGMANN und ZUKSCHWERDT 1959)

die Aorta. Nach unseren bisherigen Erfahrungen sind es oft Patienten, bei denen zur Verbindung der Aortensegmente eine Plastikprothese notwendig war. Fast immer aber bestehen dann, wenn die Pulsform sich nicht normalisiert (Fehlen der Dikrotie!), weiterhin funktionelle Kreislaufstörungen.

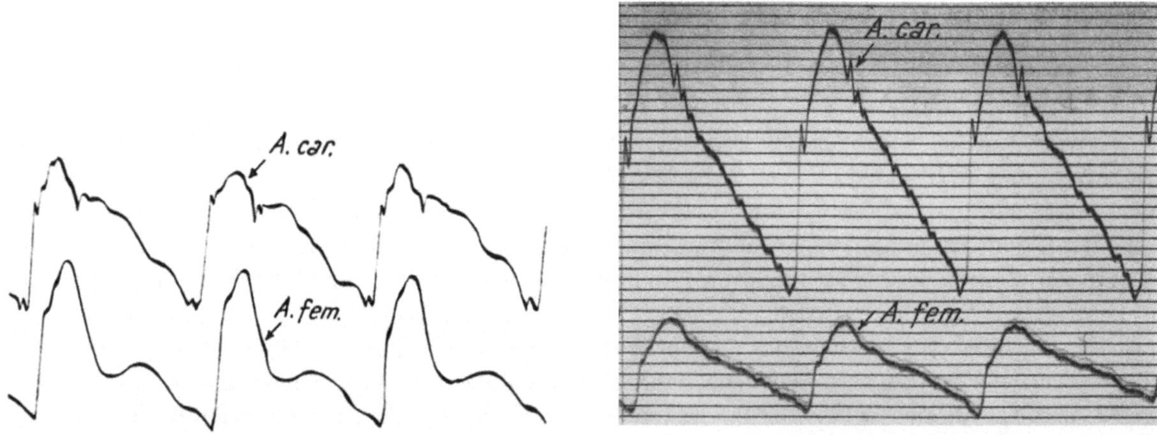



Abb. 64. Artifizielle Stenosierung der Aorta descendens im Tierversuch (Hund). Links: Vor der Stenosierung bei eröffnetem Thorax Überlagerung des normalen Pulsbildes durch Schwingungen der freiliegenden Gefäße. Rechts: Nach Drosselung der Aorta descendens dreieckförmiger Puls und völliges Verschwinden der Dikrotie

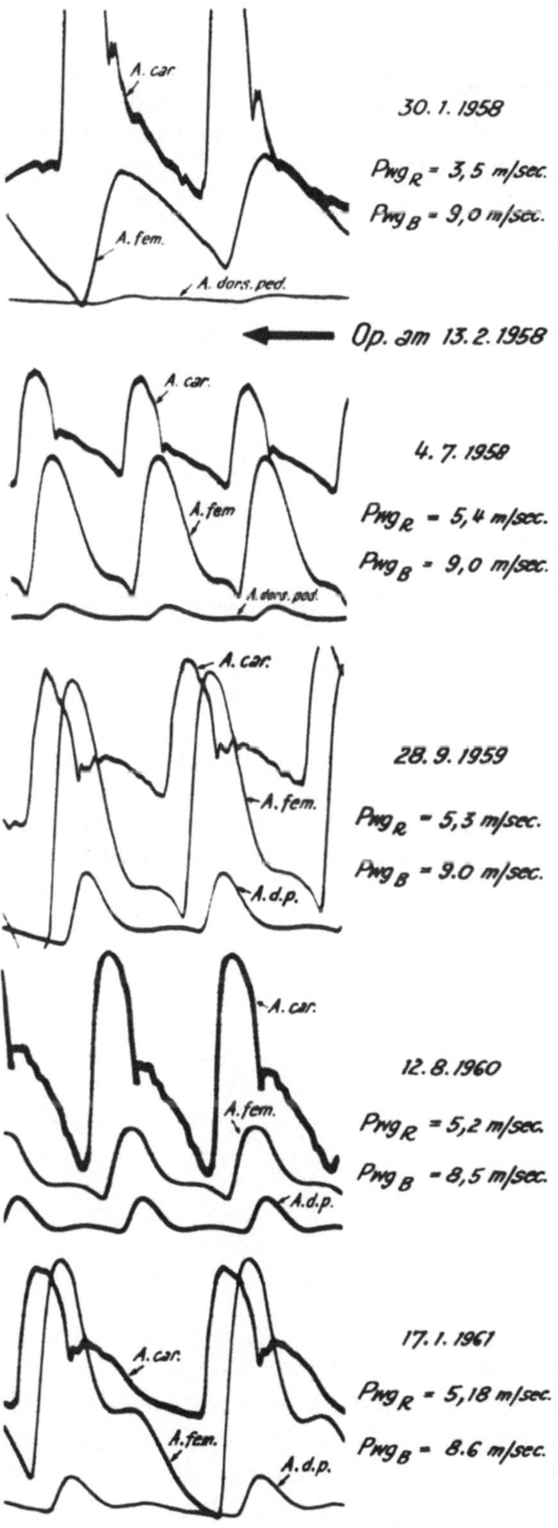



◄ Abb. 65 Verlaufsbeobachtung einer operierten Aortenisthmusstenose. Das typische Bild der Isthmusstenose (oben) ist 5 Monate nach der Op. bereits verschwunden. Die Dikrotie ist zu diesem Zeitpunkt noch schwach ausgeprägt, wird aber im Laufe der Jahre sehr kräftig. Etwa 3 Jahre nach der Op. bei voller körperlicher Leistungsfähigkeit (Fußballspieler) Pulsform wie bei gut trainierten Sportlern (Operation: Prof. Dr. L. ZUKSCHWERDT)

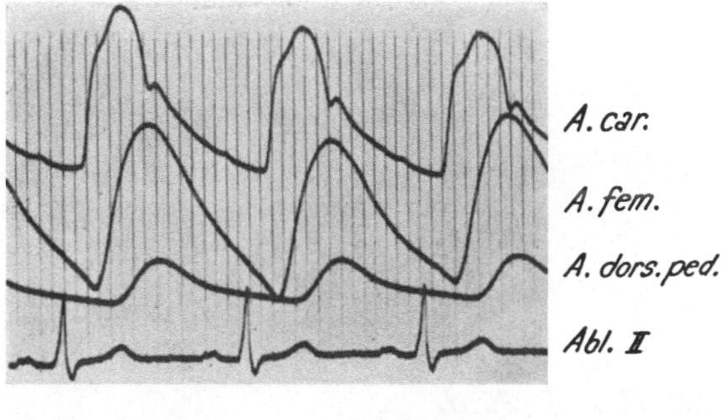



K. A. ♂ 33 J.          5 Jahre p. Op.

Abb. 66. Pulsbild einer operierten Aortenisthmusstenose 5 Jahre nach der Op. Zur Überbrückkung mußte eine 7 cm lange Aortenplastik eingesetzt werden (Ivalon). Noch heute subjektiv stärkere Kreislaufbeschwerden, keine Normalisierung der Pulsform

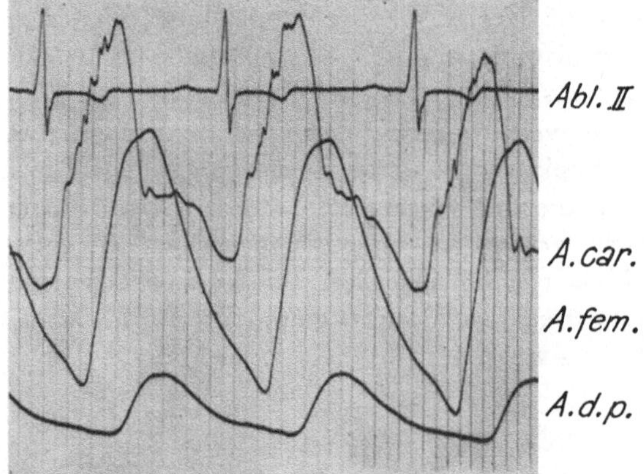



Abb. 67. Kombination von Aortenisthmusstenose mit Aortenklappenstenose. Die charakteristischen Symptome beider Fehler sind im Puls zu erkennen (Hahnenkamm im Carotispuls, Dreieckform des Femoralispulses, Fehlen der Dikrotie)

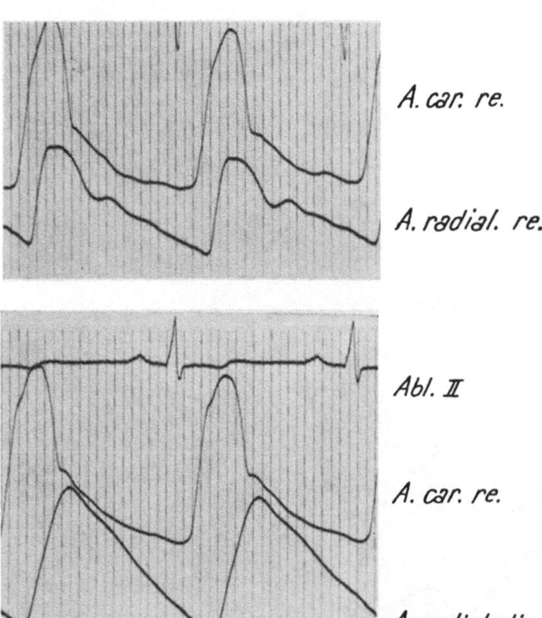



Abb. 68. Zustand nach operativer Beseitigung einer Aortenisthmusstenose vor 5 Jahren. Blutdruck im rechten Arm 145/85 mm Hg, im linken Arm 110/70 mm Hg. Radialispuls beiderseits gut tastbar. Die klinische Untersuchung ergab einen Stenoseeffekt am Abgang der linken A. subclavia aus der Aorta durch postoperative Verziehung des Aortenbogens. Typische Dreiecksform des linken Radialispulses (unten) als Ausdruck des Stenoseeffektes

Die abnorme Pulsform ist dann bei der klinischen Untersuchung oft der einzige objektivierbare Befund. Abb. 66 gibt hierfür ein Beispiel von einem kräftig gebauten Mann, bei dem im Alter von 28 Jahren die Aortenisthmusstenose operativ beseitigt wurde. Eine 7 cm lange Ivalonprothese war zur Überbrückung erforderlich. Der Blutdruck sank postoperativ im Oberarm nicht ganz auf altersentsprechende Werte, die Durchblutung der unteren Extremitäten erschien palpatorisch und oscillographisch gut und die Pulswellengeschwindigkeit im Rumpf war mit 7,8 msec nicht mehr verzögert. Subjektiv bestanden aber trotzdem jetzt, noch 5 Jahre nach der Operation, Kopfschmerzen, Schweregefühl und „Brennen" in den Füßen sowie eine verminderte Leistungsfähigkeit.

Oft bleibt die charakteristische Pulsform der Aortenisthmusstenose auch dann noch erkennbar, wenn der Puls durch weitere Vitien zusätzlich entstellt ist. Abb. 67 zeigt die Kombination einer Isthmusstenose mit einer Aortenklappenstenose bei einem 15jährigen Patienten. Während sonst der Puls der Aortenstenose bei jüngeren Kranken stets eine besonders kräftige Dikrotie aufweist (s. Kap.: XIIa), fehlt sie in diesem Fall vollständig. Der Femoralispuls hat die typische Dreieckform, der Carotispuls außerdem den für Aortenklappenstenose typischen Hahnenkamm auf dem trägen systolischen Anstieg. Die Pulswellengeschwindigkeit im Rumpf ist mit 3,4 msec erheblich verzögert.

Liegen derartige kombinierte Fehlbildungen vor, so kann die Pulsregistrierung einen wertvollen Beitrag zur Abklärung liefern.

*Zusammenfassend* findet sich bei Isthmusstenosen der Aorta (Erwachsenenform) folgende charakteristische Pulsform: Pulsus tardus in der Art. carotis; völliges Fehlen des frühdiastolischen Buckels (Dikrotie); in der Art. femoralis dreieckförmiger Puls mit verlängerter Gipfelzeit ohne Dikrotie; im Fußpuls ebenfalls keine Dikrotie. Die Pulswellengeschwindigkeit im Rumpf ist deutlich verlangsamt.

## b) Andere Arterienstenosen

Nicht nur bei der Aortenisthmusstenose werden dreieckförmige periphere Pulse beobachtet. Sie treten distal von allen Einengungen der Arterienstrombahn auf. Ein Beispiel dafür bietet eine operierte Aortenisthmusstenose, die selbst beseitigt wurde, aber zu einer postoperativen Verziehung des Arcus Aortae führte mit stark gewinkeltem und leicht eingeengtem Abgang der linken A. subclavia. Wegen des über der linken oberen Thoraxpartie hörbaren Stenosegeräusches war zunächst der Verdacht auf einen zusätzlichen Herzfehler ausgesprochen worden. Eine Blutdruckdifferenz zwischen beiden Armen (rechts: 145/85, links: 110/70 mm Hg) wies schon trotz beiderseits gut tastbarem Radialispuls auf eine Arterienstenosierung hin. Beweisend war schließlich die Formänderung des linken Radialispulses (Abb. 68); er wies die typische Dreieckform des Stenosepulses auf.

Ebenfalls zum Stenosepuls führt eine andere, relativ selten diagnostizierte Gefäßerkrankung, nämlich das 1908 von TAKAYASU zum ersten Mal beschriebene sog. Aortenbogensyndrom (pulseless disease). Meist auf Grund arteriitischer Prozesse kommt es zur Einengung der großen, aus dem Aortenbogen entspringenden Arterien. Im Fall der Abb. 69 sind beide Oberarmarterien betroffen, während gröbere zerebrale Durchblutungsstörungen weder nach dem klinischen Bild noch nach der Form des Carotispulses vorliegen dürften. Der arterielle Blutdruck betrug in beiden Armen 90/70 mm Hg, in den Beinen dagegen 230/110 mm Hg. Beiderseits hat der Radialispuls die charakteristische Dreieckform des Stenosepulses. Außerdem ist die Pulswellengeschwindigkeit mit 6,0 msec in den Armen verlangsamt.

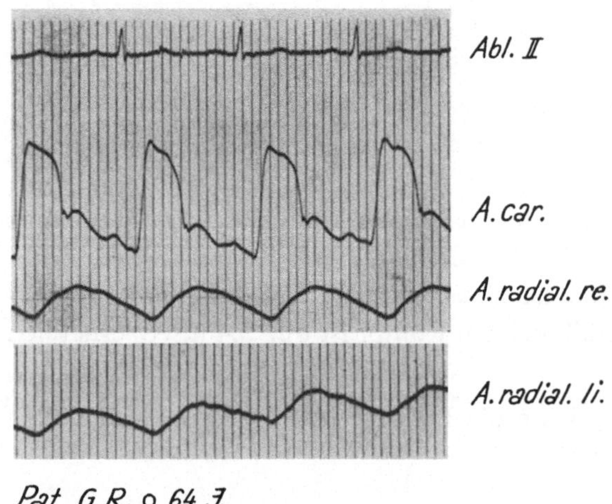



Abb. 69. Stenosepuls in beiden Radialarterien bei sog. Aortenbogensyndrom (pulseless disease). Blutdruck in beiden Armen 90/70 mm Hg, in den Beinen 230/110 mm Hg. Der Carotispuls gibt, wie auch das klinische Bild dieses Falles, keinen Hinweis auf gröbere zerebrale Durchblutungsstörungen

## c) Ductus arteriosus persistens (Botalli)

Durch eine postnatal offen bleibende Verbindung zwischen Aorta und Lungenarterie wird die Arterienpulsform relativ wenig verändert. Die zweite Vorschwingung im Carotispuls ist meist kurz und oft in den aufsteigenden Schenkel des Carotispulses einbezogen (Abb. 70 und 71 oben), da sich die Aortenklappen gegen den meist niedrigen diastolischen Aortendruck sehr früh zu Beginn der Systole öffnen (s. auch Kap.: III a). Oft finden sich im Carotispuls hahnenkammähnliche Vibrationen, verursacht von den fortgeleiteten systolisch-diastolischen Geräuschschwingungen. Charakteristischerweise sind sie nicht auf den systolischen Teil beschränkt, sondern dehnen sich auch noch auf den frühdiastolischen Buckel aus (Abb. 70).

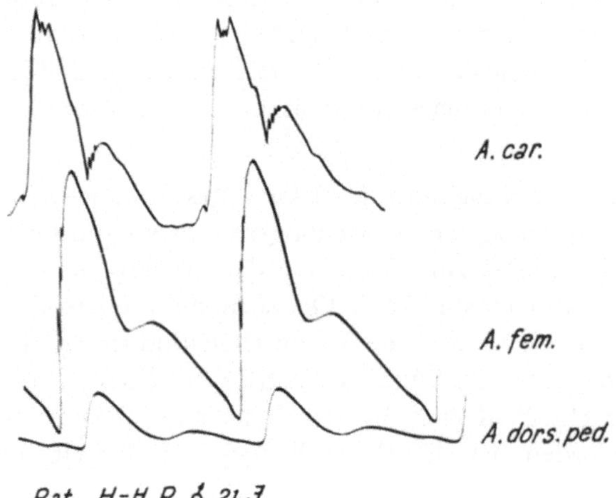



Abb. 70. Ductus arteriosus persistens. Kurze 2. Vorschwingung und hahnenkammähnliche Vibrationen, die bis in die Diastole reichen, im Carotispuls; Druckanstiegsschwingungen im Femoralispuls

Abb. 71. Pulsbild vor (oben) und nach (unten) dem operativen Verschluß eines offenen Ductus arteriosus (BOTALLI). Nach der Op. verschwinden der systolischen-diastolischen Vibration im Carotispuls sowie der Druckanstiegsschwingungen im Femoralispuls; die 2. Vorschwingung wird breiter, die Dikrotie etwas kräftiger

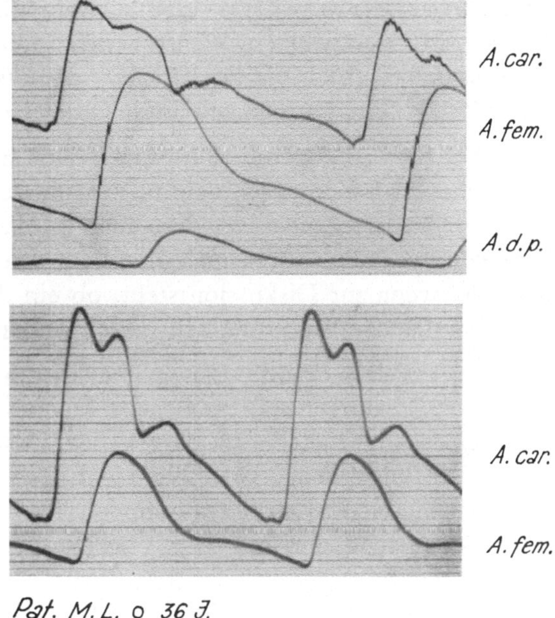


Der periphere Puls ist steil, die Gipfelzeit kurz. Dem aufsteigenden Schenkel überlagern sich oft Druckanstiegsschwingungen (DAS), die ähnlich wie bei der Aorteninsuffizienz dadurch entstehen, daß Auswurfvolumen des Herzens und Tonus der Arterien nicht aufeinander abgestimmt sind. Überhaupt ähnelt die Pulsform des offenen Ductus derjenigen der Aorteninsuffizienz, nur daß bei ersterem stets eine markante und scharfe Klappenschlußincisur im Carotispuls sichtbar ist. Außerdem findet sich beim offenen Ductus meist noch eine gut erkennbare Dikrotie; diese fehlt bei der Aorteninsuffizienz fast immer (s. Kap.: XII a). Die Pulswellengeschwindigkeit ist im Rumpf eher niedrig, niemals beschleunigt.

Nach operativem Verschluß des Ductus verschwinden diese Formmerkmale aus dem Puls (Abb. 71 unten). Außerdem nimmt die Pulswellengeschwindigkeit im Rumpf zu. Sie betrug bei der 36-jährigen Patientin der Abb. 71 vor der Operation 4,5 msec, nach der Operation 6,4 msec.

*Zusammenfassend* findet sich beim offenen Ductus arteriosus im Carotispuls eine kurze zweite Vorschwingung und meist ein Hahnenkamm, der über die Klappenschlußincisur hinaus bis in die frühe Diastole sichtbar ist; im Femoralis- und Fußpuls ein pulsus celer et altus mit kurzer Gipfelzeit, oft Druckanstiegsschwingungen im aufsteigenden Ast des Femoralispulses und eine flache Dikrotie. Die Pulswellengeschwindigkeit im Rumpf ist meist verlangsamt.

### d) Aneurysmen der großen Arterien

Auffallend gering sind die Veränderungen, die selbst große Aneurysmen an der Form des Arterienpulses verursachen. Es ist nach unseren (GADERMANN und JUNGMANN 1957) wie auch nach den

Erfahrungen von BLACKARD (1958) nicht möglich, aus der Pulsform auch nur den Verdacht auf ein Aneurysma zu entnehmen. Wahrscheinlich „überspielt" die Hämodynamik solche lokalen Gefäßerweiterungen. Auch als zusätzlicher „Windkessel" sind Aneurysmen bedeutungslos (WHITTLESEY 1952). Die Blutdruckamplitude in der Peripherie wird nicht meßbar verkleinert.

Nur über dem Aneurysma selbst lassen sich meist, aber nicht immer, Schwingungen des Gefäßgeräusches registrieren, die dem normalen, für die Arterie typischen Pulsbild überlagert und oft nicht nur im systolischen, sondern auch im diastolischen Pulsteil erkennbar sind (Abb. 75). Diese Unspezifität des Pulsbildes auch über dem Aneurysma selbst kann differentialdiagnostisch bedeutsam sein, wenn zur Diskussion steht, ob ein der Arterie anliegender Tumor pulsatorisch bewegt wird. Infolge der Massenträgheit verschwinden Feinheiten der Pulsform über einem Tumor.

Einige Beispiele sollen die Unspezifität der Pulse beim Aneurysma belegen. In Abb. 72 sind die Pulse eines 19jährigen sporttreibenden Mannes mit einem angiokardiographisch gesicherten Aneurysma eines Sinus valsalva wiedergegeben. Das Pulsbild ist unauffällig; es zeigt eine kräftige Dikrotie, die Pulswellengeschwindigkeit in Rumpf und Beinen entspricht dem Alter. Lediglich im systolischen Teil des Carotispulses finden sich die fortgeleiteten Vibrationen des im Aneurysma entstehenden Gefäßgeräusches.

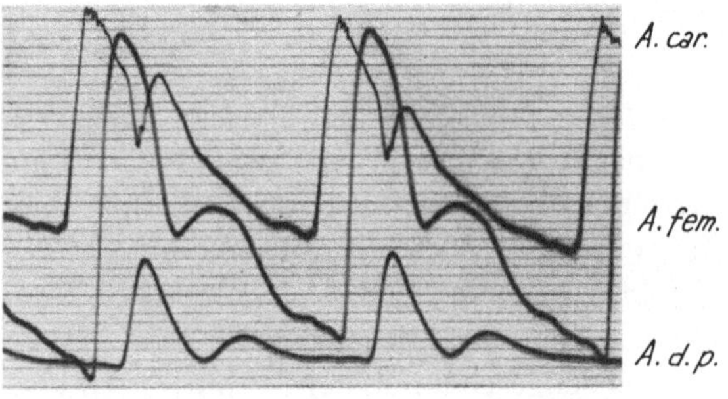


Abb. 72. Normale, für einen Sportler typische Pulsform bei einem 19jährigen, körperlich trainierten Pat. mit Aneurysma des rechten Sinus Valsalva. Außer geringen systolischen Vibrationen im Carotispuls finden sich keine pathologischen Veränderungen der Pulsform

Bei einem großen intrathorakalen luischen Aortenaneurysma eines 54jährigen Mannes (Abb. 73) sind Carotis-, Femoralis- und Fußpuls ebenfalls altersentsprechend. Die Pulswellengeschwindigkeit im Rumpf ist mit 6 msec nicht sicher verlangsamt. Über dem Aneurysma selbst ließ sich im 4. Intercostalraum rechts parasternal eine eindeutige Aortenpulsform registrieren und erlaubte damit die Unterscheidung von einem pulsatorisch bewegten Mediastinaltumor.

Ebensowenig tritt das ausgedehnte Aneurysma der Bauchaorta und der beiden Arteriae ilicae communes in der Pulsform eines 65jährigen Mannes (Abb. 74) in Erscheinung. Besonders eindrucksvoll sind die Befunde bei einem traumatischen Aneurysma eines 47jährigen Mannes, das am Abgang der linken Arteria ilica communis beginnt, seine größte Ausdehnung im Gebiet der Arteria ilica externa und Arteria femoralis erreicht und erst in Höhe des linken Kniegelenkes endet. Hier ist der Vergleich mit der Pulsform der gesunden rechten Seite möglich. Abb. 75 läßt erkennen, daß außer leichten Druckanstiegsschwingungen über dem Aneurysma selbst (A. femoralis) keine wesentlichen Unterschiede in der Pulsform zwischen links und rechts bestehen. Die Dikrotie erscheint

Abb. 73. Großes intrathorakales luisches Aortenaneurysma. Normale Pulsform in der Peripherie, typische Aortenpulsform über dem Aneurysma selbst (Registrierung im 4. Interkostalraum rechts parasternal)

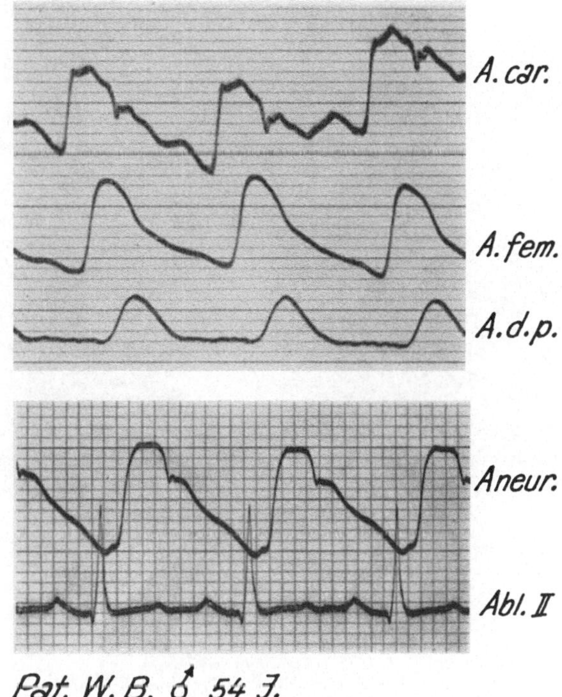



sogar auf der aneurysmatischen Seite im Femoralis-(Aneurysma-)Puls und im Fußpuls kräftiger als auf der gesunden. Die Pulswellengeschwindigkeit in Rumpf und Bein wies keine wesentlichen Unterschiede zwischen links und rechts auf; sie betrug zwischen Herz und Arteria femoralis auf der gesunden Seite 7,3 msec, auf der aneurysmatischen Seite 8,1 msec. Im Bein betrug sie auf der gesunden Seite 12,3 msec, auf der aneurysmatischen Seite 10,2 msec. Nur in einem einzigen Fall registrierten wir bei einem ausgedehnten traumatisch entstandenen Aneurysma, das von der Aortenbifurkation bis zur A. poplitea reichte, an der aneurysmatischen A. femoralis und an den Fußarterien einen Puls mit abgeflachter Dikrotie sowie eine verlangsamte Pulswellengeschwindigkeit im Vergleich zur gesunden Seite.

Theoretisch erscheint es allerdings möglich, daß Aneurysmen an bestimmten, für die Entwicklung der Eigenschwingung des peripheren Pulses bedeutsamen Stellen stärkere Deformierungen des Pulsbildes hervorrufen, doch fehlen hierüber noch Erfahrungen. In diesem Zusammenhang sei erwähnt, daß bei Aortenaneurysmen oft ein spätsystolischer Buckel im Carotispuls auch bei jugendlichen Patienten beobachtet wird (Abb. 76, S. 98), der aber in keiner Weise pathognomonisch ist, sondern auch bei Hypertonie, bei Arteriosklerose, gelegentlich auch bei Herzklappenfehlern auftritt.

*Zusammenfassend* lassen sich weder aus der Pulsform noch aus der Pulswellengeschwindigkeit sichere Hinweise auf ein Aneurysma im Verlauf der großen und mittleren Arterien entnehmen.

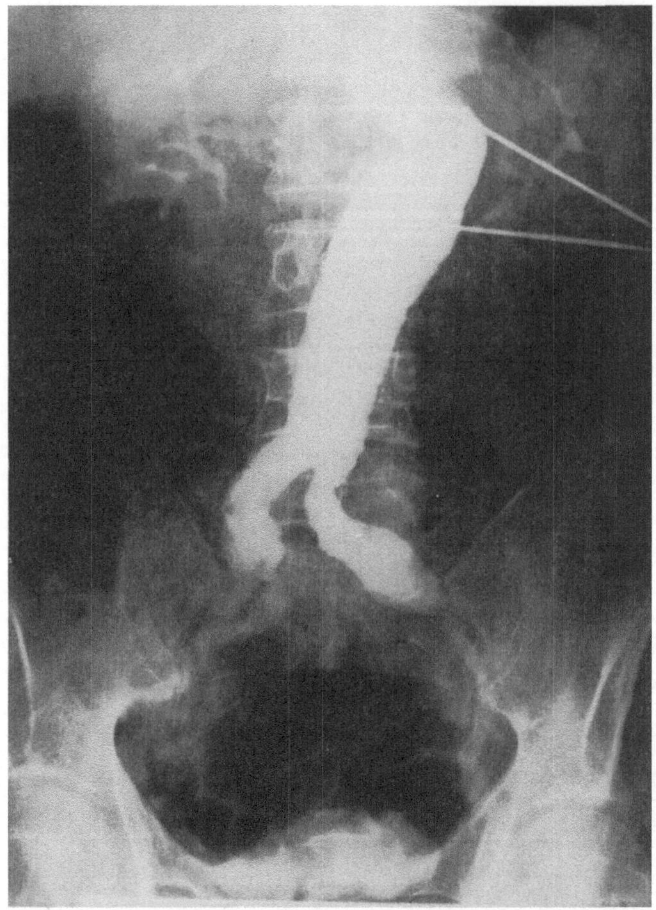

Abb. 74. Großes Aneurysma der Aorta abdominalis mit Ausdehnung bis in die Aa. ilicae. Altersentsprechende Pulsform

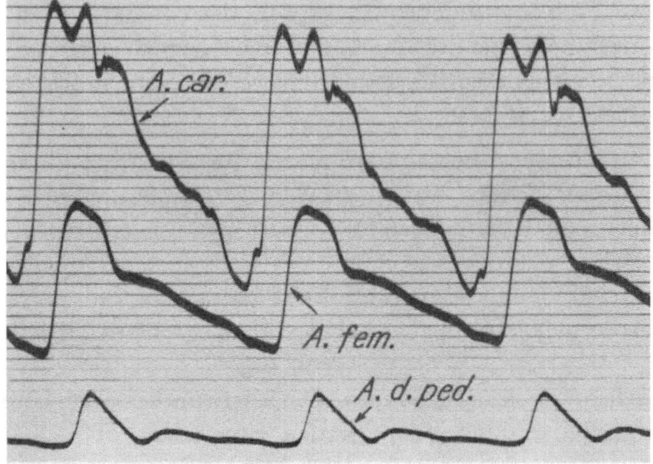


Abb. 75. 47jähriger Patient mit großem ➤ Aneurysma verum der linken A. ilica communis, A. ilica externa und A. femoralis, entstanden nach operativen Resektionen eines primären av-Aneurysmas. Normale Verhältnisse der rechten Becken- und Oberschenkelarterien. Oben: Aortographische Studie in zwei Füllungsphasen. Unten: Pulskurven der Femoral- und Fußarterien des gleichen Patienten. Angedeutete DAS über dem Aneurysma (A. fem. li.), kräftige Dikrotie besonders auf der aneurysmatischen Seite

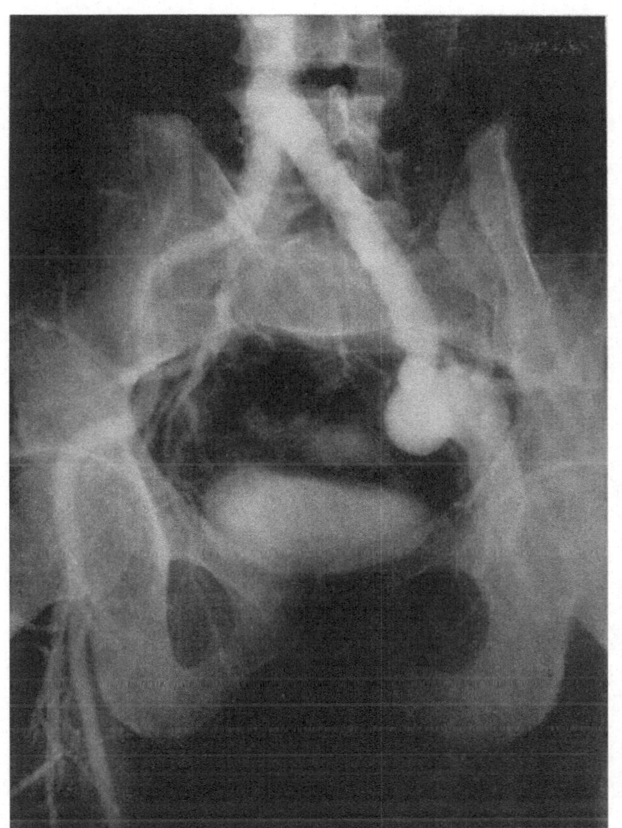

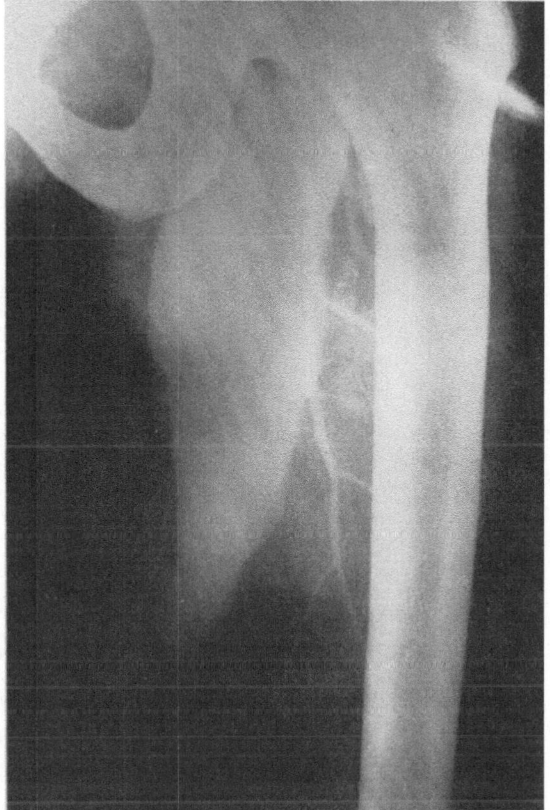

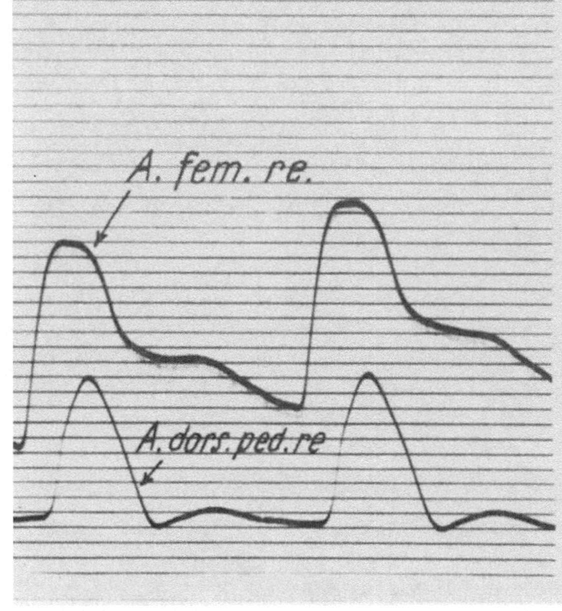


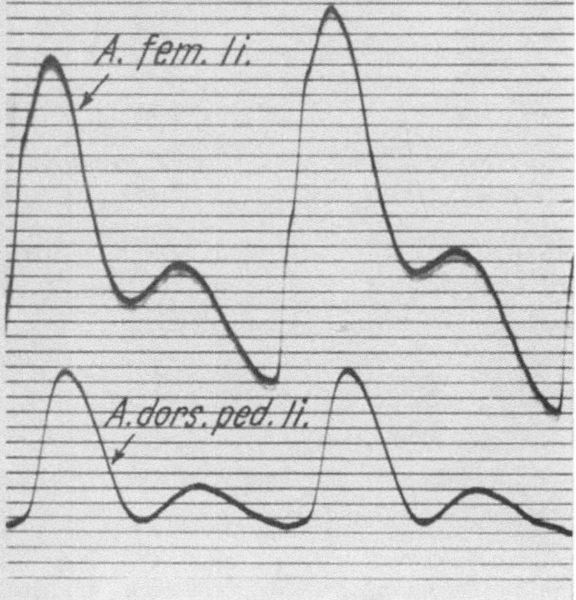


**7** Arterienpulsschreibung

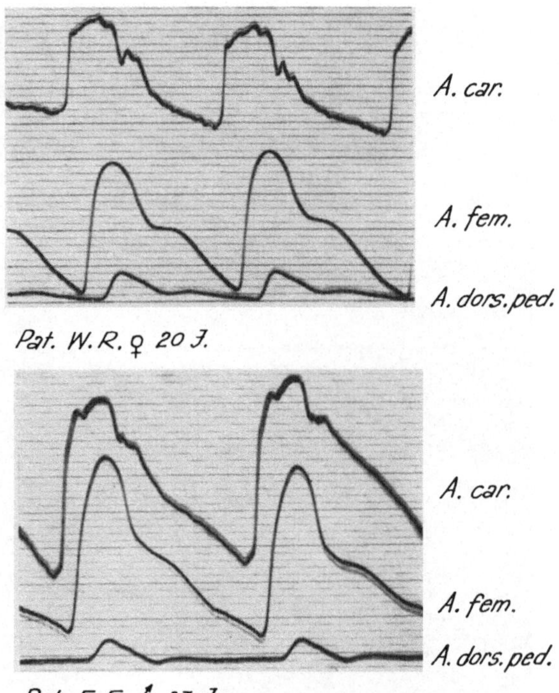



Abb. 76. Zwei Fälle von Aortenaneurysmen bei jungen Patienten. Spätsystolischer Buckel im Carotispuls als einzige Abweichung vom normalen Pulsbild

# XII. Herzfehler

Da die Form des peripheren Arterienpulses und seine Ausbreitungsgeschwindigkeit fast vollständig vom Zustand der Arterien selbst bestimmt werden, darf man vom Studium der Pulse keine diagnostischen Hinweise auf intrakardiale Veränderungen erwarten, solange noch ein ausreichendes Schlagvolumen in etwa normaler Systolendauer gefördert wird. Der Wert der Pulsschreibung bei Herzfehlern beruht vorwiegend auf der klinisch wichtigen Beurteilung der Arterien selbst, welche die eingeschränkte Herzleistung wenigstens zum Teil auszugleichen vermögen. Lediglich bei pathologischen Veränderungen an der linken Ausflußbahn des Herzens, vorwiegend also bei Aortenklappenfehlern, trägt das Studium der Form des herznahen Pulses wesentlich zur Diagnostik bei.

## a) Aortenvitien

Nach den ersten Untersuchungen von FEIL und KATZ (1926); WEZLER und BÖGER (1936) sowie von WIGGERS (1949) ist in den letzten Jahren eine Fülle von Veröffentlichungen über den Puls bei Aortenvitien erschienen, die übereinstimmend bestätigen, daß ein Aortenklappenfehler mit großer Sicherheit aus dem herznahen Puls diagnostiziert und der Schweregrad der Klappenveränderungen abgeschätzt werden kann (SMITH, HSU, EVANS und LEDERER 1940; DUCHOSAL, FERRERO, LEUPIN und URDANETA 1956; KARPMANN 1958; DAOUD, REPPERT und BUTTERWORTH 1959; HANCOCK und FLEMING 1960; GADERMANN und JUNGMANN 1960; ROBINSON 1963; WIGLE 1963).

### 1. Aortenklappenstenose

Die Stenosierung der Aortenklappe führt zu einer Behinderung des Blutauswurfs aus dem linken Ventrikel in den Systemkreislauf und bewirkt damit eine Druckbelastung des linken Ventrikels. Je nach dem Grad der Stenose ist das Blutangebot an die Peripherie reduziert.

Abb. 77 zeigt ein typisches Beispiel des Carotis- und Femoralispulses eines 40jährigen Mannes mit fast reiner Aortenklappenstenose. In der Halsschlagader ist der systolische Anstieg träge, der Gipfel wird erst spät in der Systole erreicht. Diesem Anstieg sind die groben Schwingungen eines fortgeleiteten systolischen Geräusches überlagert und bilden den sog. Hahnenkamm. Seine Ausprägung ist fast immer rechts deutlicher als links, da die Wegstrecke von der Aortenklappe zur Meßstelle an der linken Arteria Carotis länger ist als zur rechten, so daß die hochfrequenten Schwingungen des Geräusches dort bereits stärker gedämpft sind (vergl. re. und li. Carotispuls in Abb. 77). Im

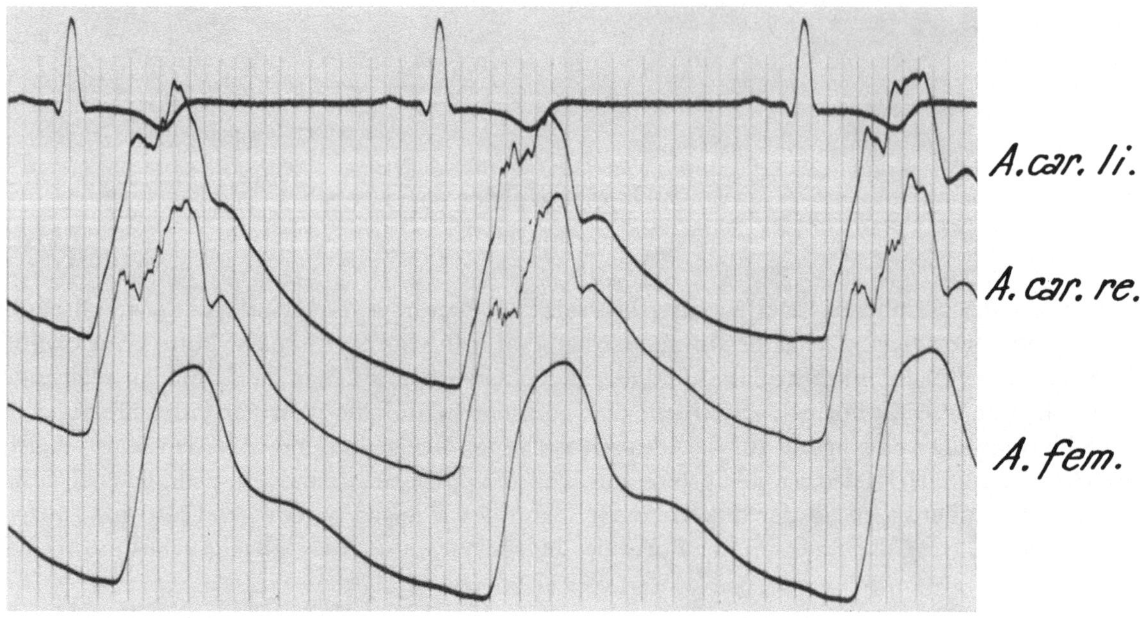


Abb. 77. Rechter und linker Carotis- sowie rechter Femoralispuls bei praktisch reiner Aortenklappenstenose. Träger systolischer Anstieg, im Carotispuls überlagert durch einen sog. „Hahnenkamm".
Deutliche Klappenschlußincisur im Carotispuls

Femoralispuls sind nach unseren Erfahrungen diese Vibrationen stets vollkommen ausgelöscht. Oft
findet sich aber noch, besonders bei älteren Patienten, in der Arteria femoralis ein angedeuteter pulsus tardus mit verlängerter Gipfelzeit. Diese beträgt im Fall der Abb. 77 260 msec gegenüber
180 msec im normalen Puls. WEZLER und BÖGER (1936) haben als erste auf diese charakteristische
Femoralispulsform bei Aortenstenose aufmerksam gemacht.

Die Klappenschlußincisur ist im Carotispuls deutlich erkennbar, wenn auch fast nie so scharf ausgeprägt wie bei Menschen mit gesunden Aortenklappen. Wegen des Stromhindernisses an der
Aortenklappe, das den Austritt des Blutes aus dem linken Ventrikel behindert, findet sich fast
immer eine im Verhältnis zur Pulsfrequenz verlängerte Austreibungszeit (ROBINSON 1963).

Jüngere Patienten mit gut kompensierten Aortenstenosen lassen am peripheren Puls mit großer
Regelmäßigkeit eine besonders starke Dikrotie erkennen (Abb. 78). Dieses Phänomen ist weitgehend unabhängig von der Enge der Aortenklappen; es ist vielmehr ein Symptom der ausgleichen-
den Regulationsfähigkeit des peripheren Arteriensystems (JUNGMANN und GADERMANN 1963). Da
der linke Ventrikel nur relativ langsam ein kleines Schlagvolumen in die Aorta hineindrücken kann,
sind an sich die Bedingungen für die Ausbildung der arteriellen Eigenschwingung bei diesen
Kranken besonders schlecht. Offensichtlich ist aber der Organismus gerade hier bestrebt, eine
kräftige Grundschwingung zu erzeugen. Die erste positive Schwingung überhöht den Hauptgipfel

des peripheren Pulses und vergrößert damit die ursprünglich kleine Blutdruckamplitude. Berechnungen des Anteils der Grundschwingung an der Blutdruckamplitude bei gut kompensierten Aortenstenosen (zusammen mit VOLLMER 1963) ergaben, daß bis zu 50% der Blutdruckamplitude von der arteriellen Eigenschwingung gebildet wird, so daß also die vom Herzen ausgehende flache Pulswelle bis fast auf das Doppelte durch Reflexion und Resonanz im Arteriensystem überhöht wird. Diese Intensivierung der pulsatorischen Druckwelle bedeutet keinerlei Mehrarbeit für den linken Ventrikel. Sie erfolgt ausschließlich durch optimale Ausnutzung der vorgegebenen Energie durch das Arteriensystem. Eine ähnlich markante Dikrotie findet sich sonst nur bei trainierten Leistungssportlern (s. Kap.: Trainingseffekte) sowie bei Krankheiten, die den Organismus zur äußersten Energieeinsparung zwingen. Sie ist ein verläßliches Symptom für ein elastisches Arteriensystem, das die Behinderung der Herzarbeit in erstaunlichem Maße auszugleichen vermag. Schon bei geringer Stenosierung des Klappenostiums findet sich diese markante Dikrotie. Abb. 79 zeigt das Beispiel eines 17jährigen Jünglings, bei dem der Hahnenkamm noch kaum erkennbar ist, der Carotispuls noch fast normale Form besitzt, im Femoralispuls aber bereits die sehr starke dikrote Welle ins Auge fällt.

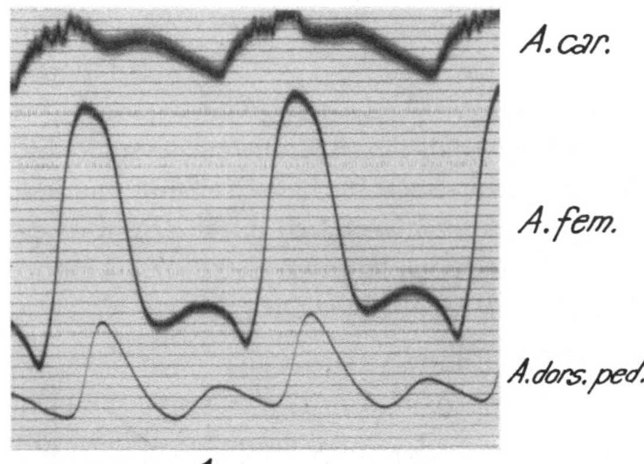


Abb. 78. Schwere (oben) und mittelgradige (unten) ➤ Aortenklappenstenose ohne Dekompensationszeichen. In beiden Fällen ungewöhnlich starke Dikrotie im Femoralis- und Fußpuls

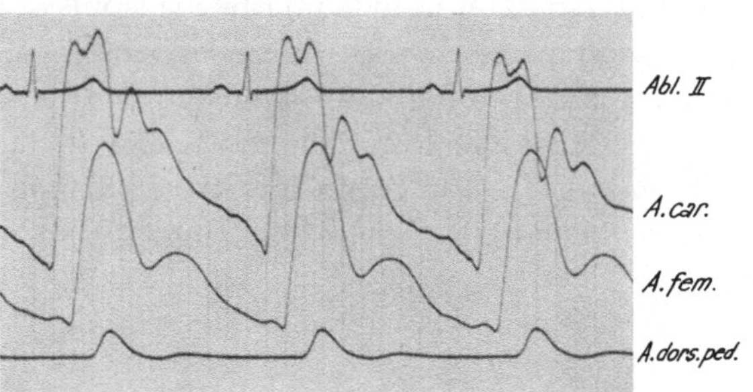


Abb. 79. Geringe Stenosierung der Aortenklappe. Im Carotispuls angedeuteter Hahnenkamm. Markante Dikrotie besonders im Femoralispuls

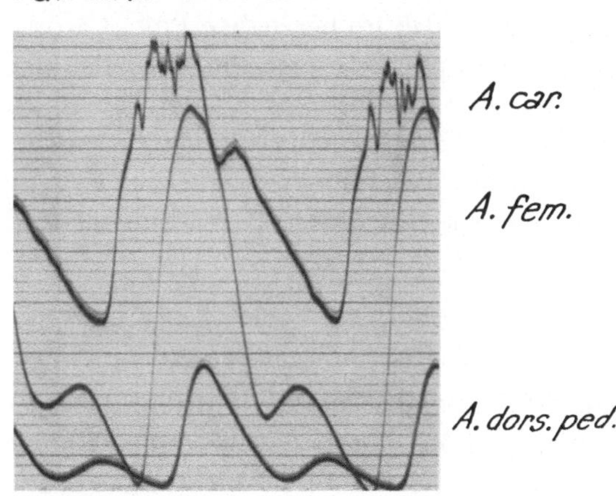

Mit zunehmender Dekompensation wird die Dikrotie flacher, wobei aus der klinischen Empirie nicht entschieden werden kann, ob der Dikrotieverlust Ursache oder Folge der Dekompensation ist. Er darf aber als Zeichen einer Dekompensationsneigung gewertet werden. Im Laufe des Lebens verliert das Arteriensystem durch zunehmende Alterssklerose die Fähigkeit zur Bildung einer kräftigen Grundschwingung (s. Kap.: VIII). Gleichzeitig nimmt die Dekompensationsneigung zu. Abb. 80 zeigt zwei Beispiele von solchen Patienten, deren Leistungsfähigkeit bereits erheblich eingeschränkt war. Beide Kranke klagten über starke stenocardische Beschwerden, so daß die Frage auftaucht, ob nicht die fehlende Dikrotie Teilursache einer Minderdurchblutung des hypertrophierten Herzmuskels sein könne (s. Kap.: III b). In Abb. 81 sind Übergangsformen dargestellt. Im Fußpuls ist in diesen Fällen die Dikrotie noch deutlich erhalten, im Femoralispuls dagegen sehr flach. Gleichzeitig tritt der träge systolische Anstieg auch im Femoralispuls deutlicher hervor. Die Klappenschlußincisur wird verwaschener (s. Abb. 81 unten) als Hinweis auf eine ebenfalls vorhandene Schlußunfähigkeit der deformierten Aortenklappen. Klinisch machte sich die Insuffizienz der Aortenklappe noch nicht deutlich bemerkbar.

Die Pulswellengeschwindigkeit bei der Aortenstenose ist unauffällig und entspricht dem Alter der Kranken. Der elastische Kreislaufwiderstand E' berechnet sich normal, eher leicht erhöht.

## *2. Subvalvuläre Aortenstenose*

Einen Sonderfall der Aortenstenose stellt die subvalvuläre, sogenannte Infundibulumstenose dar. Diese Stenose sitzt unterhalb der Semilunarklappen in der Ausflußbahn des linken Ventrikels, wobei die Verengung gewöhnlich durch ein fibröses Muskelgewebe hervorgerufen wird. Eine möglichst exakte Differentialdiagnose der Aortenstenose ist hinsichtlich der Operationsindikation bzw. des operativen Vorgehens wichtig.

Das Pulsbild unterscheidet sich nach bisherigen Erfahrungen in einigen Zügen vom Pulsbild der reinen Klappenstenose. Die Klappenschlußincisur ist regelmäßig scharf ausgebildet. Außerdem haben BRACHFELDT und GORLIN (1959); GOODWIN, HOLLMANN, CLELAND und TEARE (1960); ROBINSON (1963); WIGLE (1963) sowie LOOGEN, BOSTROEM und KREUZER (1963) darauf aufmerksam gemacht, daß im herznahen Puls (Carotis- oder Subclaviapuls) und auch im Brachialispuls der systolische Gipfel früh erreicht wird, also der für die hämodynamisch wirksame Klappenstenose typische träge Pulsanstieg fehlt. In Abb. 82 sind eine gesicherte Infundibulumstenose (oben) und eine sichere Klappenstenose (unten) einander gegenübergestellt. Die Infundibulumstenose bietet mit Ausnahme des Hahnenkamms ein fast normales Pulsbild mit frühem Gipfel im Carotispuls, obwohl bereits leichte Dekompensationszeichen bestanden.

## *3. Aorteninsuffizienz*

Eine Schlußunfähigkeit der Aortenklappe führt zur Regurgitation eines Teils des vom linken Ventrikel in die Aorta ausgeworfenen Blutes, die mit dem Ende der Systole einsetzt. Auf diese Weise erhält die Peripherie nicht das gesamte Schlagvolumen; der linke Ventrikel erfährt eine Volumenbelastung.

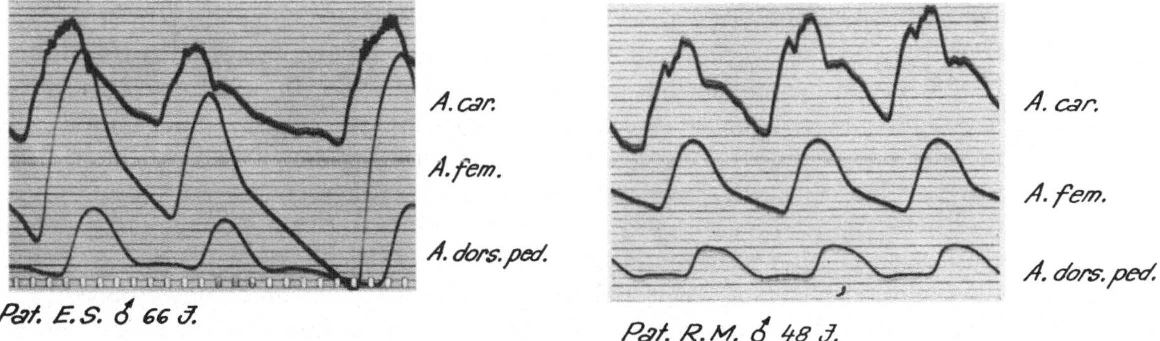



Abb. 80. Aortenstenosen mit Dekompensationszeichen und stenokardischen Beschwerden. Neben dem für Aortenstenosen typischen Hahnenkamm fällt der Verlust der Dikrotie auf (Einzelheiten siehe Text)

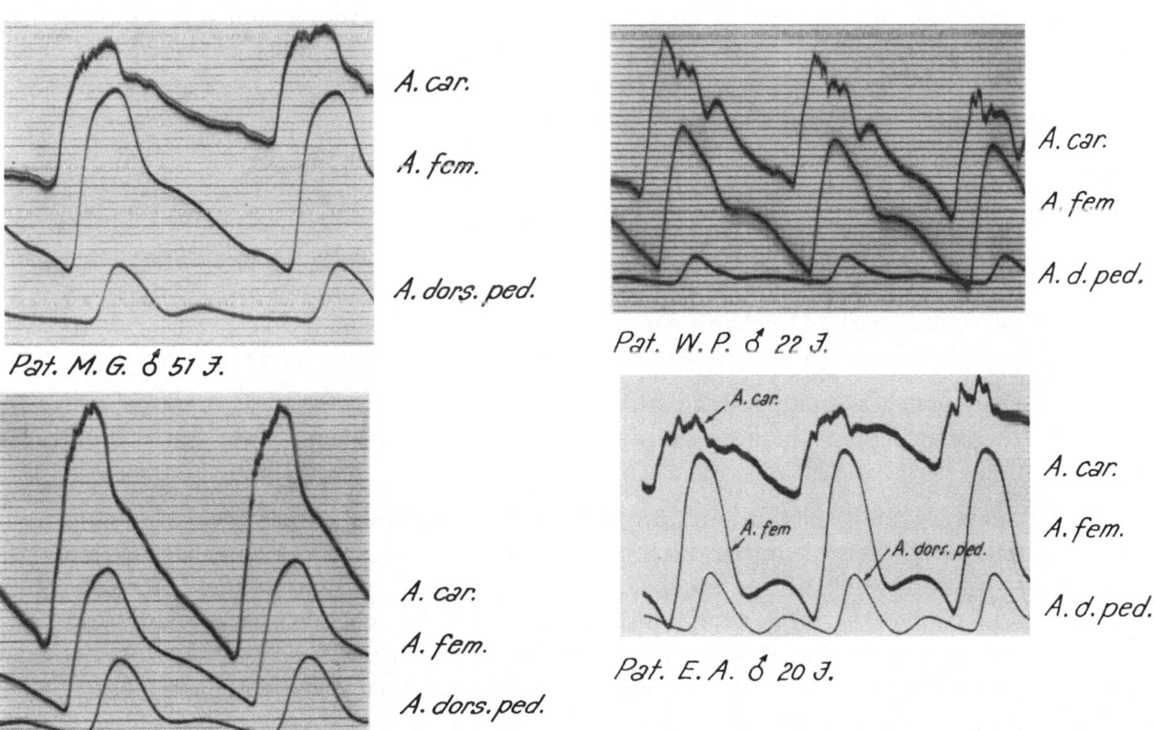



Abb. 81. Zwei Fälle von Aortenstenosen mit beginnender Dekompensation. Relativ flache Dikrotie. Im Fall E. Sch. weist die verwaschene Incisur auf eine beginnende Insuffizienz der Aortenklappen hin

Abb. 82. Gegenüberstellung des Pulsbildes einer subvalvulären (oben) und einer valvulären Aortenstenose (unten). Die subvalvuläre Stenose weist im Carotispuls einen frühen systolischen Gipfel auf, die valvuläre dagegen einen trägen Pulsanstieg mit spätem systolischen Gipfel. In beiden Fällen besteht ein Hahnenkamm

Schließen sich die Aortenklappen während der Diastole nicht, dann fehlt die zweite Vorschwingung im Carotispuls. Der systolische Anstieg beginnt bogenförmig, der Fußpunkt ist nicht genau festzulegen (s. Abb. 28). Herznaher und auch peripherer Puls sind durch einen steilen systolischen Anstieg mit frühem Gipfel und fast ebenso steilem diastolischen Abfall gekennzeichnet (pulsus celer et altus). Fast immer sind dem systolischen Gipfel des Carotispulses die Vibrationen eines systolischen Geräusches als Hahnenkamm überlagert, das an den vernarbten und rauhen Klappenresten in der Systole entsteht und in die Art. Carotis fortgeleitet wird (Abb. 83). Nur bei leichter, fast reiner Insuffizienz erscheint ein glatter systolischer Carotispulsgipfel mit frühem Druckmaximum (Abb. 84). Häufig bildet sich ein sog. Wasserhammereffekt aus (Abb. 84 unten und Abb. 87). Die Klappenschlußincisur ist mehr oder weniger verwischt und mitunter kaum zu erkennen (Abb. 83 unten; Abb. 85 rechts).

Im Femoralis- und Fußpuls ist der aufsteigende Schenkel steil, der Gipfel wird früh erreicht, die Gipfelzeit ist kurz. Werte von 60 bis 80 msec sind keine Seltenheit.

Häufig finden sich Druckanstiegsschwingungen (DAS) als Zeichen eines Mißverhältnisses zwischen Herzarbeit und Tonus der Arterien (Abb. 83 oben, Abb. 84 oben, Abb. 85 links). Sie werden vorwiegend bei jüngeren Personen beobachtet (s. auch Kap.: IV b). Der linke Ventrikel fördert ein sehr großes Schlagvolumen und erzeugt dabei einen hohen systolischen Druckanstieg. Ein Teil des Schlagvolumens fließt in der Diastole in den linken Ventrikel zurück. Der Arterientonus ist auf den in die Peripherie abströmenden Rest bei relativ niedrigem Blutdruck eingestellt und entsprechend herabgesetzt. Beim Durchlaufen der steilen Druckwelle, die durch das große Schlagvolumen erzeugt wird, gerät die Gefäßwand in Schwingungen, die oft als Gefäßton hörbar sind und vom Kranken als unangenehm spürbares „Klopfen" empfunden werden. Der Patient, dessen Arterienpuls in Abb. 85 links dargestellt ist, wies bei fast reiner Aorteninsuffizienz und kräftiger Herzaktion besonders starke Druckanstiegsschwingungen (DAS) auf. Bei ihm war über der Art. femoralis, leiser auch über den Fußarterien ein peitschenartig knallender Gefäßton zu hören.

Sowohl im zentralen als auch im peripheren Puls ist die Dikrotie immer schwach ausgebildet. Die arterielle Grundschwingung überhöht bei diesen Kranken die ohnehin schon große Blutdruckamplitude in der Peripherie nur unwesentlich.

Die Pulswellengeschwindigkeit wird im Rumpf mit großer Regelmäßigkeit verlangsamt gemessen. Dies ist einmal durch den niedrigen diastolischen Druck bedingt, außerdem dadurch, daß der Druckanstieg im Carotispuls bereits zu einem Zeitpunkt beginnt, in dem gesunde Aortenklappen noch geschlossen sind, d. h. in der sog. Anspannungszeit. Wahrscheinlich ist die langsame Pulswellengeschwindigkeit aber auch ein Symptom eines besonders dehnbaren Windkessels, der dazu dient, einen möglichst großen Teil des Schlagvolumens aufzufangen und die Regurgitation zu vermindern. Auch der E' berechnet sich, wenn die flache Grundschwingung ausmeßbar ist, als erniedrigt.

### 4. Kombinierte Aortenvitien

Je nach hämodynamischem Überwiegen der Stenose oder der Insuffizienz findet man im Pulsbild die Zeichen beider Erkrankungen stärker oder schwächer ausgeprägt. Fast immer bewirkt die beteiligte Stenose eine Umformung des Carotispulsgipfels im Sinne der Aortenstenose: träger An-

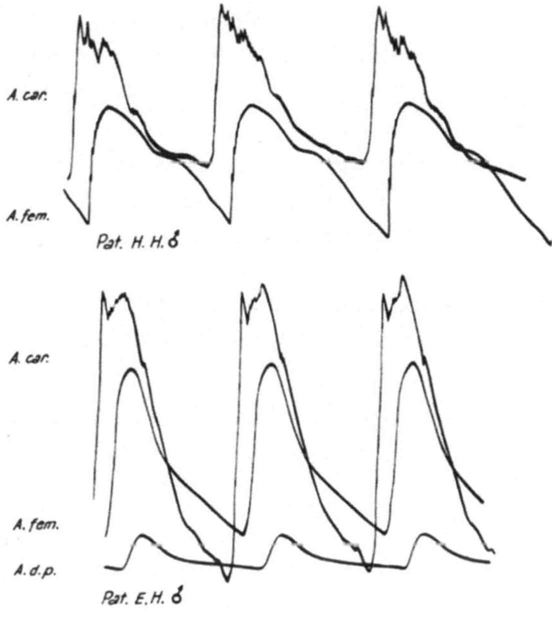

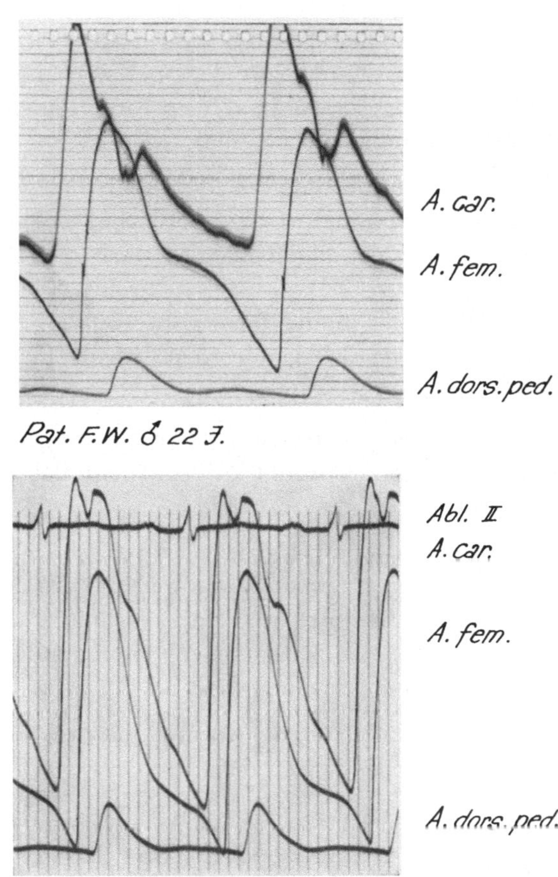

Abb. 83. Oben: Kombiniertes Aortenvitium mit überwiegender Insuffizienz (Alter 33 J., Blutdruck 145/40 mm Hg, Pwg im Rumpf 4,3 msec.) Unten: Praktisch reine luische Aorteninsuffizienz. Hahnenkamm, pulsus celer et altus, verwaschene Klappenschlußincisur im Carotispuls (Alter 52 J., Blutdruck: 175/50 mm Hg, Pwg im Rumpf 5,0 msec.). Vornehmlich bei jüngeren Patienten (oben) Druckanstiegsschwingungen im Femoralispuls

Abb. 84. Zwei Fälle von leichter Aorteninsuffizienz mit glattem systolischem Gipfel im Carotispuls, deutlicher Klappenschlußincisur und DAS im Femoralispuls des jüngeren Patienten

stieg mit spätsystolischem Gipfel (Abb. 86). Steht die Insuffizienz hämodynamisch im Vordergrund, so bestehen zusätzlich deren typische Zeichen: verwaschene Klappenschlußincisur im Carotispuls, steiler systolischer Anstieg und kurze Gipfelzeit im Femoralis- und Fußpuls, oft Druckanstiegsschwingungen sowie auch bei jüngeren Patienten eine flache Dikrotie (Abb. 86 links). Steht die Stenose hämodynamisch im Vordergrund, so ist die Klappenschlußincisur noch deutlich, der Gipfel des Femoralispulses normal, eher etwas nach hinten abgeflacht, und bei gut kompensierten Vitien tritt die Dikrotie deutlich hervor (Abb. 86 rechts).

**Mit zunehmendem Alter** mischen sich mit den Symptomen des Aortenvitiums die Zeichen der **regressiven Gefäßwandveränderungen.** Druckanstiegsschwingungen werden trotz großer Blutdruckamplitude seltener, dafür kommt bei Aortenvitien mit vorwiegender Insuffizienz häufiger ein sog. Wasserhammereffekt im Carotispuls zustande (Abb. 87). Die Dikrotie verschwindet auch bei überwiegender Stenose aus dem peripheren Puls (vgl. Abb. 87 und Abb. 88). Gleichzeitig wird die Pulswellengeschwindigkeit im Rumpf auch bei der Aorteninsuffizienz trotz niedrigen diastolischen Blutdrucks beschleunigt.

Aortenklappensklerosen bei alten Menschen zeigen je nach den hämodynamischen Auswirkungen der Klappenveränderungen die gleichen Bilder. Stets ist aber die Pulswellengeschwindigkeit im Rumpf infolge der allgemeinen regressiven Gefäßwandveränderungen relativ hoch.

*Zusammenfassend* gibt die Pulsregistrierung Hinweise auf die hämodynamischen Auswirkungen eines Aortenvitiums; außerdem werden Anhaltspunkte für den Zustand und die Regulationsfähigkeit des Arteriensystems selbst gewonnen.

Für Aortenklappenstenose ist typisch: träger systolischer Anstieg mit Hahnenkamm, deutliche Klappenschlußincisur im Carotispuls und bei guter Kompensation kräftige Dikrotie im Femoralis- und Fußpuls.

Für Aortenklappeninsuffizienz ist typisch: Fehlen der zweiten Vorschwingung im Carotispuls, bogenförmiger Ansatz des systolischen Anstiegs, pulsus celer et altus, verwaschene oder fehlende Klappenschlußincisur; im Femoralis- und Fußpuls besonders bei Jugendlichen auch eine flache Dikrotie sowie Druckanstiegsschwingungen (DAS) und eine verkürzte Gipfelzeit. Die Pulswellengeschwindigkeit ist verlangsamt.

Die subvalvuläre Stenose (Infundibulumstenose) unterscheidet sich von der valvulären Aortenstenose durch das Fehlen des trägen systolischen Anstiegs im Carotispuls.

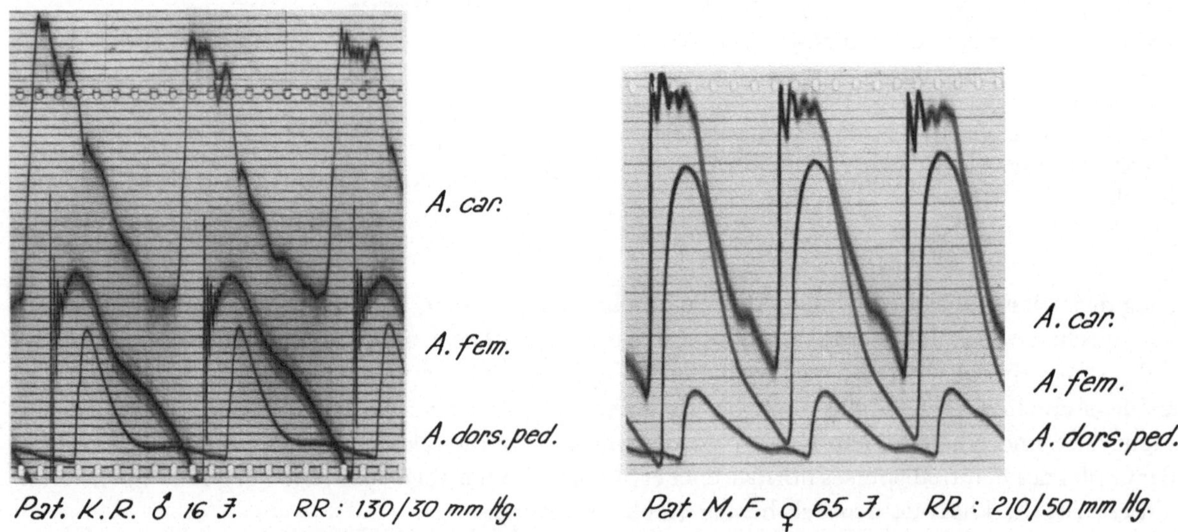


Abb. 85. Aorteninsuffizienz eines jugendlichen (links) und eines alten Patienten (rechts). Starke DAS im Femoralis- und auch im Fußpuls des jüngeren Patienten bei einem Blutdruck von 130/30 mm Hg, nicht dagegen bei dem älteren Patienten, trotz größerer Blutdruckamplitude (210/50 mm Hg)

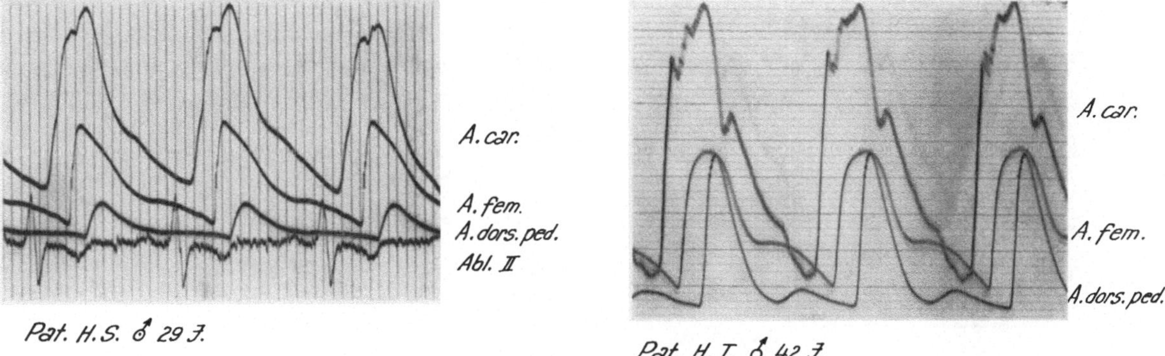


Abb. 86. Kombinierte Aortenvitien: Träger systolischer Anstieg mit Hahnenkamm im Carotispuls als Stenoseeffekt, pulsus celer und DAS im Femoralis- und Fußpuls als Ausdruck der Insuffizienz

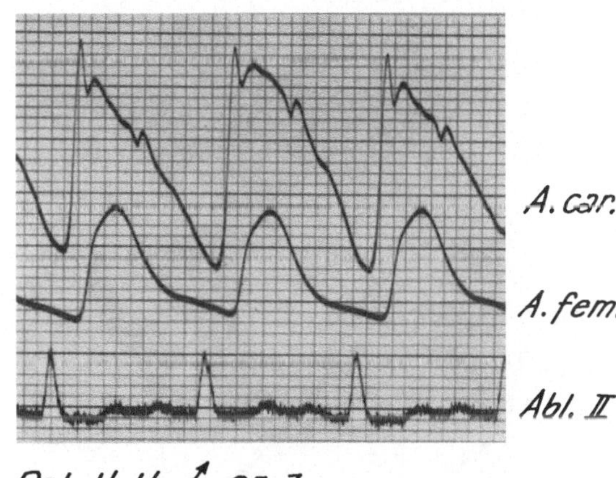


Abb. 87. Kombiniertes Aortenvitium bei Arteriosklerose und Hypertonie. Blutdruck: 225/90 mm Hg. Deutlicher Wasserhammereffekt im Carotispuls

## b) Mitralvitien

Bei den häufigsten erworbenen Herzklappenfehlern, den Mitralvitien, unterscheiden sich Stenose und Insuffizienz bzw. ihre Kombination zwar im Hinblick auf die intrakardiale Hämodynamik, ihre Auswirkungen auf den Systemkreislauf sind aber nur graduell, nicht prinzipiell verschieden. Während die Mitralstenose infolge geringer linksseitiger Ventrikelfüllung die Förderleistung in die Aorta einschränkt, werden bei Mitralinsuffizienz gewöhnlich noch ausreichende Minutenvolumina gefunden, solange der linke Ventrikel und linke Vorhof suffizient sind.

In der Pulsform spiegeln sich die Veränderungen an den Mitralklappen nicht. Deshalb trägt das Studium der Pulse nichts zur Diagnostik der Mitralklappenfehler selbst bei. Diese Untersuchungsmethode hat sich uns jedoch zur Beurteilung der hämodynamischen Auswirkungen dieser Vitien sowie des Zustandes des Arteriensystems bewährt.

In Abb. 89 sind zwei Beispiele gut kompensierter Mitralfehler dargestellt, und zwar eine Mitralstenose (oben) und eine Mitralinsuffizienz (unten). Häufig wird im Carotispuls ein spätsystolischer

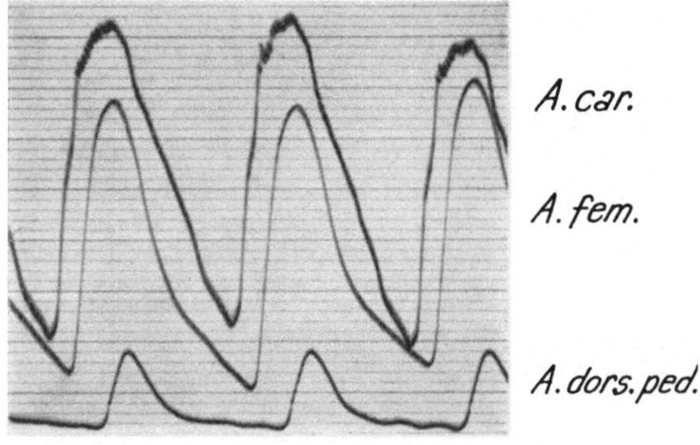



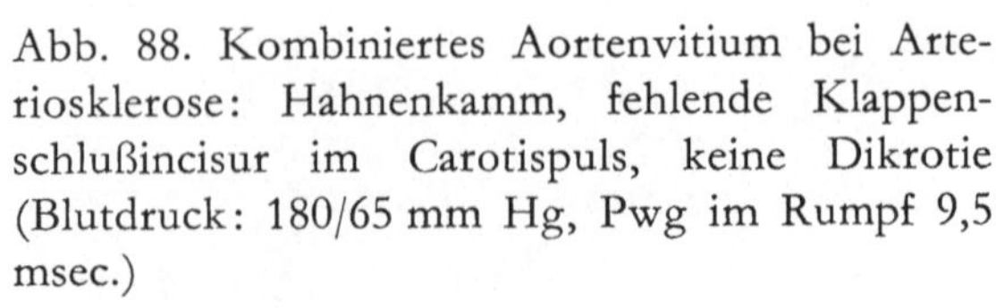

Abb. 88. Kombiniertes Aortenvitium bei Arteriosklerose: Hahnenkamm, fehlende Klappenschlußincisur im Carotispuls, keine Dikrotie (Blutdruck: 180/65 mm Hg, Pwg im Rumpf 9,5 msec.)

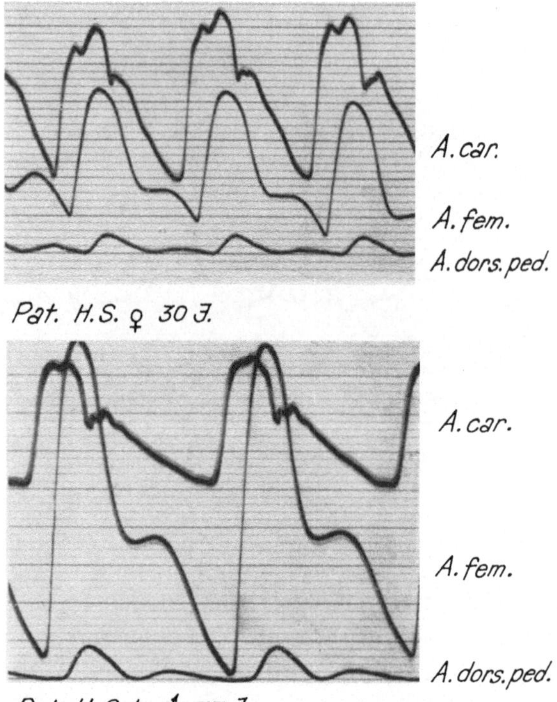



Abb. 89. Oben: Kompensierte Mitralstenose. Unten: Kompensierte Mitralinsuffizienz. Keine spezifischen Änderungen der Pulsform. Lediglich ein spätsystolischer Buckel wird häufig beobachtet. Die kräftige Dikrotie weist in beiden Fällen auf einen guten Funktionszustand des Arteriensystems hin

Buckel beobachtet, für den wir keine Erklärung haben. Er wurde auch von ROBINSON (1963) beschrieben. Seine Ursachen sind vermutlich in extrakardialen Faktoren zu suchen. Nach operativer Klappensprengung bei Stenosen verschwindet er nur in Einzelfällen, ohne daß hieraus Schlüsse auf den Operationseffekt gezogen werden dürfen. Die Austreibungszeit ist, besonders bei kombinierten Mitralvitien, relativ zu kurz, ein Zeichen der raschen systolischen Entleerung des linken Ventrikels bei erschwerter Füllung in der Diastole. In Abb. 90 ist die Systole um 15% kürzer als der Pulsfrequenz entsprechen würde.

Abb. 90. Kombiniertes Mitralvitium mit absoluter Arrhythmie bei Cor bovinum. Sowohl die Systolendauer als auch die Grundschwingungsdauer sind deutlich verkürzt (Einzelheiten siehe Text). Sonst keine typischen Pulsveränderungen

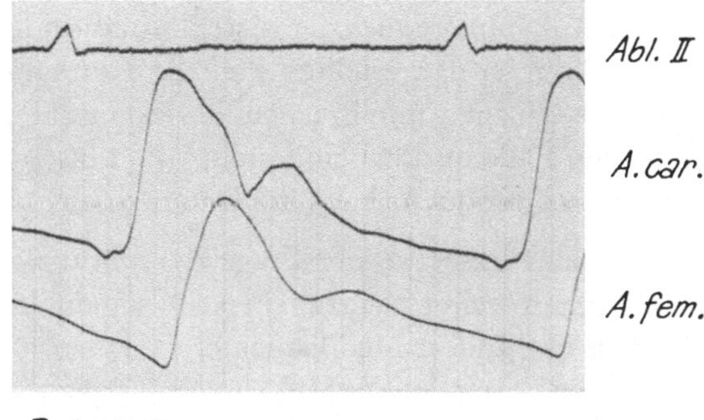


Im peripheren Puls findet sich bei gut kompensierten Mitralvitien jüngerer Patienten eine kräftige Dikrotie. Die Schwingungsdauer T ist aber fast regelmäßig kürzer als der Körpergröße bzw. Körperoberfläche und der Pulswellengeschwindigkeit entspricht (s. Kap.: VI). So beträgt bei einer 30jährigen Patientin mit Cor bovinum (Abb. 90) $T_{fem}$ 280 msec statt etwa 400 msec, bei der Mitralinsuffizienz (Abb. 89 unten) 380 msec statt etwa 450 msec, obwohl die Pulswellengeschwindigkeit im Rumpf in beiden Fällen relativ niedrig ist (5 msec bzw. 4,8 msec). Die Frequenz der Grundschwingung und damit die Schwingungsdauer T hängt von der Länge bzw. vom Volumen der an der Schwingung beteiligten Arterien ab (s. Kap.: VI). Ist die Schwingungsdauer trotz niedriger Pulswellengeschwindigkeit kurz, so müssen größere Bezirke des Arteriensystems von der Eigenschwingung ausgeschlossen sein. Im Versuch läßt sich die Verkürzung der Schwingungsdauer T durch Abschnürung beider Oberschenkel erzeugen, also durch Ausschluß der unteren Extremitäten von der arteriellen Zirkulation (Kapal, Martini, Reichel und Wetterer 1951; Bick und Jungmann 1955; Beisert, unveröffentlicht). Die verkürzte Grundschwingung darf somit als Symptom einer Einschränkung der peripheren Durchblutung gewertet werden, als Zeichen einer „Zentralisation" des Kreislaufs, nach Wezler und Böger (1939) einer Windkesselverkleinerung. Offensichtlich dient diese dazu, das kleine Minutenvolumen vorwiegend den lebenswichtigen Organen zuzuleiten auf Kosten einer Drosselung weniger wichtiger peripherer Gefäßprovinzen. Diese Zentralisation des Kreislaufs findet sich nicht nur bei Mitralvitien, sondern bei allen Herzerkrankungen, bei denen die Förderleistung deutlich eingeschränkt ist (s. Pericardverschwielung). Im angeführten Beispiel eines Cor bovinum (Pulskurve der Abb. 90) betrug das Herzminutenvolumen, mit dem die übergewichtige Patientin von 85 kg auskommen mußte, ca. 3,5 l.

Wegen des kurzen T-Wertes berechnet sich bei Mitralvitien häufig ein hoher E' sowie ein erhöhter peripherer Widerstand als Zeichen der vasokonstriktorischen Tendenz in einigen Arterienprovinzen, wobei natürlich aus der Pulsregistrierung keine Lokalisation möglich ist. Weiterhin lassen sich aus der Grundschwingungsdauer T Anhaltspunkte für eine optimale Pulsfrequenz entnehmen, die z. B. bei einer Digitalisierung angestrebt werden sollte. Die Untersuchungen von Gadermann, Hildebrandt und Jungmann (1961) an Patienten mit gut kompensierten Vitien haben gezeigt, daß die Ruhepulsfrequenz möglichst die Hälfte der Grundschwingungsfrequenz betragen soll (s. Kap.: III b). Das bedeutet bei einem mittleren T-femorale von 440 msec eine optimale Pulsfrequenz von etwa 70/min. Besteht eine starke Zentralisation mit verkürzter Schwingungsdauer, so erscheinen höhere Ruhepulsfrequenzen dieser Situation angemessener. Überträgt man diese Konzeption auf den in Abb. 90 dargestellten Fall des Cor bovinum, so würde hier noch eine Herzfrequenz von etwa 100 Schlägen/min in einem ökonomischen Bereich liegen. Dagegen sind beide in Abb. 89 aufgeführten Fälle optimal eingestellt; die Pulsfrequenz entspricht ziemlich genau der halben Grundschwingungsfrequenz bzw. die Dauer eines Pulses beträgt das Doppelte von T-femorale.

Es erscheint lohnend, der Frage der optimalen Herzfrequenz im Hinblick auf periphere Gefäßregulationen weiter nachzugehen. Dies ganz besonders bei der Steuerung der Herzfrequenz durch Digitalis und andere Medikamente.

*Zusammenfassend* ergeben sich bei Mitralvitien aus der Pulsregistrierung keine diagnostischen Hinweise auf die Klappenveränderungen selbst, wohl aber Anhaltspunkte für die periphere Hämodynamik: Eine kräftige Dikrotie weist auf ein elastisches Arteriensystem hin, eine relativ kurze Grundschwingungsdauer bei normaler Pulswellengeschwindigkeit auf eine gegenregulatorische Zentralisation des arteriellen Kreislaufs bei kleinem Herzminutenvolumen. Der E' berechnet sich erhöht. Die optimale Ruhefrequenz des Herzens sollte etwa die Hälfte der Grundschwingungsfrequenz der Arterien bzw. die mittlere Dauer eines Pulses etwa den doppelten T-Wert (gemessen am Femoralis- oder Fußpuls) betragen.

### c) Kombinierte Aorten-Mitralvitien

Zwar ergeben sich keine neuen Gesichtspunkte, wenn Veränderungen an beiden Klappensystemen des linken Ventrikels vorliegen, doch bewährt sich die Pulsschreibung zur Beurteilung der Aortenklappenbeteiligung, da nur diese pathognomonische Pulsformänderungen hervorrufen (s. Kap.: XII a). Ist der Carotispuls völlig normal, so läßt sich eine hämodynamisch ins Gewicht fallende Aortenstenose ausschließen. Leichte Aorteninsuffizienzen sind im Pulsbild oft nicht erkennbar, hämodynamisch dann aber auch bedeutungslos.

### d) Angeborene Vitien

Auch die angeborenen Mißbildungen dokumentieren sich, soweit sie intrakardial gelegen sind, im Bild des peripheren Pulses nicht. Dafür liefert die Pulsform Einblicke in die Regulation des peripheren Arteriensystems, die sich besonders für die Prognose bei operativen Eingriffen und für die postoperative Verlaufsbeobachtung bewährt haben.

Abb. 91 zeigt die Pulse eines 26jährigen Mannes mit einem nachgewiesenen Vorhof-Septum-Defekt. Der Patient hatte wenig Beschwerden und konnte seine Arbeit als Apparateführer gut verrichten. In der Pulsform fällt eine ausgeprägte Dikrotie auf, deren Schwingungsdauer etwas kurz ist, was wir als ein Symptom der arteriellen Zentralisation bei reduziertem Herzminutenvolumen im großen Kreislauf auffassen. Bei einer Bradycardie von 55/min besteht recht genau ein ganz-

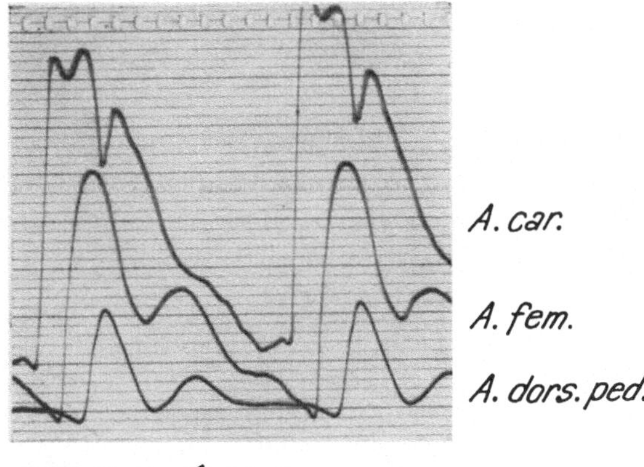



Abb. 91. Vorhofseptumdefekt (ASD II). Erhaltene Leistungsfähigkeit. Ausgeprägte Dikrotie mit kurzer Schwingungsdauer und ganzzahliger Koordination zur Herzfrequenz

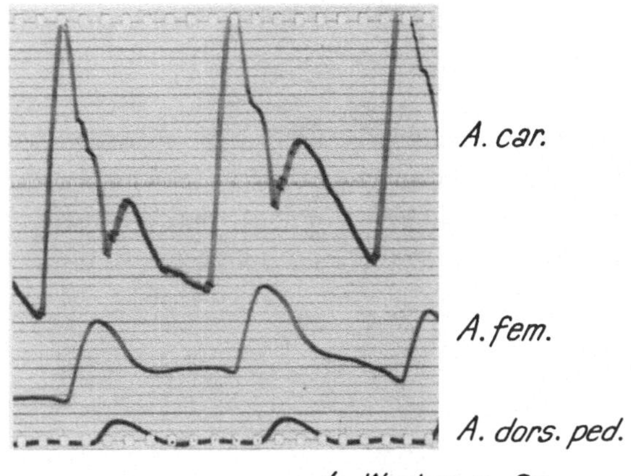



Abb. 92. Postoperative Verlaufsbeobachtung bei ▸ Vorhofseptumdefekt (ASD II). Oben: Kurz nach der Op. (Doz. Dr. RODEWALD) flache Dikrotie im Femoralis- und Fußpuls ohne ganzzahlige Beziehung zur Herzfrequenz. Unten: 2 Jahre nach der Op. gute körperliche Leistungsfähigkeit, markante Dikrotie, ganzzahliges Verhältnis zwischen Grundschwingungs- und Herzfrequenz von 2:1

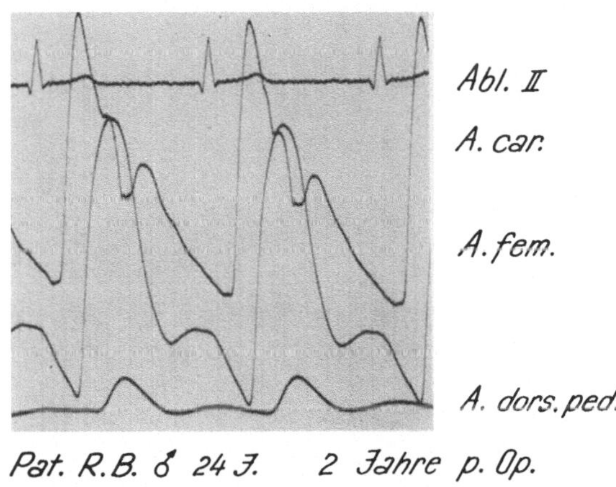



zahliges Verhältnis von 1:3 zwischen Grundschwingungs- und Pulsdauer, eine Koordination zwischen Herz und Arteriensystem, wie man sie gewöhnlich bei gut trainierten Personen findet (s. Kap.: Trainingseffekte).

Da sowohl im Femoralis- als auch im Fußpuls neben Hauptgipfel und dikroter Welle auch noch die dritte positive Welle der Grundschwingung erkennbar war, ließ sich in diesem Fall abschätzen, daß die Grundschwingung fast 50% der peripheren Blutdruckamplitude ausmachte, also die vom Herzen kommende Druckwelle in den großen Arterien auf das Doppelte erhöht wurde. Dies ist ein typisches Beispiel für eine durch das Arteriensystem hervorragend kompensierte Leistungseinschränkung des Herzens (vergl. auch Kap.: Aortenstenosen).

Im postoperativen Verlauf nach Herzoperationen ist die Entwicklung einer kräftigen Dikrotie im Femoralis- und Fußpuls ebenfalls als Symptom der zunehmend verbesserten Kreislaufregulation zu bewerten. Kurz nach der Operation eines Vorhof-Septum-Defektes (ASD II) (Abb. 92 links) war die Dikrotie nur im Carotispuls kräftig, im Femoralis- und Fußpuls dagegen flach. 2 Jahre post operationem (Abb. 92 rechts) erhob sich auch im peripheren Puls eine starke dikrote Welle. Gleichzeitig hatte sich bei dem inzwischen 26jährigen Patienten die körperliche Leistungsfähigkeit gegenüber der Zeit vor der Operation wesentlich gebessert.

*Zusammenfassend* bietet die Pulsregistrierung bei angeborenen Vitien Einblicke in die Regulation der Arterien. Pathognomonische Pulsformänderungen wie z. B. bei den Aortenvitien finden sich nicht. Eine kräftige Dikrotie von normaler Schwingungsdauer, die in einem ganzzahligen Verhältnis zur Ruhepulsfrequenz steht, gilt als Symptom eines gut funktionierenden Arteriensystems.

# XIII. Pericardverschwielung

Das wesentliche pathophysiologische Merkmal des Panzerherzens ist die Unfähigkeit, sich in der Diastole ausreichend zu erweitern, um dem Blut in den Ventrikeln Raum zu geben, sowie eine Störung der Kontraktion. Je nach der Lokalisation der Umklammerung kommt es zu unterschiedlicher Behinderung des Herzens. Ein kleines Schlagvolumen, das möglichst oft in die Arterien ausgestoßen werden muß, um eine ausreichende Organdurchblutung zu erzielen, ist die wichtigste Folge der mechanischen Behinderung des Herzens.

Regelmäßig zeigt die Pulsregistrierung den Versuch des intakten Arteriensystems, dieses minimale Blutangebot durch extreme Zentralisation (s. Kap.: Mitralvitien) den lebenswichtigen Organen zuzuleiten. In Abb. 93 oben sind die Pulse eines solchen Falles dargestellt. Der Kranke hatte einen Ascites und Ödeme mit Verminderung des Serum-Eiweißspiegels. Durch konservative Maßnahmen war das Krankheitsbild nicht zu beherrschen. Im Carotispuls fällt die stark verkürzte Austreibungszeit von 230 msec auf, die bei der relativ langsamen Pulsfrequenz von 70 bis 75 Schlägen (Digitaliswirkung!) normalerweise 290 bis 300 msec betragen müßte. Sie ist Kennzeichen des erheblich reduzierten Schlagvolumens, das in die Aorta entleert wird und sich in diesem Falle mit 45 ccm berechnete. Die Dikrotie ist nur im Carotis- und Femoralispuls deutlich, ihre Schwingungsdauer

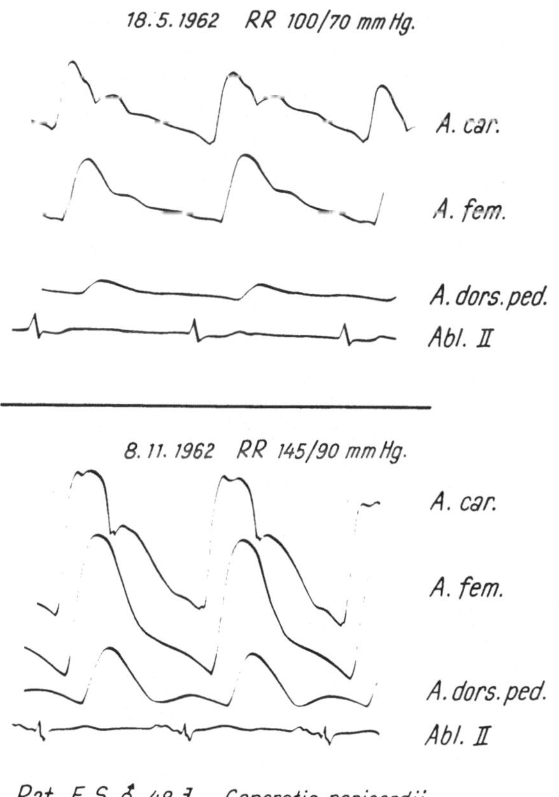



Abb. 93. Prä- und postoperatives Pulsbild bei Concretio pericardii. Oben: Vor der Cardiolyse kurze Austreibungszeit, flache Dikrotie, extrem verkürzte Grundschwingungsdauer als Zeichen einer Zentralisation des Arterienkreislaufs bei reduziertem Herzminutenvolumen. Unten: Nach der Cardiolyse völlige Normalisierung des Pulsbildes. Operationsbedingte EGK-Veränderungen

mit 260 msec (normal für Körpergröße und Pulswellengeschwindigkeit etwa 450 msec) extrem kurz. Hieraus muß auf eine intensive Zentralisation des arteriellen Kreislaufs geschlossen werden. Offenbar reicht die Eigenschwingung nicht einmal bis in die Fußarterien. Durch diese Reduktion der Grundschwingung fällt die Überhöhung der Pulsamplitude in der Peripherie fort (s. Kap. III b). Es sei in diesem Zusammenhang an die Vorstellung von LIEBAU (1954, 1955 und 1958) und anderen erinnert. Fehlende oder zu kleine pulsatorische Druckschwankungen in der Peripherie werden als Ursache eines erschwerten venösen Rückstroms und damit als Teilursache der Ödeme angesehen. Die Tatsache, daß das einzige Vitium, das regelmäßig zu einer großen Blutdruckamplitude führt, nämlich die Aorteninsuffizienz, besonders selten zur feuchten Dekompensation neigt, steht mit dieser Theorie in Übereinstimmung.

Nach operativer Befreiung des Herzens durch Cardiolyse (Abb. 93 unten) trat subjektiv eine wesentliche Besserung und volle Arbeitsfähigkeit ein. Die Ödeme verschwanden schnell, der Serum-Eiweißspiegel stieg an. Die Form der peripheren Pulse hat sich völlig normalisiert. Jetzt ist auch im Fußpuls eine kräftige Dikrotie zu erkennen, deren Schwingungsdauer (480 msec) bei fast unveränderter Pulswellengeschwindigkeit zeigt, daß die Zentralisation völlig verschwunden ist. Das Schlagvolumen wird jetzt mit 105 ccm berechnet.

*Zusammenfassend* erlaubt die Pulsschreibung bei der Concretio pericardii mit der Bestimmung einer verkürzten Austreibungszeit und mit der Schlagvolumenberechnung eine Beurteilung der mechanischen Behinderung des Herzens. Außerdem kann durch die Verkürzung der Grundschwingungsdauer der Grad der Zentralisation des arteriellen Kreislaufs abgeschätzt werden. Damit ist ein Maßstab für die Operationsindikation und ein Anhaltspunkt für die Beurteilung des Operationserfolgs gegeben.

# XIV. Rhythmusstörungen und Leitungsstörungen des Herzens

Pulsregistrierungen bei Herzrhythmusstörungen führen zu dem überraschenden Befund, daß praktisch jede Herzsystole Einflüsse auf die peripheren Arterien ausübt. Vollständig „frustrane" Kontraktionen des Herzens sind außerordentlich selten. Fast stets findet sich bis in die Art. femoralis und die Fußarterien hinein eine mehr oder weniger markante Welle. Diese Welle kann so flach und kurz sein, daß eine echte intraarterielle Druckschwankung unwahrscheinlich erscheint (Abb. 94 Mitte und unten). Selbst isolierte Vorhofkontraktionen beim totalen av-Block erzeugen kleine Wellen im peripheren Puls, vergleichbar der sog. Vorwelle (GADERMANN und JUNGMANN 1957). Hieraus wird ersichtlich, daß die Bestimmung des sog. Pulsdefizits in üblicher Weise durch Vergleich der Anzahl der auskultatorisch feststellbaren Herzaktionen mit der Anzahl der tastbaren Pulsationen an der A. radialis ganz wesentlich von der Übung und der „Feinfühligkeit" des Untersuchers abhängt.

Aber nicht nur wegen des Pulsdefizits ist das Studium der Pulskurven bei Rhythmusstörungen interessant, sondern auch wegen des Einblicks in die Ökonomie der Herzarbeit und die Regulation der Arterien.

## a) Extrasystolie

Praktisch jede Extrasystole erzeugt eine Wandbewegung der peripheren Arterien. Ist die Füllungszeit, d. h. der Abstand zum vorausgegangenen Herzschlag, sehr kurz, so kommt es im Carotispuls nur zu einer leichten, aber meist gut abgesetzten Auswärtsbewegung der Gefäßwand. Im Femoralis- und Fußpuls fällt diese Welle bei kurzer Füllungszeit mit der Dikrotie zusammen und überhöht letztere. So wird z. B. in Abb. 94 Mitte durch die erste Extrasystole eine kräftige Dikrotie im Femoralispuls des vorangehenden Herzschlages vorgetäuscht, die in den übrigen, den Normalschlägen zugehörigen Pulsen jedoch nicht besteht. Im Carotispuls folgt diese Welle der Q-Zacke des EKG in einem Abstand, der größer ist als der Pulswellengeschwindigkeit entspricht (Abb. 94 und 95). Der Ventrikel benötigt bei vorzeitig einfallenden Extrasystolen mehr Zeit, um die Aortenklappen gegen den zu diesem Zeitpunkt noch erhöhten Blutdruck zu öffnen. Durch das Arteriensystem selbst läuft die Welle dann mit der vorliegenden Pulswellengeschwindigkeit.

Die Austreibungszeit der Extrasystolen variiert stark. Sie ist meist kürzer als der zur Verfügung stehenden Füllungszeit entspricht. Wir berechneten zusammen mit LENHARTZ (unveröffentlicht) besonders für ventrikuläre Extrasystolen im Verhältnis zur Füllungszeit auch ungewöhnlich kleine

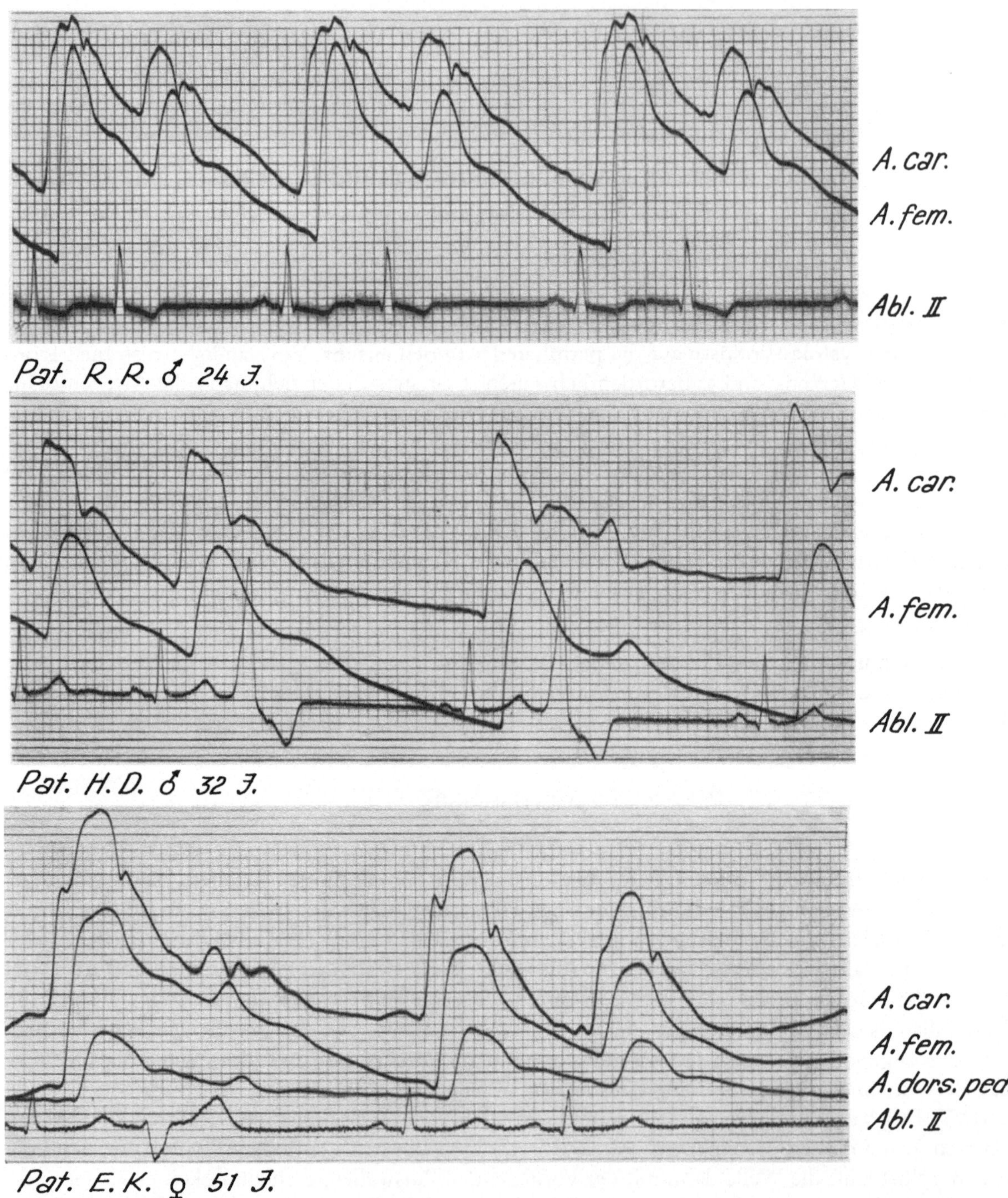


Abb. 94. Pulskurven bei Extrasystolie. Oben: Supraventrikuläre Extrasystolen (Bigeminus) mit kräftigen, in der Form unauffälligen Pulsen. Mitte und unten: Ventrikuläre Extrasystolen mit kurzer Füllungszeit (klinisch frustran). Trotzdem zeichnet sich jede ES auch im Femoralis- und Fußpuls ab (Einzelheiten s. Text)

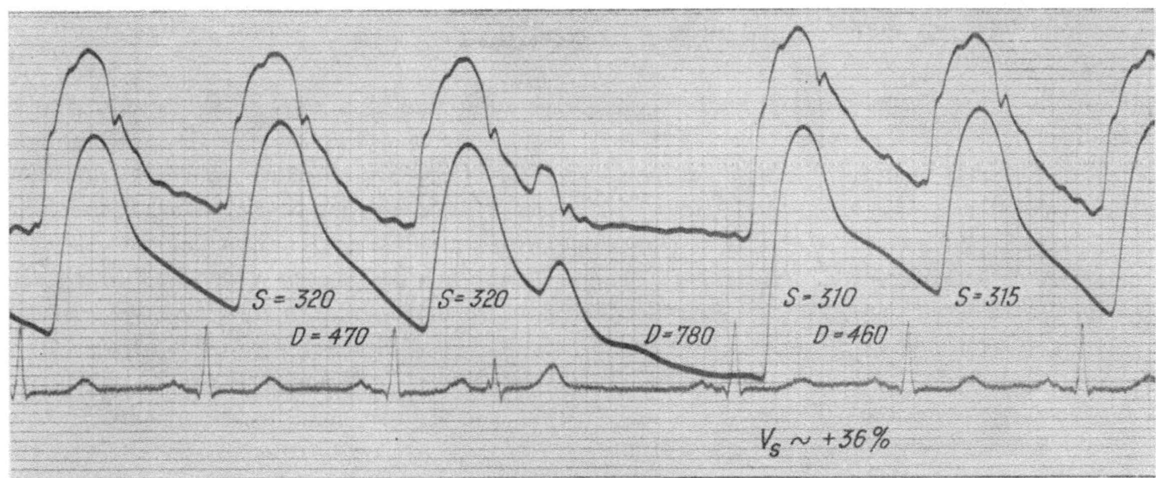



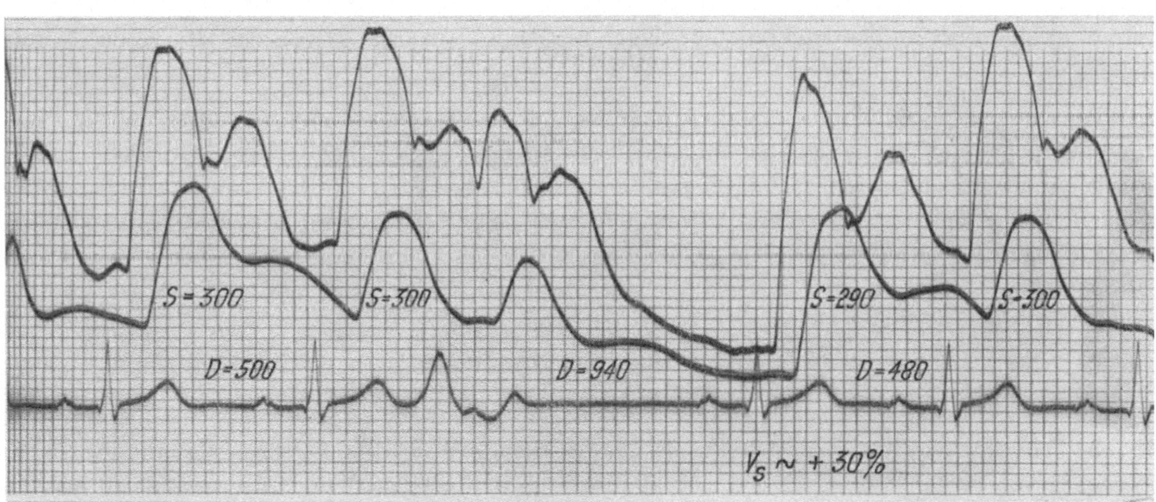



Abb. 95. Kompensierte supraventrikuläre (oben) und ventrikuläre (unten) Extrasystolen. Die Austreibungszeit des auf die Extrasystole folgenden Pulses ist kürzer als die der Normalschläge (S = Systolendauer, D = Diastolendauer, $V_s$ = Schlagvolumen)

Schlagvolumina, ein Hinweis darauf, daß der veränderte Kontraktionsmodus infolge der abnormen Erregungsausbreitung die Arbeitsbedingungen des Herzens verschlechtert.

Während der systolische Teil der Extrasystolen in der Carotis-Pulskurve meist uncharakteristisch erscheint, gleicht der diastolische Kurventeil sowohl im Carotis- als auch im Femoralispuls dem der Normalschläge. Trotz der oft sehr kleinen Schlagvolumina ist die Dikrotie kräftig ausgeprägt, ihre Schwingungsdauer unverändert. Die Größe des Schlagvolumens spielt also offensichtlich eine untergeordnete Rolle für die Ausbildung der Eigenschwingung der Arterien (s. Kap.: Aorten-klappenstenosen).

Der auf eine kompensierte Extrasystole folgende Puls weist eine besonders große Amplitude und ein der langen Füllungszeit entsprechend großes Schlagvolumen auf. Trotzdem ist die Austreibungs-zeit dieses Schlages nicht im gleichen Verhältnis verlängert, sondern ebenso kurz wie die der Nor-malschläge, oft noch kürzer (Abb. 95 und 96). Dieses Phänomen, das bereits von BLUMBERGER (1942) beschrieben und von LENHARTZ (unveröffentlicht) an unserer Klinik an einem größeren Krankengut überprüft wurde, ist schwer zu deuten. Vermutlich bestimmen weder die Füllungszeit noch die Größe des Schlagvolumens direkt die Dauer der Ejektion, sondern vorwiegend die nervale Steuerung (GADERMANN, JUNGMANN und SIEGEL 1959). Unter diesem „Zwang" wirft das Herz auch ein vergrößertes Schlagvolumen in der „vorgeschriebenen" Zeit aus. Das gleiche gilt für die WENCKEBACHsche Periodik. Der sehr kräftige Puls nach dem Pulsausfall hat die gleiche Austrei-bungszeit wie die übrigen regelmäßigen Pulse.

Der Puls der Extrasystole, wie er in Abb. 95 oben sowie in Abb. 94 mitte und unten abgebildet ist, dürfte nicht palpabel sein. Es liegt praktisch eine für die Durchblutung nutzlose, also frustrane Extrasystole vor. Ob der Puls der Extrasystole in Abb. 95 unten und der Abb. 94 Mitte (2. Extra-systole) gefühlt oder zu den frustranen Schlägen gerechnet wird, hängt von der Übung des Unter-suchers ab.

Elektrokymographische Untersuchungen über die Auswirkungen von Extrasystolen auf die Puls-ation der herznahen Aorta und der Pulmonalarterie haben gezeigt, daß offenbar manche Extra-systolen unterschiedliche Schlagvolumina in den großen und den kleinen Kreislauf austreiben. Man kann im Extremfall von „einseitig frustranen Extrasystolen" sprechen (GADERMANN, JUNGMANN und SIEGEL 1959).

### b) Absolute Arrhythmie

Besteht kein regelmäßiger Grundrhythmus wie bei der Extrasystolie, wechselt also die Pulsdauer von Schlag zu Schlag, dann gleichen sich alle Pulse in den wesentlichen Formmerkmalen. In den peripheren Arterien unterscheiden sich die Pulse nur quantitativ durch die wechselnde Amplitude, qualitativ ähneln sich alle Pulse. Die Dikrotie ist immer gleich stark und von gleicher Schwingungs-dauer. Auch dies deutet auf den geringen Einfluß des Herzens und den dominierenden Einfluß des Arteriensystems auf die Pulsform. Die Austreibungszeit allerdings richtet sich bei jeder Ventrikel-kontraktion nach der vorangegangenen Füllungszeit (Abb. 97). Es wechselt also auch fortgesetzt der zeitliche Ablauf der Herzkontraktionen.

Auch bei der absoluten Arrhythmie zeichnet sich praktisch jede Herzkontraktion im peripheren Puls ab. Ob es sich dabei um blutfördernde Pulse oder nur um eine Wandbewegung der Arterien handelt, also um nutzlose (frustrane) Herzschläge, ist eine Frage des Maßstabs. Für die klinische Routine-Diagnostik genügt zweifellos die „Nichtfühlbarkeit" des Pulses als Kriterium für das sog. Pulsdefizit. Man muß sich nur darüber klar sein, daß es sich um ein sehr subjektives Kriterium handelt.

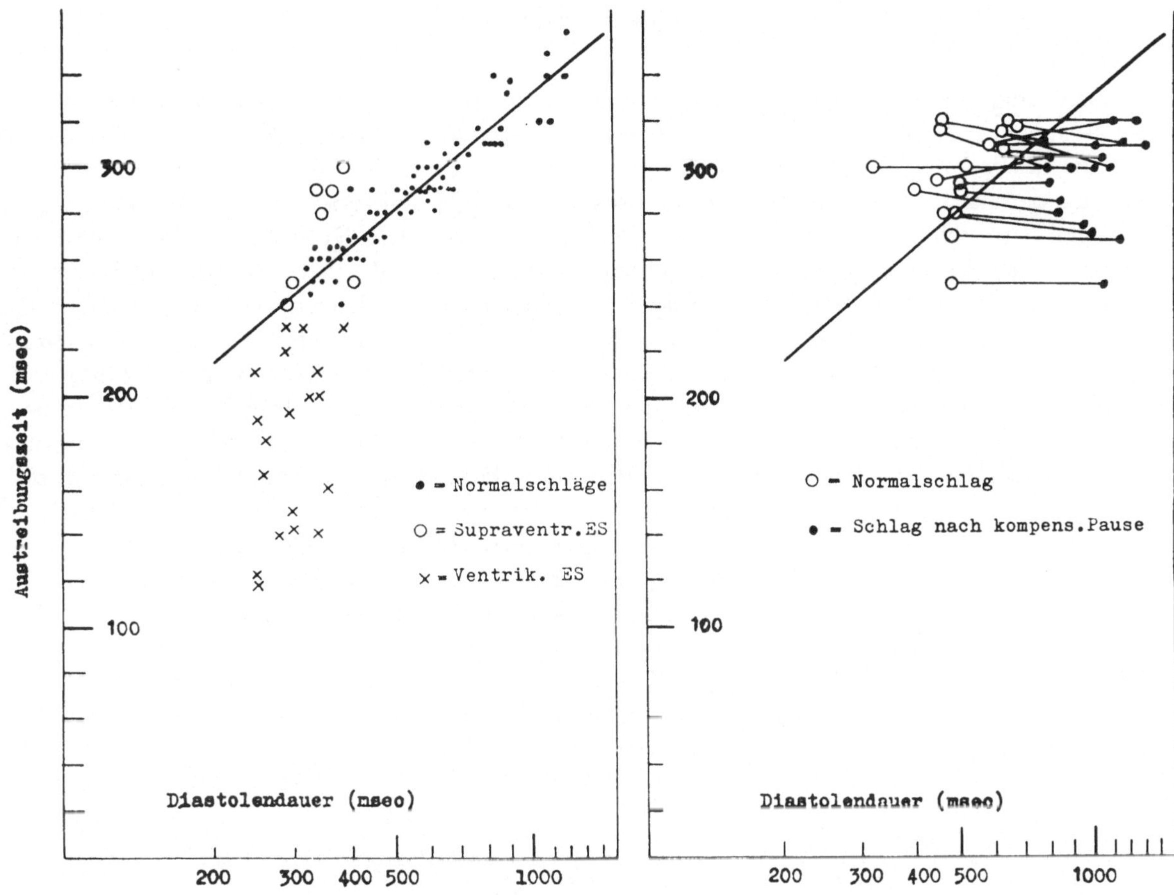



Abb. 96. Links: Beziehungen zwischen Diastolendauer und Austreibungszeit bei Normalschlägen, supraventrikulären und ventrikulären Extrasystolen. Rechts: Verhalten der Austreibungszeit bei Normalschlägen und postextrasystolischen Schlägen mit langer Auffüllungszeit (Aus: GADERMANN, JUNGMANN und SIEGEL 1959)

Interessant ist die Frage, was bei „frustran" erscheinenden Systolen bis in die peripheren Arterien fortgeleitet wird. Entweder ist es eine winzige, durch ein kaum meßbares Schlagvolumen erzeugte Druckwelle oder eine vom Herzen ausgehende, über die Gefäßwand ablaufende und wahrscheinlich nerval fortgeleitete passagere Änderung des Kontraktionszustandes (GADERMANN und JUNGMANN 1957). Das entspräche einer Wandwelle im Sinne HÜRTHLES (1939). Vorläufig kann diese Frage nicht beantwortet werden (s. Kap.: IIIb). Manche Befunde sprechen für die Wandwelle, wenn auch bis heute nicht erwiesen ist, ob die Tunica muscularis der Arterien überhaupt zu solchen aktiven und kurzfristigen Spannungsänderungen fähig ist. Möglicherweise ist die fortgeleitete Welle mit der sogenannten Vorwelle im peripheren Puls identisch, die sich auch beim totalen av-Block findet und nach jeder isolierten Vorhofkontraktion auftritt (s. Abb. 100).

## c) Tachycardien

Pulsbeschleunigungen ganz gleich welcher Genese verkürzen im Carotispuls sowohl den systolischen als auch den diastolischen Pulsteil, wobei die Verkürzung des diastolischen wesentlich stärker ist als die des systolischen (s. Abb. 12). Im Femoralis- und Fußpuls betrifft die Verkürzung ausschließlich den diastolischen Abschnitt des Pulses. Hauptgipfel, Dikrotie und Grundschwingungsdauer verändern sich nicht mit der Frequenz. Das läßt sich besonders deutlich an der oft intensiven respiratorischen Arrhythmie des Hundes zeigen (JUNGMANN und ROHR 1953). Mit zunehmender Pulsbeschleunigung rückt der nachfolgende Puls immer näher an den vorausgegangenen heran, frißt ihn sozusagen von hinten her auf, ohne daß sich seine Form verändert. Etwa bei einer Frequenz von 90 bis 100/min setzt beim Menschen der nachfolgende Puls auf dem Gipfel der dikroten Welle des vorausgegangenen an, ein Phänomen, das von WIGGERS (1949) als Superdikrotismus bezeichnet wurde (s. Abb. 27). Höhere Pulsfrequenzen führen zur Dikrotuspfropfung: die dikrote Welle verschwindet völlig im nachfolgenden Puls und überhöht dessen Amplitude zusätzlich bis zu etwa 10%. In solchen Fällen besteht die Blutdruckamplitude eines gesunden jungen Menschen in den Fußarterien etwa zu 50% aus der vom Herzen ausgehenden Druckwelle, zu 40% aus der ersten positiven Welle der Grundschwingung des gleichen Pulses und zu 10% aus der zweiten positiven Welle der Grundschwingung des vorangegangenen Pulses. Dieses ganzzahlige, harmonische Verhältnis zwischen Puls- und Grundschwingungsfrequenz von 1:1 ist, wenn sich an der Weite und Elastizität des Arteriensystems nichts ändert, bei einer Pulsfrequenz von 135 bis 160/min erreicht. Interessant ist, daß bei Dauerleistungssportlern unter körperlicher Belastung im steady state die Pulsfrequenz fast immer in diesem Bereich liegt (METZNER 1960).

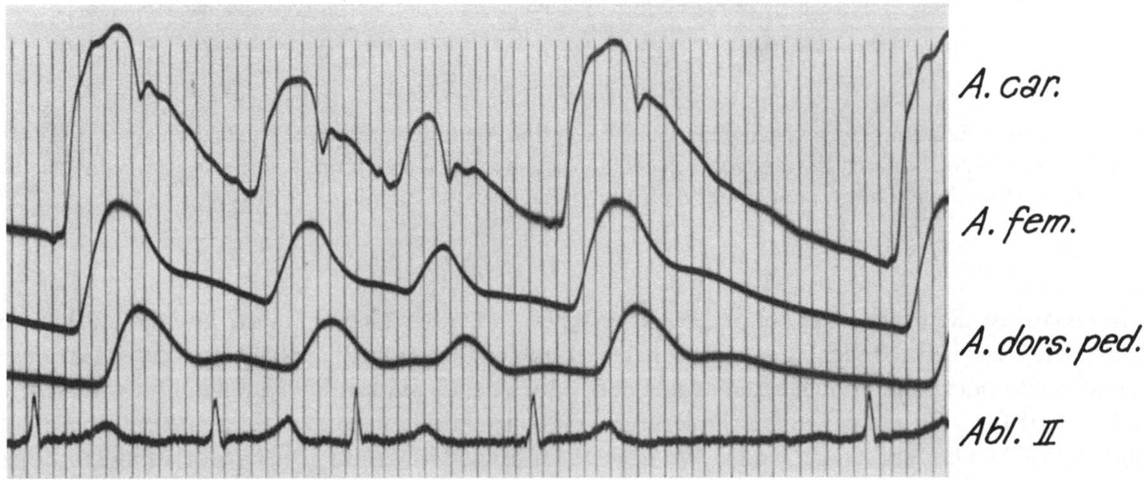



Abb. 97. Pulsbild bei absoluter Arrhythmie. Gleiche Formmerkmale in allen Pulsen unabhängig von der Schlagfolge. Die Austreibungszeit hängt ab von der vorangehenden Füllungszeit

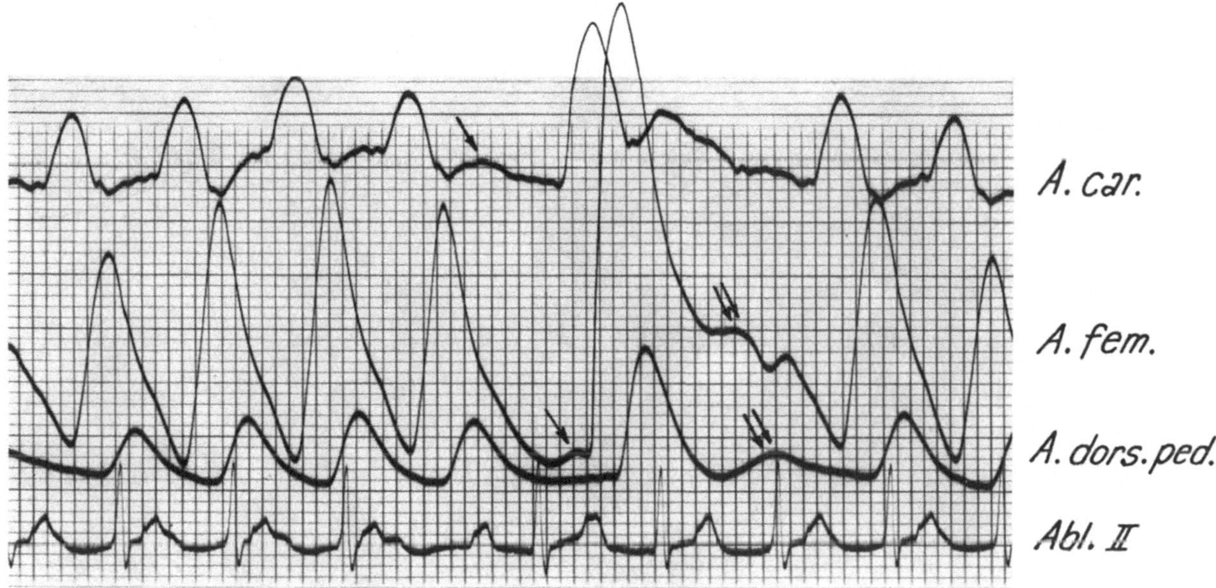



Abb. 98. Paroxysmale Vorhoftachycardie mit verlängerter av-Überleitungszeit und vollständiger Dikrotuspfropfung. Ein Carotisdruck führt zur Blockierung einer av-Überleitung, so daß die Dikrotie erkennbar
wird (Pfeil). Die übernächste Kammersystole bleibt praktisch frustran (Doppelpfeil). Einzelheiten im Text

Bei Pulsfrequenzen über 100/min ist es wegen der Dikrotuspfropfung nicht mehr möglich, am
Femoralis- oder Fußpuls zu beurteilen, ob eine Dikrotie besteht oder nicht. Nur im Carotispuls
bleibt die Dikrotie als frühdiastolischer Buckel infolge der Phasenumkehr bis zu einer Frequenz
von 200/min sichtbar. Abb. 98 zeigt eine paroxysmale Vorhoftachycardie mit einer Frequenz von
fast 150/min. Elektrokardiographisch findet sich eine Verlängerung der av-Überleitungszeit auf
0,3 sec, so daß die P-Wellen in den voraufgehenden ST-T-Bereich einfallen. Im Carotispuls ist der
Ansatz des frühdiastolischen Buckels zu erkennen, im Femoralis- und Fußpuls besteht eine vollständige Dikrotuspfropfung. Beim Carotis-Druckversuch, der etwa vom 4. Puls der Abb. 98 an
wirksam wird, blockiert einmal die av-Überleitung und wird dann vorübergehend verkürzt. Die
ausfallende Kammersystole läßt Zeit für die vollständige Ausbildung des frühdiastolischen Buckels
im Carotispuls und für den Ansatz zur Dikrotie im Femoralispuls. Der darauffolgende Schlag mit
kurzer av-Überleitung erzeugt eine sehr große Blutdruckamplitude ohne wesentliche Pulsformänderung. Hierbei wird offensichtlich das Restblut aus dem linken Ventrikel mit entleert, denn die
nachfolgende Kammersystole bleibt trotz unveränderter Pulsfrequenz um 150/min praktisch fustran.
Die Welle im diastolischen Teil dieses Femoralis- und Fußpulses besteht sowohl aus der Dikrotie
als auch aus der bei jeder frustranen Aktion auftretenden Welle.

Abb. 99 gibt ein weiteres Beispiel einer paroxysmalen Tachycardie wieder. Der 32jährige Patient
steht wegen eines sporadisch auftretenden WOLFF-PARKINSON-WHITE-Syndroms (Kammervor-

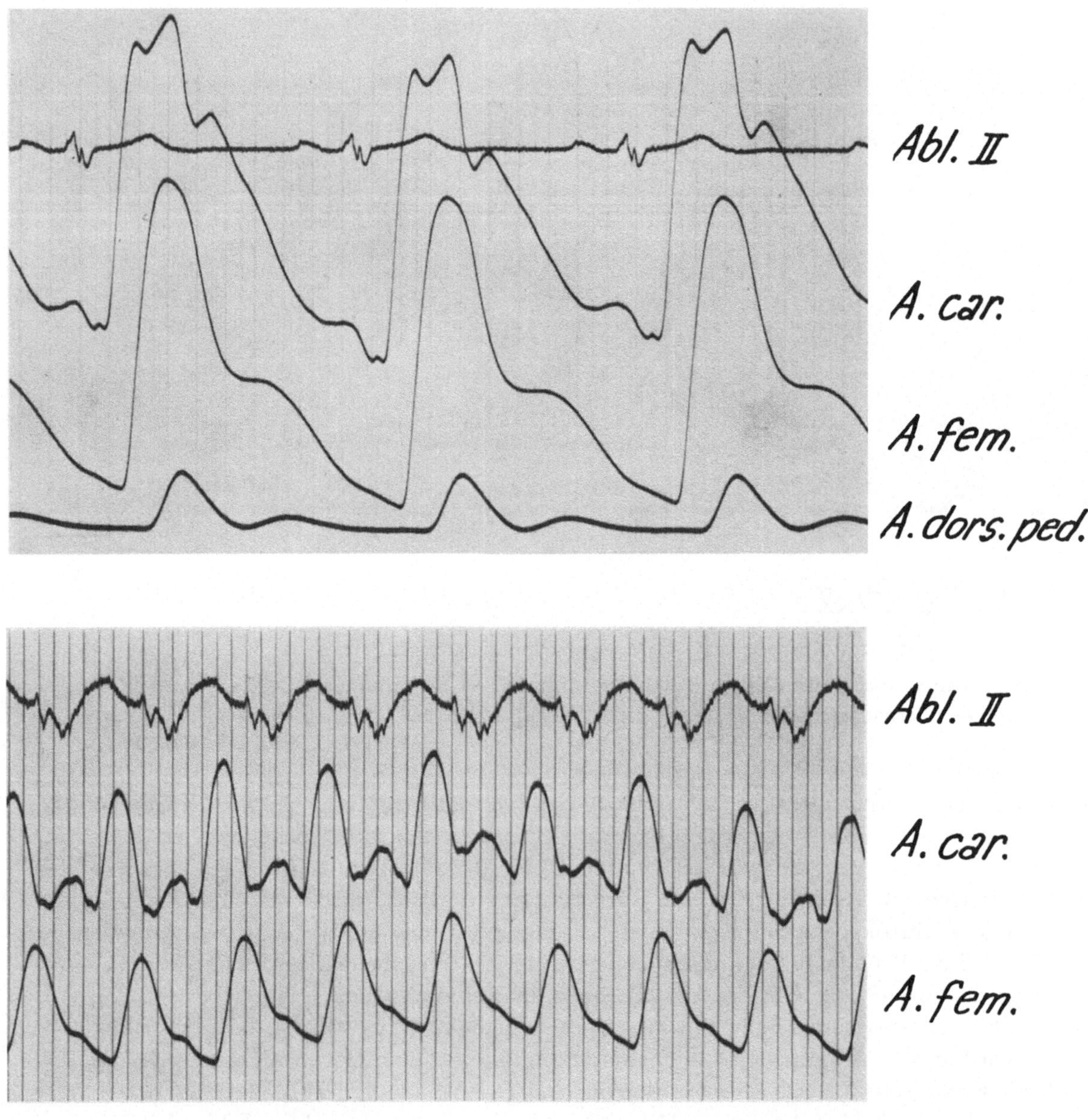


Abb. 99. Pulsbild einer paroxysmalen Tachycardie. Oben: Normalrhythmus von 67 Schlägen/min. Unten: Im Anfall Pulsfrequenz von 170/min

erregung bei kurzer av-Überleitungszeit) seit Jahren in unserer Beobachtung. Die Pulsform ist bis auf einen spätsystolischen Buckel unauffällig; kräftige Dikrotie (Abb. 99 oben). Die Pulswellengeschwindigkeit im Rumpf ist mit 7,1 msec gering erhöht. Im Anfall (Abb. 99 unten) besteht eine Frequenz von 170/min. Das EKG ist erheblich deformiert, der QRS-Komplex erscheint auf 0,12 sec verbreitert, P- und T-Wellen lassen sich nicht differenzieren. Im Carotispuls ist deutlich der frühdiastolische Buckel zu erkennen, der beweist, daß die Grundschwingung auch jetzt noch besteht. Im Femoralispuls findet sich eine Dikrotuspfropfung. Die kleine erkennbare Welle im diastolischen Pulsteil ist nicht die Dikrotie. Eine dikrote Welle könnte unter Berücksichtigung der Pulswellengeschwindigkeit, die auch im Anfall 7,0 msec betrug, und wegen der Phasenumkehr zwischen Carotis- und Femoralispuls frühestens 0,3 sec nach dem Hauptgipfel einsetzen. Die erkennbare kleine Welle ist vermutlich die von v. RECKLINGHAUSEN (1940) beschriebene sogenannte Zwischenwelle, deren Entstehung unklar ist (s. Kap.: IIIb).

### d) Störungen der atrioventrikulären Erregungsleitung (av-Block)

Eine totale Blockierung der av-Überleitung führt zu charakteristischen Pulssymptomen, so daß sie aus dem Pulsbild auch ohne EKG von einer Sinusbradycardie unterschieden werden kann. Jede Vorhofaktion bewirkt eine kleine positive Erhebung im Kurvenzug des Carotis- und Femoralispulses. Im Fußpuls ist diese Welle ebenfalls vorhanden, meist aber schwerer zu erkennen. Die Laufzeit der Welle entspricht genau der Pulswellengeschwindigkeit, d. h. ihr zeitlicher Abstand vom Beginn der P-Welle im EKG entspricht der zeitlichen Verspätung der Pulswelle gegenüber der Q-Zacke. (Abb. 100). Ob es sich bei diesen Wellen um eine mechanische Fortleitung der Vorhofaktion oder um eine über die Arterienwand ablaufende Wandwelle handelt, läßt sich hier ebensowenig wie bei den „frustranen" Herzschlägen entscheiden (GADERMANN und JUNGMANN 1957).

Die Pulse selbst sind im systolischen Teil meist unauffällig. Ein pulsus tardus in der Art. carotis wird häufig gefunden. Die mit der Vorhofkontraktion in Zusammenhang stehende erste Vorwelle im Carotispuls und die normale Vorwelle im Femoralispuls fehlen. Im diastolischen Kurventeil fällt auf, daß trotz des großen Schlagvolumens und der dadurch günstigen Bedingungen für den Anstoß einer Eigenschwingung des Arteriensystems die Dikrotie auch bei jüngeren Patienten meist schwach ausgeprägt ist. Ähnlich wie bei der Aorteninsuffizienz verzichtet der Organismus offensichtlich darauf, die ohnehin sehr große Druckamplitude in der Peripherie durch eine starke Eigenschwingung der Arterien noch weiter zu erhöhen. Dieser Dikrotieverlust kann zu Fehldeutungen Anlaß geben. Eine schwache oder fehlende Dikrotie ist beim totalen av-Block kein Hinweis auf eine generalisierte Arteriosklerose (s. Kap.: XIIa).

Besteht keine totale Blockierung, sondern nur eine Verlängerung der av-Überleitung, so fällt die mit der Vorhofaktion zusammenhängende Welle ebenfalls verfrüht in den vorangehenden Puls ein. Abb. 101 zeigt ein solches Beispiel mit Verlängerung der PQ-Dauer auf 0,45 sec. Die „Vorhofwelle" ist im Carotispuls kaum zu erkennen; im Femoralispuls überlagert sie sich der dikroten Welle und täuscht eine kräftige Dikrotie vor, obwohl der Carotispuls dieser 36jährigen Frau alle Hinweise auf eine über den Altersrahmen hinausgehende Sklerosierung mit flacher Dikrotie zeigt.

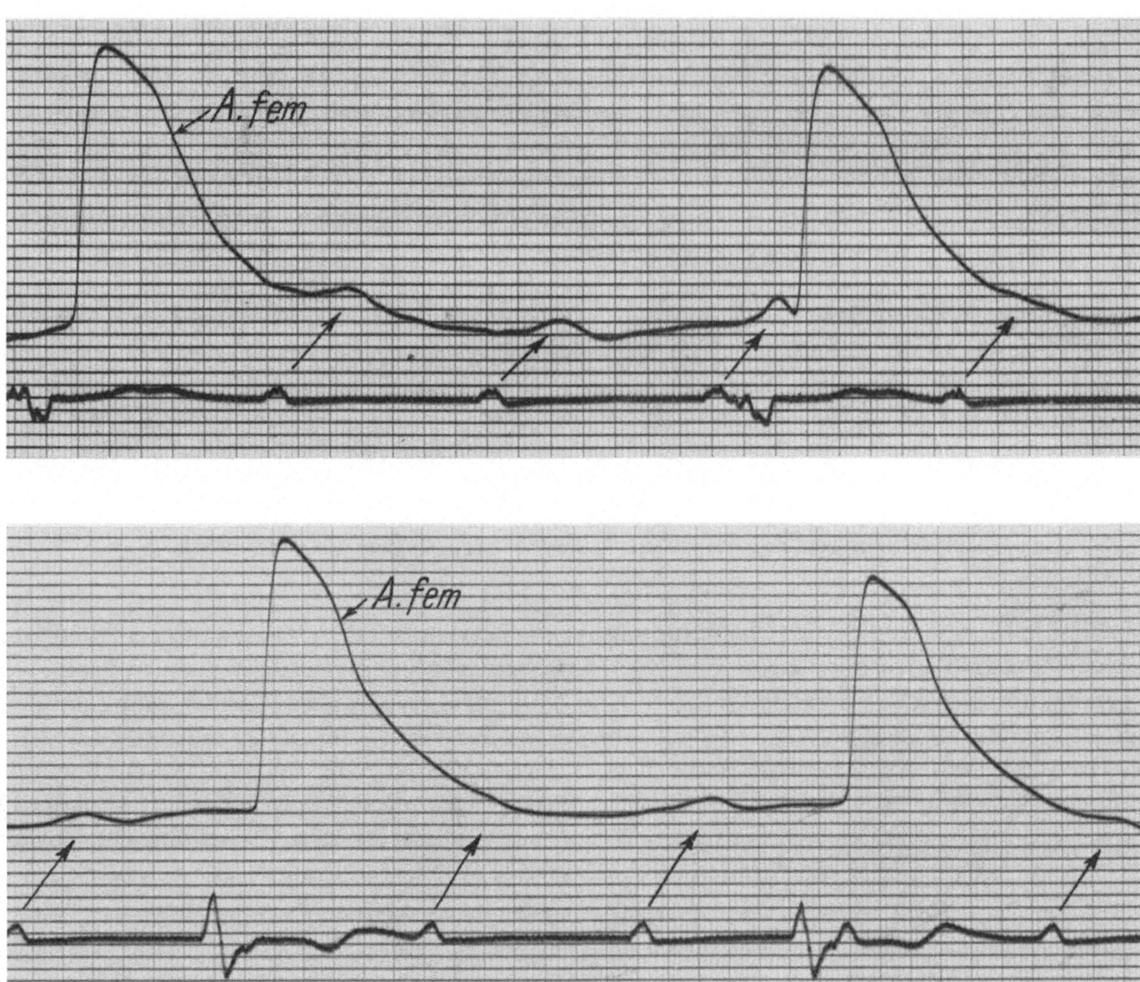


Abb. 100. EKG (Abl. II) und Femoralispuls bei totalem av-Block. Jeder isolierten Vorhofaktion folgt im Femoralispuls eine positive Welle. Bei den Kammeraktionen fehlt im Puls die normale Vorwelle. (Aus: Jungmann und Gadermann 1957)

*Zusammenfassend* zeigt das Studium der Arterienpulse bei Rhythmusstörungen, daß vollständig frustrane Herzaktionen viel seltener sind, als allgemein angenommen wird. Extrasystolie wie auch absolute Arrhythmie lassen fast nach jeder Herzaktion eine je nach Dauer der Füllungszeit schwächere oder stärkere Auswärtsbewegung der Arterienwand erkennen. Die Feststellung eines Pulsdefizits ist abhängig von der „Feinfühligkeit" des Untersuchers.

Beim totalen av-Block erzeugen die isolierten Vorhofaktionen ebenfalls kleine, dem peripheren Puls überlagerte Wellen und gestatten dadurch eine Unterscheidung zwischen av-Block und Sinusbradycardie. Fallen diese mit der Vorhofkontraktion zusammenhängenden Wellen in die dikrote Welle des vorausgehenden Pulses, so wird eine verstärkte Dikrotie vorgetäuscht. Tachycardien

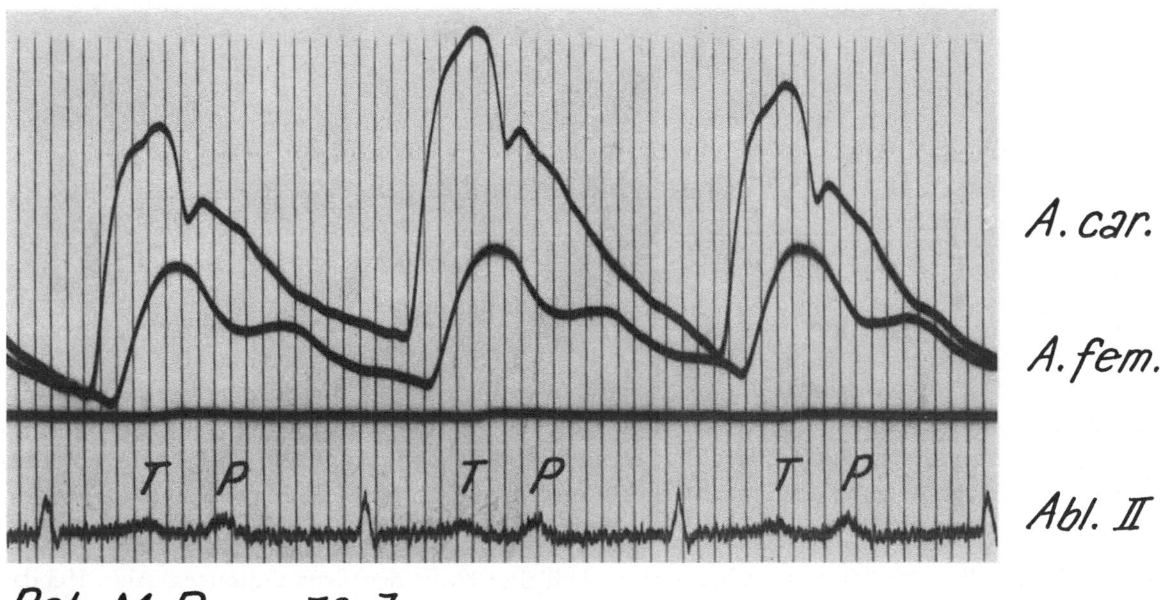


Abb. 101. Verlängerung der av-Überleitungszeit führt zur Überhöhung der Dikrotie des vorausgehenden Pulses und täuscht eine starke Grundschwingung vor

über 100 Schläge/min führen im Femoralis- und Fußpuls zur Dikrotuspfropfung. Die Grundschwingung kann dann nur noch im Carotispuls beurteilt werden.

Eine unregelmäßige Herzaktion (absolute Arrhythmie) hat keinen wesentlichen Einfluß auf die Form des peripheren Pulses, nur auf die Amplitude. Der Zustand des Arteriensystems kann genauso wie bei anderen Kreislauferkrankungen aus der Pulsform beurteilt werden.

# XV. Endokrine Erkrankungen

## a) Schilddrüsenüberfunktion

Liegt eine Schilddrüsenüberfunktion vor, so wird zusammen mit der Steigerung des Sauerstoffverbrauchs das Minutenvolumen des Herzens erhöht. Hieran ist gewöhnlich sowohl eine Zunahme des Schlagvolumens wie auch eine Tachycardie beteiligt. Abweichend vom Verhalten des Arterienpulses beim Gesunden mit hohem Herzminutenvolumen werden dann, wenn eine Hyperthyreose besteht, zusätzliche Pulssymptome vorgefunden, die auf eine echte Kreislaufregulationsstörung hinweisen.

Abb. 102 zeigt diese Verformungen bei unterschiedlicher Höhe des Grundumsatzes, Abb. 103 das Verschwinden der Deformierung des Femoralispulses im Verlauf einer Radiojodbehandlung bei Thyreotoxikose.

Im Carotispuls ist die zweite Vorschwingung fast völlig in den aufsteigenden Schenkel einbezogen (kurze Anspannungszeit). Der systolische Anstieg ist steil, der Gipfel wird früh in der Systole erreicht (pulsus celer et altus). Im Gegensatz zur Aorteninsuffizienz ist die Klappenschlußincisur hier stets zu erkennen und liegt oft tief in der Nähe der Basislinie. Der frühdiastolische Buckel (Dikrotie) ist sehr unterschiedlich ausgebildet. In einigen Fällen besteht offensichtlich eine mächtige Grundschwingung, trotz hoher Grundumsatzsteigerung (Abb. 102 oben), in anderen ist sie flach. Eine Beziehung zur Höhe des Grundumsatzes besteht nicht, eher nach bisherigen Erfahrungen ein Zusammenhang der Ausprägung der Grundschwingung mit der Intensität der Kreislaufbeschwerden. Eine schwache Dikrotie findet sich meist bei Kranken, deren subjektive Beschwerden stärker sind als nach der Höhe des Grundumsatzes zu erwarten wäre (Abb. 102 mitte).

Im Femoralispuls überlagern sich dem Kurvenanstieg bei starker Überfunktion regelmäßig Druckanstiegsschwingungen (DAS). Diese Schwingungen treten zusammen mit einem Gefäßgeräusch auf und entstehen — ebenso wie bei der Aorteninsuffizienz — aus einem Mißverhältnis zwischen Auswurfleistung des Herzens und Tonus der Arterien. Sie sind also auch hier ein objektives Symptom einer Kreislaufdysregulation (Abb. 102 u. 103). Die Dikrotie ist wegen der Tachycardie im Femoralispuls nicht zu differenzieren; sie verschwindet im folgenden Puls (Dikrotuspfropfung).

Auch der Fußpuls läßt einen Steilanstieg sowie eine Dikrotuspfropfung erkennen, Druckanstiegsschwingungen fehlen dagegen nach unseren Erfahrungen. Die Pulswellengeschwindigkeit ist im Rumpf relativ langsam, im Bein normal.

Die Hyperthyreose ist eine der wenigen Erkrankungen, bei der sich eine Minutenvolumenbestimmung nach den Methoden von WEZLER und BÖGER (1939) oder BRÖMSER und RANKE (1930) aus diagnostischen Gründen lohnt. Nach umfangreichen Untersuchungen besonders von BRYDE (1960)

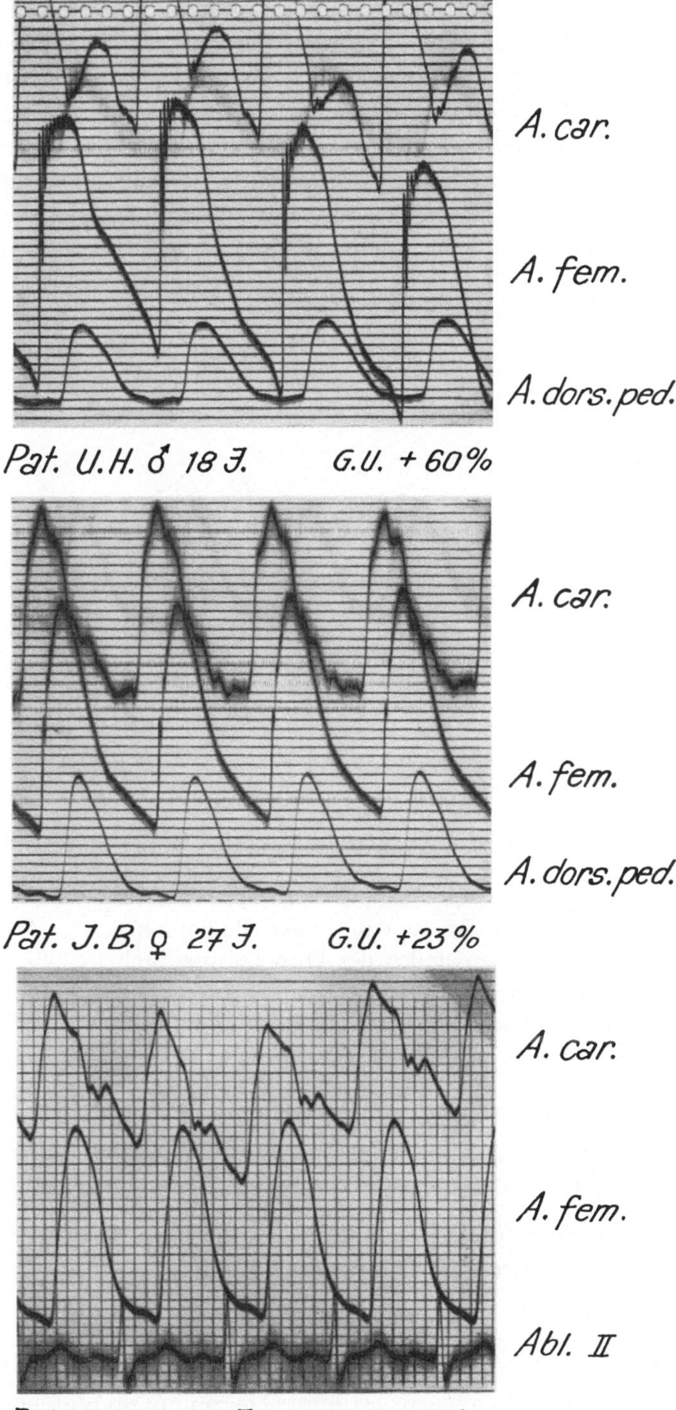



Abb. 102. Pulsbilder einer schweren Hyperthyreose (oben), einer mäßigen Schilddrüsenüberfunktion (mitte) und eines durch das Studium des Radiojod-Stoffwechsels diagnostizierten Hyperthyreoids mit Tachycardie. Charakteristisch für die echte Überfunktion sind die starken Druckanstiegsschwingungen im Femoralispuls. Eine Dikrotuspfropfung besteht in allen drei Fällen

an unserer Klinik steht das Herzminutenvolumen, bezogen auf die Körperoberfläche (sog. Herz-index) in enger Beziehung zum Sauerstoffverbrauch, wenn dieser ebenfalls auf die Körperoberfläche bezogen wird (JUNGMANN und GADERMANN 1959). Damit besteht eine gute Korrelation zwischen Herzindex und prozentualer Grundumsatzsteigerung (Abb. 104). Auch bei der Schilddrüsenüber-funktion arbeitet der Kreislauf im Dienste des Stoffwechsels. Aus dem Ergebnis einer physikalischen Kreislaufanalyse läßt sich also die Stoffwechselsteigerung abschätzen. Nur wenn gleichzeitig eine Anaemie, ein Herzfehler oder eine stärkere Arteriosklerose im Spiel ist, werden die Minutenvolu-menbestimmungen unsicher und der Vergleich ungenau.

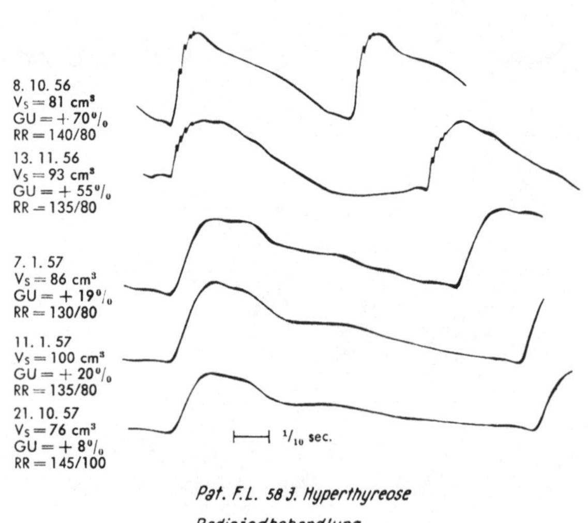




Abb. 103. Veränderungen des Femoralispulses bei Thyreotoxikose im Verlauf einer Radiojodbe-handlung. Verschwinden der DAS bei praktisch unveränderten systolischen und diastolischen Blutdruckwerten. (Aus: GADERMANN und JUNG-MANN 1960)

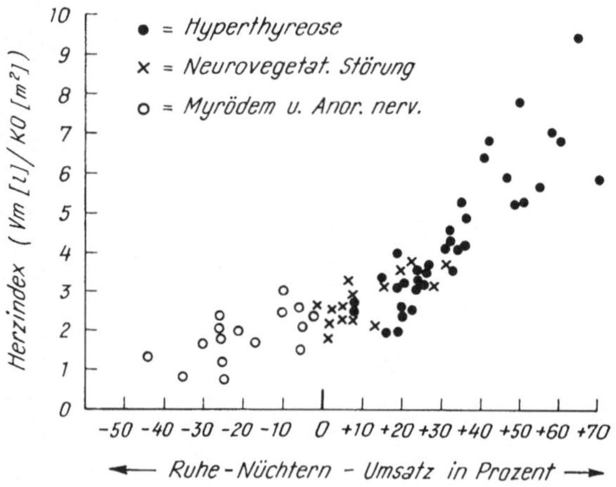

Abb. 104. Die Beziehungen zwischen Herzindex (Minutenvolumen bezogen auf die Körperober-fläche) und der prozentualen Abweichung des Grundumsatzes vom Sollwert

*Zusammenfassend* zeigt der Arterienpuls bei Hyperthyreose folgende Besonderheiten:

In der A. carotis eine sehr kurze zweite Vorschwingung, einen pulsus celer et altus, eine wechselnd starke Dikrotie und eine deutliche Klappenschlußincisur.

In der A. femoralis einen steilen systolischen Kurvenanstieg, fast immer mit Druckanstiegsschwin-gungen, sowie eine Dikrotuspfropfung.

In den Fußarterien ebenfalls einen pulsus celer und eine Dikrotuspfropfung.

Die Pulswellengeschwindigkeit im Rumpf ist relativ verlangsamt.

Das morgens nüchtern bestimmte Herzminutenvolumen (bezogen auf die Körperoberfläche = Herz-index) steht in enger Beziehung zur Steigerung des Stoffwechsels.

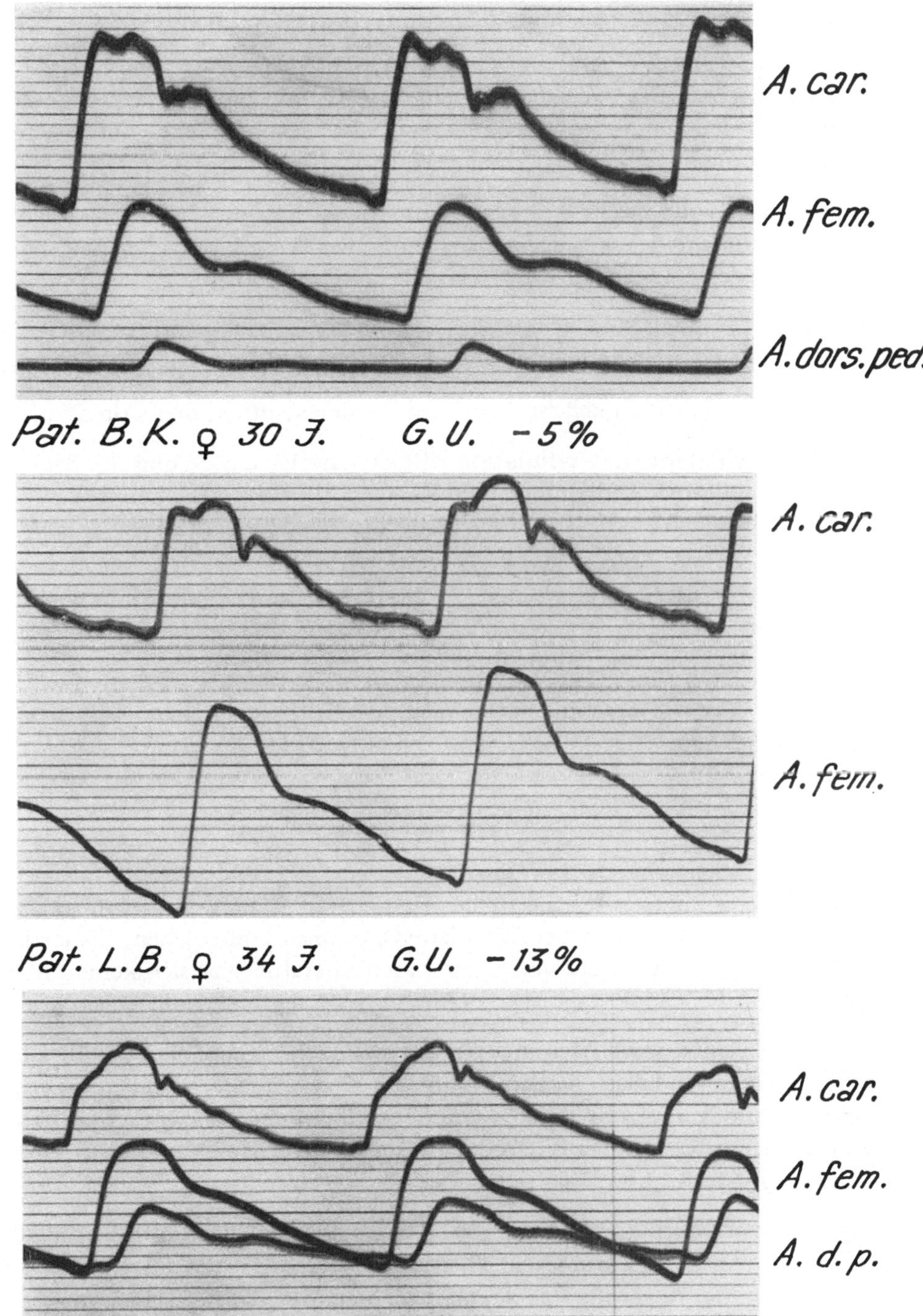



Abb. 105. Schilddrüsenunterfunktion unterschiedlicher Ausprägung. (Auch bei Pat. B. K. mit einem Grundumsatz von − 5 % bestanden klinische Zeichen der Unterfunktion). Außer einem spätsystolischen Buckel im Carotispuls keine pathologischen Pulssymptome

## b) Schilddrüsenunterfunktion (Myxödem)

Mit der Reduzierung des Sauerstoffverbrauchs geht bei der Schilddrüsenunterfunktion eine Verminderung des Herzminutenvolumens einher, meist verbunden mit einer Bradycardie und gelegentlich auch Hypotonie.

Im Carotispuls ist die zweite Vorschwingung stets deutlich abgesetzt (lange Anspannungszeit). Relativ frühzeitig entwickelt sich ein spätsystolischer Buckel im Carotispuls auch bei jüngeren Personen, über dessen Entstehung keine Klarheit besteht (Abb. 105).

Femoralis- und Fußpuls sind unauffällig; fast immer ist eine deutliche Dikrotie zu erkennen. Bei älteren Patienten bestimmen die Zeichen einer Arterieosklerose die Pulsform (s. dort).

Die Pulswellengeschwindigkeit ist normal, d. h. sie entspricht dem Alter.

Auch bei der Schilddrüsenunterfunktion läßt sich die Verminderung des Sauerstoffverbrauchs aus dem unter Grundumsatzbedingungen gemessenen Herzindex (Herzminutenvolumen pro Körperoberfläche) bestimmen (Abb. 104), doch ist die Korrelation nicht so eng wie bei der Hyperthyreose.

*Zusammenfassend* ist der Carotispuls des Hypothyreose-Kranken durch eine deutlich abgesetzte zweite Vorschwingung und einen spätsystolischen Buckel gekennzeichnet. Der periphere Puls und die Pulswellengeschwindigkeit sind unauffällig.

Aus dem Herzindex (Herzminutenvolumen pro Körperoberfläche) läßt sich die Grundumsatzminderung abschätzen.

## c) Andere endokrine Erkrankungen

Sicherlich wäre es interessant, eine Reihe von anderen endokrinen Störungen zu untersuchen, besonders solche, die mit typischen Kreislaufsymptomen einhergehen. Bisher liegen hier aber nur wenig Erfahrungen vor. In der uns erreichbaren Literatur fand sich keine Publikation, in welcher der Arterienpuls bei endokrinen Erkrankungen (z. B. der Nebenniere) beschrieben wurde.

Der Morbus Cushing weist nach unseren Erfahrungen regelmäßig eine über die Altersnorm und über die Steigerung des diastolischen Blutdrucks hinausgehende Beschleunigung der Pulswellengeschwindigkeit im Rumpf auf. Zusammen mit der meist deutlichen, aber verkürzten Grundschwingung berechnet sich ein hoher E'. In der A. carotis wird häufig ein pulsus tardus auch bei jungen Menschen registriert.

In einem Fall von Morbus Addison (Abb. 106) mit einem Blutdruck von 100/70 mm Hg und einer Herzfrequenz von 63 min wurde ein kleines Herzminutenvolumen von ca 3 l berechnet. An der Pulsform fällt in der A. carotis eine deutlich abgesetzte zweite Vorschwingung auf (lange Anspannungszeit). Im Femoralispuls ist die Dikrotie zu erkennen, ihre Schwingungsdauer jedoch sehr kurz (300 msec anstatt etwa 420 msec). Da die Pulswellengeschwindigkeit mit 5,3 msec nicht beschleunigt, sondern eher verlangsamt war, dürfte die kurze Grundschwingungsdauer Ausdruck einer stär-

Abb. 106. Beispiel einer Pulsregistrierung bei M. Addison (Blutdruck 100/70 mm Hg). Auffallend ist die weit abgesetzte zweite Vorschwingung im Carotispuls und die sehr kurze Grundschwingungsdauer im Femoralis- und Fußpuls

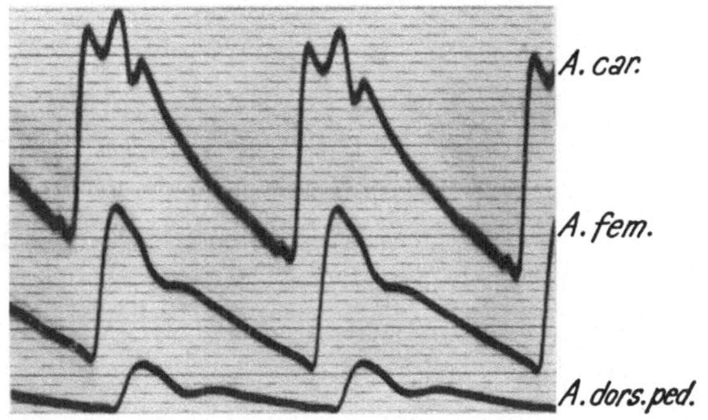


keren Zentralisation im arteriellen System sein (s. Kap.: XIIb). Im geschilderten Fall bestand klinisch kein schweres Krankheitsbild.

Aus den bislang nur spärlich vorliegenden Befunden lassen sich einstweilen keine allgemein gültigen Schlüsse ziehen.

# XVI. Regulationsstörungen des Kreislaufs

Unter Regulations- bzw. Funktionsstörungen des Kreislaufs werden hier Abweichungen vom normalen Kreislaufverhalten verstanden, die mit subjektiven Beschwerden einhergehen und die körperliche Leistungsfähigkeit einschränken, ohne daß unter Ruhebedingungen ein krankhafter organischer Befund mit den üblichen klinischen Untersuchungsmethoden erhoben werden kann.

An Versuchen, solche Funktionsstörungen in typische Syndrome zu ordnen, hat es nicht gefehlt. Eine befriedigende Lösung wurde bisher nicht gefunden. Alle Einteilungen beruhen darauf, daß charakteristische Symptome zur Differenzierung herangezogen wurden. In den meisten Fällen werden hierzu standardisierte Belastungstests angegeben (z. B. SCHELLONG-Test). WEZLER, THAUER und GREVEN haben 1940 mit der physikalischen Kreislaufanalyse in Kombination mit Stoffwechseluntersuchungen versucht, am liegenden Menschen vagotone und sympathicotone Kreislaufsituationen zu objektivieren. Dieses Verfahren wurde von HOFF und LOSSE (1955) erweitert und mit Erfolg in die Klinik übernommen. Eine Reihe funktioneller Kreislaufstörungen konnten damit als vagotone oder sympathicotone Regulationsstörungen erfaßt werden. Andere jedoch lassen sich dieser Unterteilung nicht zuordnen, da entweder keine typische Einstellung des Kreislaufs unter Ruhebedingungen besteht oder aber die Hämodynamik sich ständig in weitem Rahmen ändert.

Wir fühlten uns aus diesem Grunde nicht berechtigt, hier eine neue Einteilung der Kreislaufstörungen auf Grund der Pulssymptome zu versuchen oder die bisher beschriebenen Syndrome der Reihe nach zu besprechen. Vielmehr sollen die registrierbaren Pulsänderungen bei Regulationsstörungen des Kreislaufs zusammen mit den nach bisherigen Erfahrungen dabei auftretenden subjektiven Beschwerden besprochen werden.

Die folgende Darstellung erhebt also weder Anspruch auf Vollständigkeit noch auf Systematik. Sie zeigt aber Möglichkeiten auf, Funktionsstörungen auch in Fällen zu objektivieren, in denen die üblichen klinischen Untersuchungsmethoden versagen.

## a) Pulsus celer

In der A. carotis ist ein pulsus celer mit frühem Gipfel und tiefliegender Klappenschlußincisur ein häufiger Befund bei Patienten, die über „Herzklopfen", Nervosität und Schlaflosigkeit klagen. (Abb. 108 ob. und 107 mitte.) In schweren Fällen finden sich ein sog. Wasserhammereffekt (vergl. Abb. 29) und im Femoralispuls Druckanstiegsschwingungen (Abb. 107 unten). Dann werden auch häufig Mißempfindungen in der Kreislaufperipherie geschildert, wie z. B. lästiges Klopfen der Gefäße. Die Ruhepulsfrequenz ist meist gering beschleunigt, in der Regel nicht über 85 Schläge/min. Der Blutdruck erscheint unauffällig, die Pulswellengeschwindigkeit ist normal, das nach BRÖMSER und RANKE berechnete Herzminutenvolumen erhöht, während der Grundumsatz und das Studium des Radiojodstoffwechsels keinen Hinweis auf eine Schilddrüsenerkrankung geben. Trotzdem sind sowohl das Pulsbild als auch der Typ der subjektiven Beschwerde der Hyperthyreose ähnlich (vergl. Abb. 102). Von HOFF und LOSSE (1955) wird diese Kreislaufsituation als Sympathicotonie bezeichnet. Ihr liegt sehr wahrscheinlich eine unökonomische Weiterstellung großer Arterienprovinzen zugrunde, wobei das Herz durch ein großes Minutenvolumen den Blutdruck aufrecht hält. Dieses Mißverhältnis zwischen Arterientonus und Herzfunktion drückt sich u. a. im Auftreten der DAS aus, die Vibrationen der Gefäßwand entsprechen und durch die vom Herzen ausgehenden steilen Druckstöße erzeugt werden (s. Kap.: IIIb).

Mit der Besserung der Beschwerden normalisieren sich auch Pulsbild und Herzminutenvolumen.

## b) Druckanstiegsschwingungen (DAS)

Nicht nur bei der sog. Sympathiconie und bei der Hyperthyreose finden sich DAS im Femoralispuls als objektivierbares Symptom einer Dysregulation. Abb. 109 unten zeigt das Pulsbild eines 16jährigen Jungen, der wegen Ohnmachtsanfällen zur Untersuchung kam. Die physikalische Kreislaufanalyse zeigte eine vagotone Situation mit Bradycardie und kleinem Herzminutenvolumen. Klinisch ergab sich kein weiterer pathologischer Befund. Im Femoralispuls sind DAS zu erkennen als einziger Hinweis auf eine „Dystonie" des Arteriensystems. Abb. 109 oben zeigt einen ähnlichen Fall, doch kam es hier nicht zur Ausbildung von DAS sondern zu einem Wasserhammereffekt im Femoralispuls. Auch im Fußpuls erscheint die Gipfelzeit stark verkürzt (60 msec); es besteht ein pulsus celer in der Peripherie, angedeutet auch in der A. carotis bei Bradycardie.
Solche Regulationsstörungen, die dem Formenkreis der Vagotonie nach HOFF und LOSSE (1955) nahestehen, sind relativ selten, die subjektiven Beschwerden meist gering. Gelegentlich treten sog. vagovasale Synkopen auf.

## c) Dikrotie

Häufig findet sich bei Patienten, die über Kreislaufbeschwerden klagen, eine Abflachung, gelegentlich auch ein völliges Verschwinden der Dikrotie, ohne daß klinische Anhaltspunkte für eine Arteriosklerose bestehen. Abb. 107 zeigt drei Beispiele von jüngeren Patienten. Subjektiv dominieren Klagen über geringe körperliche Leistungsfähigkeit, Atemnot bei Anstrengung, gelegentlich Schwindel bei Lagewechsel. Oft sind es Patienten, bei denen durch längeres Krankenlager ein erheblicher Trainingsverlust eingetreten ist.

Wenn die Vorstellung richtig ist, daß die Grundschwingung durch Koordination (Resonanz) der Eigenschwingungen der größeren Arterien und ihrer Verzweigungen zustande kommt, dann darf dieser Dikrotieverlust als Störung der Koordination, als „Dystonie" im Arteriensystem selbst auf-

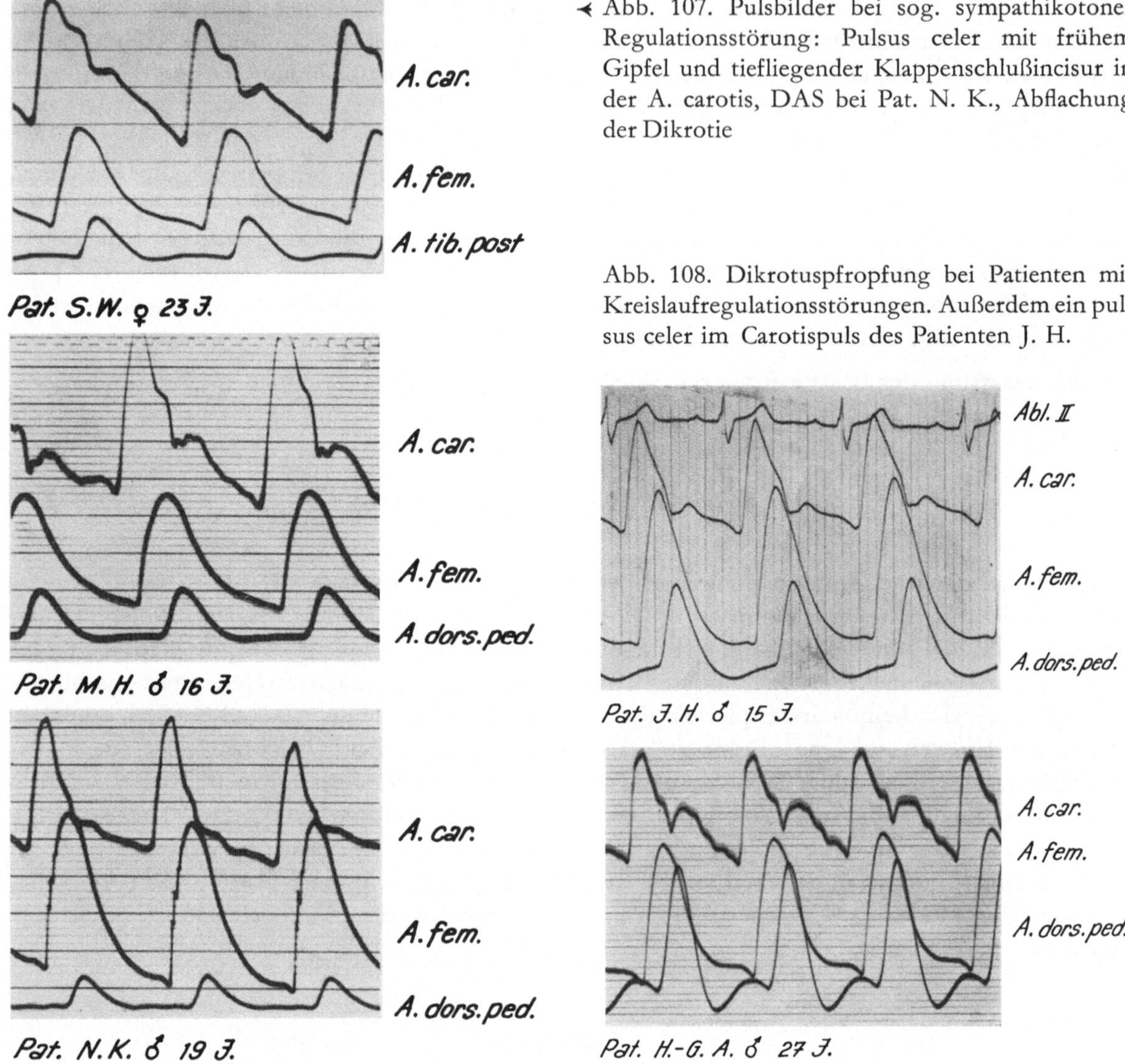



◄ Abb. 107. Pulsbilder bei sog. sympathikotoner Regulationsstörung: Pulsus celer mit frühem Gipfel und tiefliegender Klappenschlußincisur in der A. carotis, DAS bei Pat. N. K., Abflachung der Dikrotie

Abb. 108. Dikrotuspfropfung bei Patienten mit Kreislaufregulationsstörungen. Außerdem ein pulsus celer im Carotispuls des Patienten J. H.

gefaßt werden. Klinisch läßt sich auch in diesen Fällen mit den üblichen Untersuchungsverfahren kein pathologischer Befund erheben. Es leuchtet ein, daß eine solche Regulationsstörung nur mit Registrierungen objektiviert werden kann, in denen sich die Arterienfunktion und -regulation widerspiegelt. Besonders geeignet ist nach unseren Erfahrungen hierfür die Pulsschreibung.

Mit dem Verschwinden der Regulationsstörung und mit zunehmender körperlicher Leistungsfähigkeit bildet sich wieder eine kräftige Dikrotie aus. Dies läßt sich am besten aus postoperativen Verlaufsbeobachtungen erkennen (s. Kap.: XIa).

### d) Koordination zwischen Herz- und Gefäßeigenrhythmus

Das optimale Verhältnis zwischen Herzfrequenz und der Frequenz der arteriellen Grundschwingung (bzw. zwischen Pulsdauer und Grundschwingungsdauer) beträgt in Ruhe 1:2, bei Bradycardien 1:3 (s. Kap.: IIIb). Ist die Herzfrequenz relativ zu schnell oder die Grundschwingungsdauer relativ zu lang, kommt es zur unvollständigen Dikrotuspfropfung; beträgt das Frequenzverhältnis 1:1, zur vollständigen Dikrotuspfropfung. Abb. 108 gibt zwei Beispiele wieder. Die Ruhepulsfrequenz ist jeweils mit ca 85 Schlägen/min gering aber nicht auffällig beschleunigt, der nachfolgende Puls beginnt auf oder kurz hinter dem Gipfel der Dikrotie des vorangehenden Pulses.

In dem Fall der Abb. (110) ist bei normal erscheinender Pulsfrequenz um 70 Schlägen/min die Dauer der Grundschwingung T ungewöhnlich lang (über 550 m/sec). Wahrscheinlich liegt die Ursache in einem Tonusverlust der mittleren und kleinen Arterien. Dadurch wird das schwingungsfähige Arterienvolumen vergrößert. Gleichzeitig ist die Koordination (Resonanz) zwischen den Arterienprovinzen gestört, die Dikrotie wird deshalb abgeflacht. Häufig ist in solchen Fällen mit der Einschränkung der körperlichen Leistungsfähigkeit ein orthostatisches Syndrom verbunden. Nach einer der therapeutisch bewährten Kaltwasseranwendungen verschwindet die Neigung zum orthostatischen Kollaps. Gleichzeitig stellt sich eine ganzzahlige Koordination zwischen Herzfrequenz und Eigenschwingung des Arteriensystems ein und die Dikrotie wird markanter (Abb. 110, vergl. auch Abb. 117).

Ist die Pulsfrequenz relativ zu langsam oder die Grundschwingungsdauer relativ zu kurz, dann wird ebenfalls die Koordination zwischen Herz- und Gefäßsystem gestört. Der Quotient Pulsdauer/Grundschwingungsdauer wird größer als 2,0, in seltenen Fällen, z. B. bei Sportlern nach zu hohen Trainingsanforderungen, größer als 3,0 (GADERMANN, HILDEBRANDT und JUNGMANN 1961). Abb. 111 zeigt eine Zusammenstellung dieser Quotienten bei Patienten mit Kreislaufregulationsstörungen. Sie streuen über einen großen Bereich, ganzzahlige Verhältnisse werden selten gefunden. (Vergl. a. Abb. 22). Voraussetzung für eine exakte Untersuchung der rhythmischen Koordination am Kreislauf ist allerdings die Erfassung der wirklichen Ruhepulsfrequenz. Situationsbedingte Pulsbeschleunigungen lassen sich durch Wiederholung der

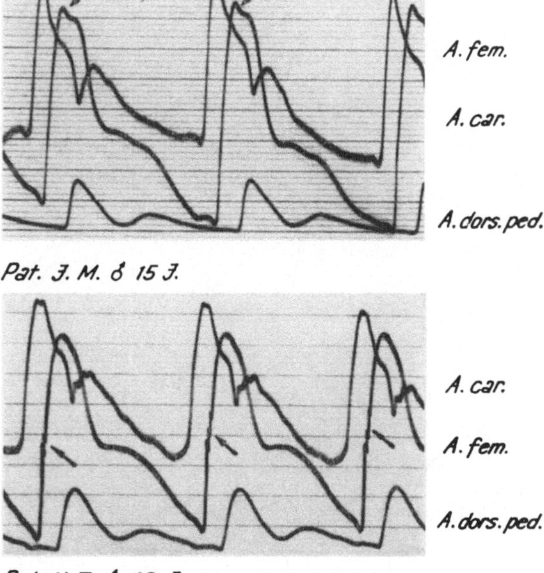


Abb. 109. Pulsbild bei sog. vagotoner Kreislaufregulationsstörung mit Bradycardie und kleinem Herzminutenvolumen. Oben: Wasserhammereffekt im Femoralispuls (Pfeil), pulsus celer in der A. dorsalis pedis. Unten: DAS (Pfeil) bei sonst unauffälligem Arterienpuls

Untersuchung, respiratorische Arrhythmien durch lange Registrierungen (mindestens 1 Min.) ausschalten. Die Grundschwingungsdauer ist von respiratorischen Einflüssen ziemlich frei. Nur bei starker Hyperventilation werden deutliche respiratorische Einflüsse gesehen (HACKBARTH, unveröfftl.). Auf die Koordination der Pulsfrequenz zur Atemfrequenz sei in diesem Zusammenhang nur hingewiesen. Im Optimalfall kommt auf 4 Pulsschläge 1 Atemzug (HILDEBRANDT 1960).

Grundschwingungs-, Puls- und Atemfrequenz lassen sich in einem Untersuchungsgang feststellen. Die Messung der Atemfrequenz wird entweder mit Auge und Stoppuhr oder nach HILDEBRANDT mit einer um den Leib gelegten Manschette vorgenommen, wobei der Patient die Beobachtung der Atmung nicht bemerken darf, da sonst sofort psychogene Einflüsse auf den Atemrhythmus wirksam werden.

Störungen der ganzzahligen (harmonischen) Frequenzverhältnisse sind ein empfindlicher Indikator für Funktions- und Regulationsanomalien (Einzelheiten siehe HILDEBRANDT 1960). Doch sind sie weitgehend unspezifisch und kommen praktisch bei allen Formen der funktionellen Kreislaufstörungen vor.

### e) Der Tonus der Arterien

Wichtige Faktoren für die Diagnostik der Kreislaufregulationsstörungen sind die Pulswellengeschwindigkeit und der elastische Kreislaufwiderstand E' (s. Kap.: V und VI), berechnet nach der Formel von WEZLER und BÖGER. Nach unseren Erfahrungen gibt es eine große, aber in ihrer Symptomatik relativ gut zu charakterisierende Gruppe von Patienten mit Kreislaufstörungen, die sich bei sonst unauffälligen Befunden durch eine erhöhte Pulswellengeschwindigkeit und einen gesteigerten E' auszeichnet. Subjektiv werden vorwiegend nervöse Spannung, Unruhegefühl und Schlaf-

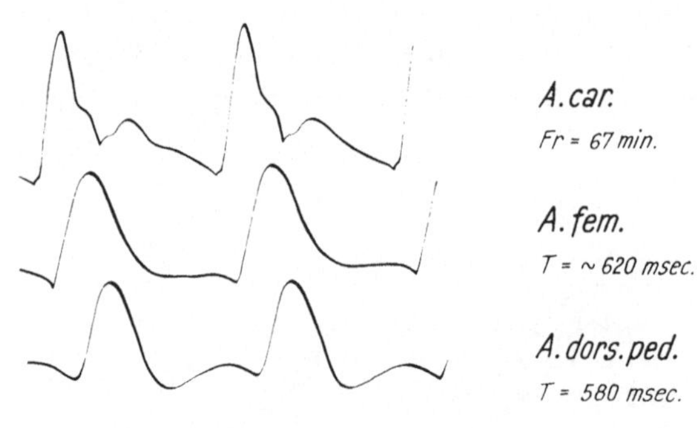


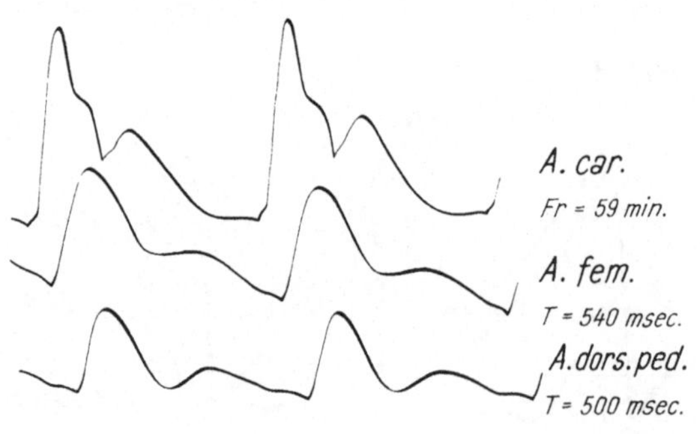


Abb. 110. Oben: Orthostatische Kreislaufregulationsstörung nach langer Bettlägerigkeit: Ungewöhnlich lange Grundschwingungsdauer bei normaler Pulsfrequenz mit Störung der Koordination zwischen Puls- und Grundschwingungsdauer (unvollständige Dikrotuspfropfung). Unten: Normalisierung des Pulsbildes und ganzzahlige Koordination von Puls- und Grundschwingungsdauer nach kaltem Oberschenkelguß

losigkeit neben allgemeiner Leistungsminderung empfunden. Diese Patienten reiht man oft in die Gruppe der Sympathicotoniker ein. Sie unterscheiden sich aber grundsätzlich von den Patienten mit der in Abschnitt a (pulsus celer) beschriebenen Funktionsstörung durch das Fehlen der Tachycardie. Auch berechnet sich ihr Herzminutenvolumen relativ klein. Solche Kranken neigen zu gelegentlichem Blutdruckanstieg, ein Symptom, das den unter a beschriebenen sympathicotonen Regulationsstörungen ebenfalls fehlt. Sehr wahrscheinlich ist bei den Patienten mit erhöhtem E'keine unökonomische Weitstellung der peripheren Arterien das führende Symptom der Regulationsstörung, sondern im Gegenteil eine Engstellung durch erhöhten Vasokonstriktorentonus. Die Diagnose ist um so verläßlicher, je größer das Mißverhältnis zwischen dem meist normalen diastolischen Blutdruck und dem erhöhten E' ist (s. Kap. X, Hypertonie). Der E' verliert allerdings seine diagnostische Bedeutung, wenn eine Arteriosklerose das Bild kompliziert, da bei stärkeren regressiven Gefäßwandveränderungen die Pulswellengeschwindigkeit ebenfalls ansteigt. Meist ist dann aber auch die Dikrotie eingeebnet, wodurch die Berechnung des E' unmöglich wird, und schließlich finden sich im Puls noch andere Sklerosezeichen (s. Kap.: VIII).

Als Grenzwert für die Pulswellengeschwindigkeit im Bein darf nach unseren Erfahrungen 10 m/sec gelten. Für die Pwg im Rumpf ist es wegen der stärkeren Altersabhängigkeit schwerer, Grenzen anzugeben. Werte über 10 msec. sind aber in jedem Fall pathologisch. Dagegen ist der E' altersunabhängig (s. Kap.: VI), wird aber von der Körpergröße beeinflußt. Werte über 2000 Einheiten sind beim Erwachsenen nach unseren Erfahrungen immer das Zeichen einer Kreislaufstörung, wenn der diastolische Blutdruck 90 mm Hg nicht übersteigt. Bei großen Menschen von über 1,80 m Körperlänge dürfen 1800 Einheiten als Obergrenze gelten.

Ein erhöhter E' berechnet sich auch bei der sog. Zentralisation des Kreislaufs, die als Kompensation einer verminderten Förderleistung des Herzens vom gesunden Arteriensystem eingehalten wird (s. Kap.: XIIb und XIII).

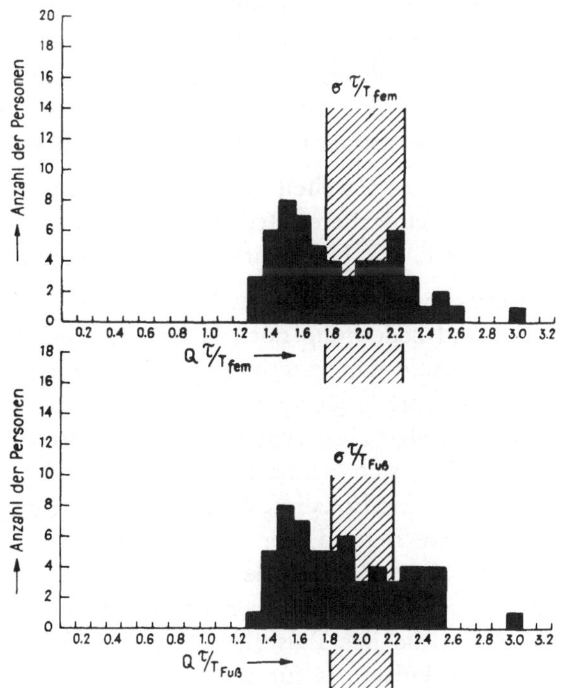


Abb. 111. Der Quotient aus Pulsdauer ($\tau$) und Grundschwingungsdauer (T), gemessen am Femoralis- (oben) und am Fußpuls (unten) streut bei Kreislaufregulationsstörungen in einem weiten Bereich. Bei Gesunden liegt die Streuung im schraffierten Feld. Vergl. auch Abb. 22. (Aus: GADERMANN, HILDEBRANDT und JUNGMANN 1961)

Sie unterscheidet sich von einer peripheren Regulationsstörung mit erhöhtem E' dadurch, daß die Pwg normal, eher verlangsamt, die Grundschwingungsdauer aber stark verkürzt ist.

Erniedrigte Pwg und kleiner E' bei normalem Blutdruck sind offensichtlich selten. Als untere Normgrenze gilt für den E' beim Menschen unter 1,70 m Körpergröße 1400, bei Personen über 1,80 m Körpergröße 1200 Einheiten. Erniedrigte Meßwerte finden sich manchmal, aber nicht regelmäßig bei Patienten mit orthostatischen Regulationsstörungen (s. Abb. 100). Mit einer niedrigen Pwg kombiniert sich dann eine auffallend lange Grundschwingungsdauer. Subjektive Symptome sind oft Antriebsschwäche, Hinfälligkeit, depressive Verstimmung. Doch kann ein erniedrigter E' durchaus zusammen mit den Symptomen der unter a beschriebenen Gruppe (Tachycardie, pulsus celer, DAS, großes Herzminutenvolumen) vorkommen.

Daß ein Tonusverlust der Arterien, gemessen am deutlich erniedrigten E', als Symptom einer Kreislaufregulationsstörung aufzufassen ist, beweist sich aus dem Anstieg des E' mit Besserung der Leistungsfähigkeit.

### f) Kombination der beschriebenen Pulssymptome

Fast nie kommen die hier beschriebenen Pulssymptome bei Regulationsstörungen des Kreislaufs isoliert vor. Fälle, wie z. B. der in Abb. 109 unten beschriebene, wo nur DAS als einziges Pulssymptom gefunden wurde, sind Ausnahmen. Meist ist mit der unter Abschnitt a erläuterten sog. Sympathicotonie eine Abflachung der Dikrotie verbunden (Abb. 107). Der erhöhte E' ist nicht selten mit der unter Abschnitt b aufgeführten, dem vagotonen Formenkreis nach HOFF und LOSSE nahestehenden Störung kombiniert und findet sich u. a. bei Sportlern nach Abbruch des Trainings (s. Kap.: XVIIa). Die ganzzahlige Koordination zwischen Grundschwingungs-, Puls- und Atemrhythmus ist bei fast allen Arten von Regulationsstörungen aufgehoben. DAS finden sich oft zusammen mit einer unvollständigen oder auch vollständigen Dikrotuspfropfung.

Wir haben keine Zweifel, daß sich im Laufe weiterer Überprüfungen und mit der Entwicklung besserer und einfacherer Registriermethoden noch mehr Pulssymptome als brauchbare Kriterien zur Diagnostik von Kreislaufstörungen erweisen werden.

Besonderes Interesse beansprucht u. E. der sog. spätsystolische Buckel im Carotispuls, über dessen Ursache und Bedeutung noch keine Klarheit besteht. Abb. 112 zeigt einen solchen Fall. Die 39-jährige Patientin wurde wegen hypotoner Zustände mit gelegentlicher Ohnmacht unter dem Verdacht eines Morbus ADDISON zur stationären Untersuchung eingewiesen. Eine endokrine Erkrankung konnte aber ausgeschlossen werden. Außer gering erniedrigten Blutdruckwerten um 120/80 mm Hg fanden sich normale Kreislaufbefunde. Da eine chronische Tonsillitis vorlag, wurde der Verdacht auf eine Fokalinfektion ausgesprochen. Das absolut pathologische Pulsbild war der einzige objektive Befund, der am Kreislauf zu erheben war: Spätsystolischer Buckel im Carotispuls und völliger Verlust der Dikrotie. Weder aus der Symptomatik noch aus gründlichen klinischen Untersuchungen ergaben sich bei der relativ jungen Frau Hinweise auf eine stärkere Arteriosklerose, für die das Pulsbild u.a. als charakteristisch gelten darf. Wir hielten es aber nach der Analyse des Pulsbildes für wahrscheinlich, daß hier eine schwere Funktionsstörung im arteriellen

Abb. 112. Pathologisches Pulsbild mit spätsystolischem Buckel im Carotispuls und völligem Verlust der Dikrotie als einziger Kreislaufbefund bei einer Patientin mit Kollapszuständen (Einzelheiten siehe Text)

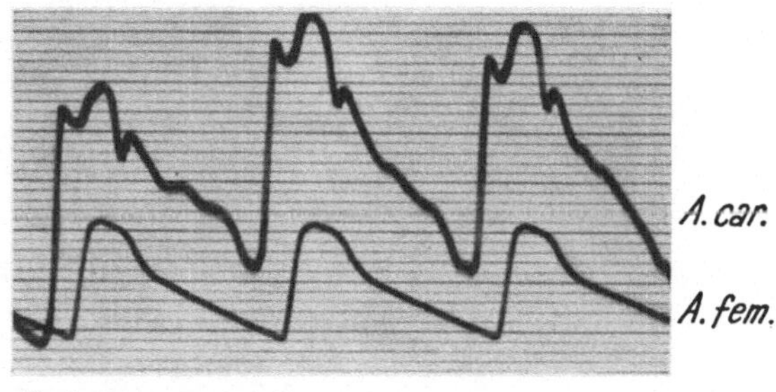


Kreislauf Ursache der oben geschilderten Ohnmachten war, eine Störung, deren Charakter vorläufig nicht näher zu definieren ist.

Dieser Fall möge als Beispiel für die Empirie gelten, auf der die Pulsdiagnostik der funktionellen, klinisch mit den üblichen Methoden nicht objektivierbaren Kreislaufstörungen vorläufig noch basiert. Es wird noch vieljähriger intensiver Arbeit bedürfen, um die Möglichkeiten der Arterienpulsschreibung auf diesem Gebiet auszuschöpfen. Schon jetzt aber lassen sich aus dem Puls objektive Hinweise auf Regulationsstörungen des Kreislaufs gewinnen, die sich uns im Routinebetrieb bewährten.

*Zusammenfassend* finden sich bei Regulationsstörungen des Kreislaufs folgende Pulssymptome, meist in verschiedener Kombination miteinander auftretend: Pulsus celer in der A. carotis; DAS im Femoralispuls; Abflachung oder Aufhebung der Dikrotie; Störung der Koordination zwischen Herzfrequenz und Eigenschwingung der Arterien, z. T. mit Dikrotuspfropfung; schließlich ein gesteigerter oder erniedrigter Tonus der Arterien, gemessen als elastischer Widerstand E'.

# XVII. Spezielle Einwirkungen auf den Kreislauf

## a) Trainingseffekte

Der Kreislauf des trainierten Sportlers weist charakteristische Besonderheiten auf, die zu jahrzehntelangen Diskussionen darüber Anlaß gaben, ob es sich um pathologische Folgen einer „Überanstrengung" oder um Merkmale einer besonders großen Leistungsfähigkeit handelt:

1. Das Herz ist vergrößert, seine Muskelmasse und das Fassungsvermögen der Ventrikel vermehrt. Es enthält in Ruhe eine vergrößerte Restblutmenge (REINDELL 1940 und 1949).

2. Die Pulsfrequenz ist erniedrigt, bei Dauerleistungssportlern, z. B. Langstreckenläufern oft bis auf pathologisch anmutende Werte. Im Zusammenhang damit überschreitet die av-Überleitungszeit im Ruhezustand oft die Normgrenze (Vaguseffekt; Lit. b. REINDELL 1949).

3. Das Schlagvolumen ist normal, das Herzminutenvolumen aber in Ruhe auffallend klein.

4. Der Blutdruck ist meist niedriger, als dem statistisch ermittelten Altersdurchschnitt entspricht (HERXHEIMER; KNOLL u. a., zitiert nach METZNER 1960).

5. Die Pulswellengeschwindigkeit steigt mit zunehmendem Alter weniger an als bei Nichtsportlern (MELLEROWICZ 1956).

Man steht heute auf dem Standpunkt, daß diesen Besonderheiten gewöhnlich keine pathologische Bedeutung zukommt, sondern daß es sich um Trainingsfolgen handelt, die den Sportler zu extremen körperlichen Leistungen befähigen. Unklar ist aber noch, ob diese, besonders für den Dauerleistungssportler typische Kreislaufsituation, einen allgemein gültigen Idealzustand bedeutet.

Immerhin besteht heute die Anschauung, daß der trainierte Sportler auch in höherem Alter — wenn er noch ein gewisses Konditionstraining einhält — weniger anfällig als der Untrainierte für eine Reihe von Kreislaufkrankheiten ist, die heute unter dem Begriff der sog. Zivilisationskrankheiten zusammengefaßt werden, z. B. für die Arteriosklerose. Der vielleicht eindrucksvollste Befund wurde bei dem amerikanischen Marathonläufer De Mar erhoben (zit. in Sem. d. Hopit. Nr. 16, Suppl. 13 1962). Er führte bis kurz vor seinem Tode mit 69 Jahren noch 15-km-Läufe aus. Sein Herzgewicht betrug bei der Autopsie 340 g; an Aorta und Coronararterien fanden sich nur mäßige arteriosklerotische Veränderungen, insbesondere aber war der Innendurchmesser der Herzkranzgefäße um das Dreifache größer als normal.

Auch der Puls des trainierten Leistungssportlers ist durch einige Besonderheiten gekennzeichnet. CURETON untersuchte 1949 in diesem Zusammenhang den Brachialispuls und hält seine Höhe und seine Beziehung zum Blutdruck für eines der wichtigsten Kennzeichen guter Leistungsfähigkeit des Kreislaufs.

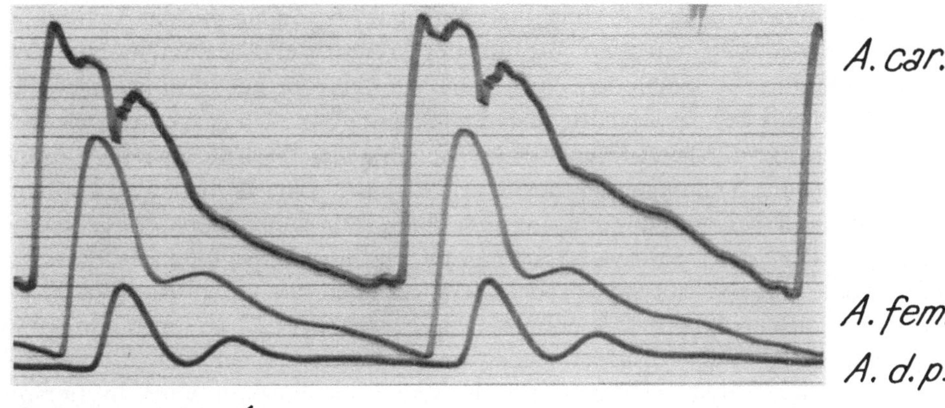


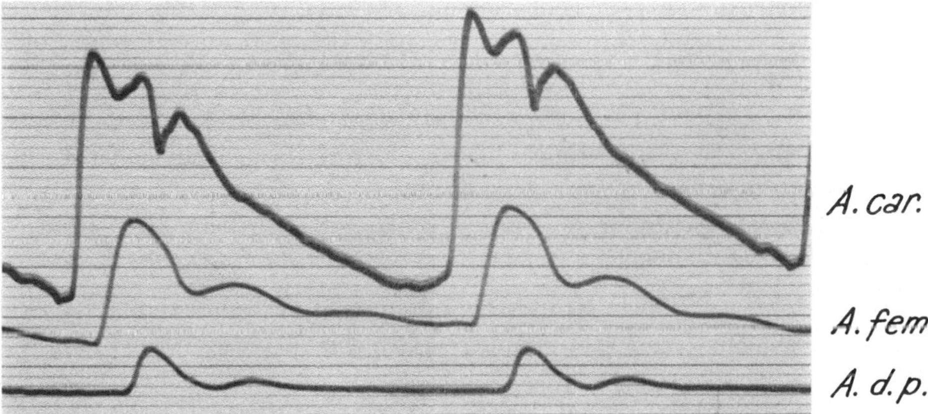


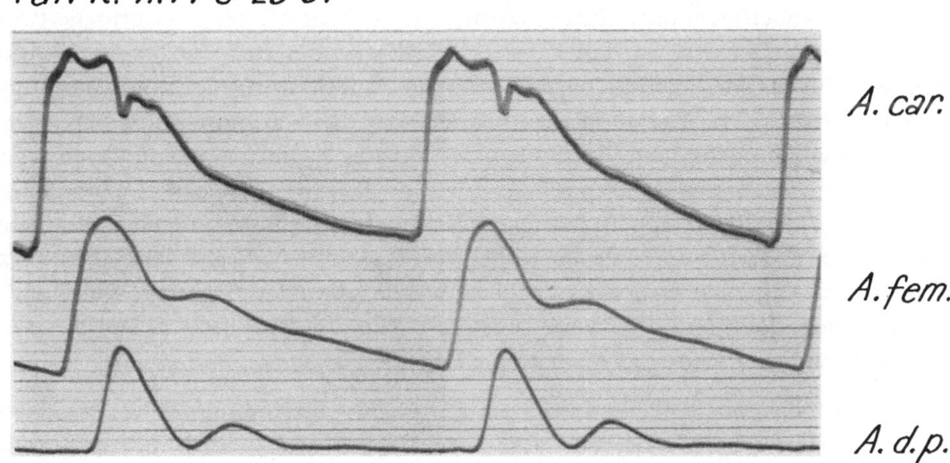


Abb. 113 Arterienpulse von hochtrainierten Dauerleistungssportlern. Oben: 1500-m-Läufer. Mitte: 5000-m- und 10 000-m-Läufer. Unten: Kanute (Alle gehören der Deutschen Spitzenklasse an). Kennzeichen der Pulsform: Ausgeprägte Dikrotie. Infolge Bradycardie sind in der Diastole zwei positive Wellen der Grundschwingung zu erkennen

Wir haben uns zusammen mit METZNER (1961) ganz besonders für die Auswirkungen des Trainings auf den Arterienpuls interessiert. Im Puls der A. carotis und der A. femoralis sowie der Fußarterien fällt beim trainierten Sportler eine sehr markante Dikrotie auf (GADERMANN, METZNER und JUNGMANN 1961). Uns ist kein Kreislaufzustand bekannt geworden (hervorragend kompensierte Aortenstenosen bei Jugendlichen ausgenommen), der eine gleich starke Grundschwingung aufweist (Abb. 113 und 114). Bei Trainingsbradycardie sind fast stets zwei Wellen, also die zweite und dritte positive Welle der Grundschwingung, im peripheren Puls sichtbar und erlauben eine Abschätzung der Amplitude der ersten positiven Schwingung, die im Hauptgipfel des Pulses verborgen ist. Aus diesen Kalkulationen läßt sich nach Untersuchungen zusammen mit VOLLMER (unveröffentlicht) entnehmen, daß beim Sportler mehr als 50%, im Mittel von 11 Untersuchungen 64% der Blutdruckamplitude in den Fußarterien von der Grundschwingung gebildet, die vom Herzen ausgehende Pulswelle also auf über das Doppelte in der Peripherie überhöht wird. Im Femoralispuls betrug der Anteil der Grundschwingung an der Blutdruckamplitude im Durchschnitt bei 19 Messungen 27%.

Eine Abflachung der Dikrotie geht nach unseren Erfahrungen stets mit einer Leistungsminderung einher und ist verdächtig für pathologische Einflüsse, z. B. Infekte, sog. Fokaltoxikosen, Genußmittelabusus usw.

Bis ins höhere Alter kann eine starke Dikrotie bestehen bleiben, wenn weiterhin Sport getrieben wird. Abb. 115 zeigt zwei Beispiele hierfür. Der 52jährige war vielfacher Deutscher Meister im 5000- und 10 000-m-Lauf mit Weltklasseleistungen und war zum Zeitpunkt der Untersuchung noch in einem Konditionstraining; der 60jährige betreibt noch heute leichtathletischen Leistungssport mit beachtlichen Ergebnissen.

Die Frequenz der arteriellen Grundschwingung steht beim gut trainierten Sportler regelmäßig in einem ganzzahligen Verhältnis zur Ruhepulsfrequenz (GADERMANN, HILDEBRANDT und JUNGMANN 1961). Bei Schnellkraftsportlern (z. B. Sprintern) beträgt dieses unter Ruhebedingungen 2:1, bei Dauerleistungssportlern infolge der Trainingsbradycardie 3:1 (Abb. 114). Nach HILDEBRANDT (unveröffentlicht) wird auch im Stehen ein ganzzahliges Verhältnis beobachtet. Ob dieses vom Organismus auch bei körperlicher Arbeit, z. B. im steady state, als optimale Form der Arbeitsökonomie angestrebt wird, ist unbekannt, da während der Belastung keine Pulskurven geschrieben werden können. Die Pulsfrequenzen liegen bei Dauerleistungen, die annähernd im steady state vollbracht werden (z. B. Marathonlauf über 42,2 km) bei 150/min (METZNER 1958 und 1960). Da die Grundschwingungsfrequenz im Stehen als leichtester Belastung, die noch eine Registrierung erlaubt, ebenfalls bei etwa 150/min liegt, wäre es denkbar, daß sich ein Frequenzverhältnis von 1:1 zwischen beiden Rhythmen im optimalen Fall auch unter Belastung einstellt. Damit käme es zu einer vollständigen Dikrotuspfropfung, wobei die erste positive Welle der Grundschwingung den systolischen Teil des gleichen Pulses erhöhen würde, die erste negative Welle das diastolische Basisniveau erniedrigen und die zweite positive Welle den systolischen Teil des nachfolgenden Pulses zusätzlich anheben würde (s. auch Kap.: IIIb).

Unter der Annahme, daß die Amplitude der Grundschwingung im steady state bei Belastung etwa gleich groß ist wie in Ruhe, würde das eine Vergrößerung der Blutdruckamplitude in den Fußarterien von etwa + 120% ergeben, ohne daß eine zusätzliche Arbeit des linken Ventrikels benötigt wird.

Abb. 114. Oben: Pulsbild eines Allroundsportlers. Die sehr kräftige Grundschwingung steht zum Puls in einem Frequenzverhältnis von 2:1. Unten: Pulsbild eines ausdauertrainierten Läufers. Die ebenfalls markante Grundschwingung steht zum bradycarden Puls in einem Frequenzverhältnis von 3:1 (Aus: GADERMANN, METZNER und JUNGMANN 1961)

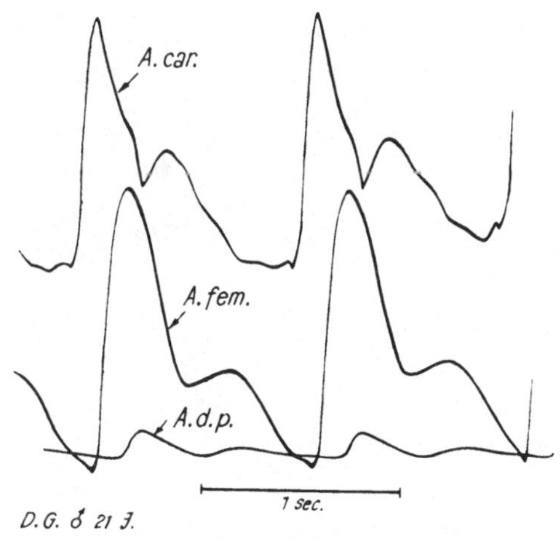


Wenn unter der Belastung kein steady state erreicht wird, stellt sich die Pulsfrequenz auch nicht auf gleichbleibende Werte ein, so daß ein harmonisches Verhältnis zur Eigenschwingung des Arteriensystems nicht zustande kommen kann (s. auch Kap.: Kreislaufregulationsstörungen).

Die Pulswellengeschwindigkeit ist bei jungen Sportlern altersentsprechend, bei alten Sportlern niedriger als dem allgemeinen Durchschnitt entspricht. Der E' liegt zwischen 1400 und 1800 Einheiten.

Der Abbruch des körperlichen Trainings führt oft zu Kreislaufstörungen, die mit subjektiven

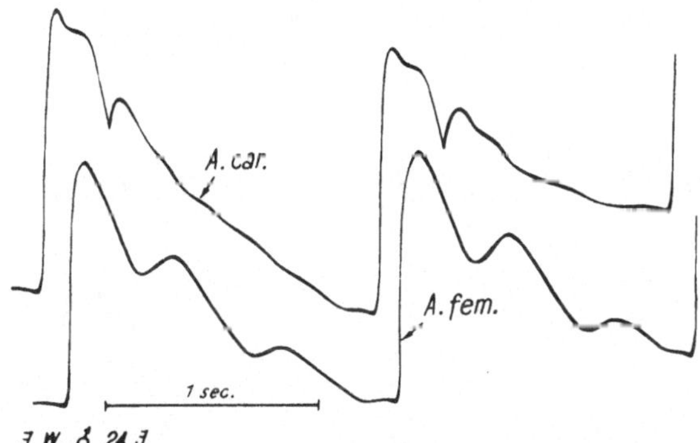


Beschwerden verbunden sind. Objektiv läßt sich meist kein pathologischer Befund erheben, manchmal werden im EKG Veränderungen der Erregungsrückbildung besonders unter orthostatischer Belastung gefunden, gelegentlich Rhythmusstörungen. Dieses von DELIUS und REINDELL (1949) ausführlicher beschriebene sog. Entlastungssyndrom, von KNIPPING (1957) Sportentziehungserscheinungen genannt, in der amerikanischen Literatur u. a. als soldier-sickness (zit. n. GÜNTHER, HALHUBER und KIRCHMAIR) bekannt, ist unter den heutigen Arbeits- und Lebensbedingungen relativ häufig und wird oft verkannt.

Im Puls verschwindet zuerst das harmonische Verhältnis zwischen Grundschwingungs- und Pulsfrequenz. Meist ist der Puls auch in Ruhe schneller als der Eigenschwingung des Arteriensystems entspricht. Später wird die Dikrotie flacher, das Herzminutenvolumen berechnet sich größer als in gutem Trainingszustand und der E' steigt oft über 2000 Einheiten an.

Mit diesen Pulsveränderungen ist das Phänomen des Entlastungssyndroms weder erklärt noch vollständig beschrieben. Die Pulssymptome erlauben aber zusammen mit Anamnese, Beschwerdebild und EKG eine Orientierung über Kreislauffunktionsstörungen beim Leistungssportler.

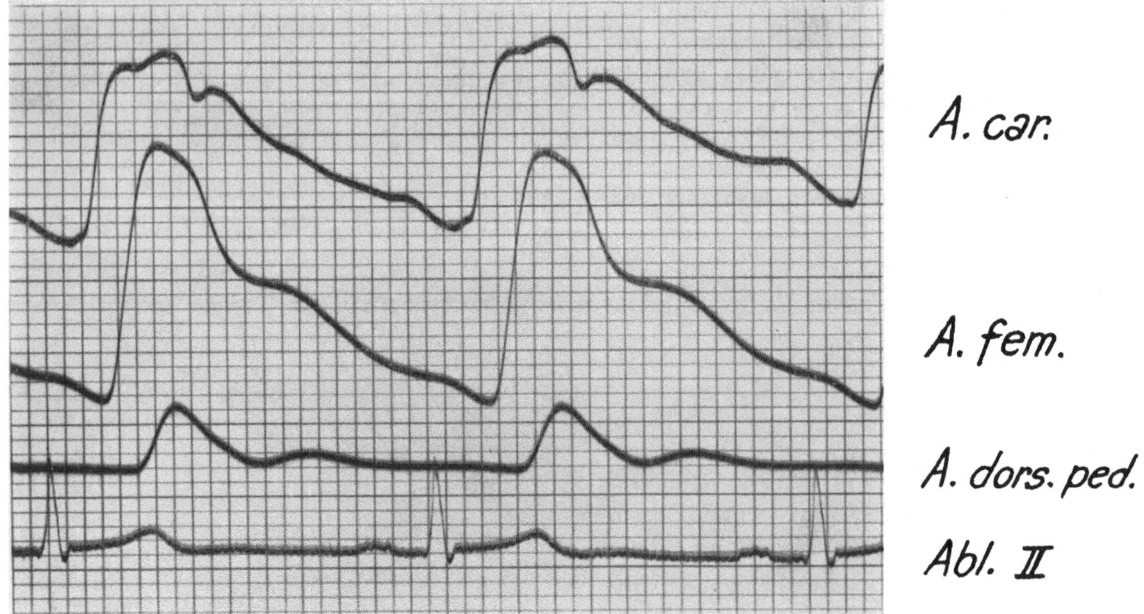


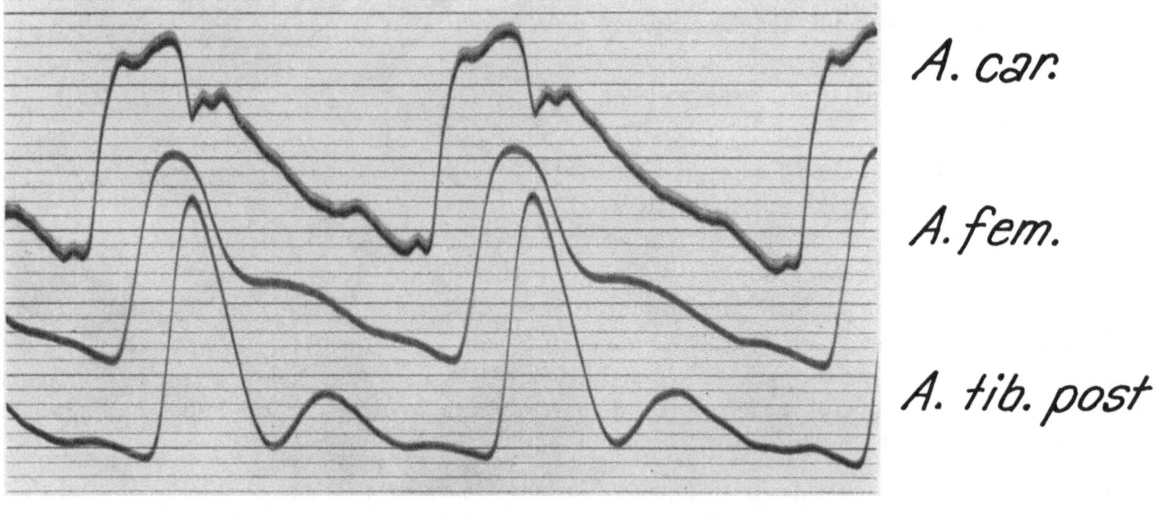


Abb. 115. Pulskurven älterer, noch aktiver Leistungssportler. Für das Alter auffallend starke Dikrotie

*Zusammenfassend* führt das körperliche Training, besonders ein Ausdauertraining, regelmäßig zu einer sehr kräftigen Dikrotie. Die Frequenz der Grundschwingung ist in einem harmonischen Verhältnis von 2:1, bei Dauerleistungssportlern infolge Bradycardie von 3:1 zur Pulsfrequenz koordiniert. Die Pulswellengeschwindigkeit ist besonders beim älteren Sportler relativ langsam. Im Ruhezustand wird ein kleines Herzminutenvolumen berechnet.

## b) Unterernährung

In den letzten Jahren war es uns nicht möglich, Fälle von echter Hungerdystrophie mit Eiweißmangelödemen zu untersuchen, jedoch wurden eine größere Zahl von jungen Frauen mit Anorexia nervosa in kachektischem Zustand in die Klinik eingewiesen. Bei ihnen bestanden keinerlei Ödeme. Bradycardie und Hypotonie kennzeichnen die Kreislaufsituation dieser Patienten. Im Pulsbild (Abb. 116) fällt eine kräftige Dikrotie sowohl in der A. carotis als auch in der A. femoralis und im Fußpuls auf (siehe besonders im Femoralispuls bei Pat. H. B.). Gelegentlich wird ein spätsystolischer Buckel im Carotispuls registriert (Abb. 116, Pat. I. M.). Sonst ist die Pulsform unauffällig.

Die Ausmessung der Grundschwingungsdauer ergibt extrem kurze Werte, obwohl die Pulswellengeschwindigkeit eher verlangsamt, aber nie beschleunigt ist. Sie beträgt in den drei Fällen der Abb. 350, 355 und 370 msec. Diese kurze Schwingungsdauer ist auch hier ebenso wie bei Herzerkrankungen (siehe Kap. XIIb.) Ausdruck einer starken Zentralisation des arteriellen Systems. Das im Hungerzustand extrem verkleinerte Auswurfvolumen des Herzens (vgl. die Angaben des Vm auf Abb. 116) wird vorwiegend den lebenswichtigen Organen zugeleitet. Die kräftige Grundschwingung erzeugt dabei einen großen Teil der Blutdruckamplitude, wodurch das Herz in einem ausgesprochenen Schongang arbeiten kann (Bradycardie; geringe Druck- und Volumenleistung). Das kleine Herzminutenvolumen entspricht auch im Einzelfall etwa der Verminderung des Grundumsatzes bei der Anorexia nervosa (s. Abb. 104).

Bei Dystrophie mit Oedembildung ist die Pulsform nicht bekannt. Wir halten es für möglich, daß sich mit dem Auftreten von Oedemen die Pulsform ändert, z. B. die Dikrotie flach wird.

*Zusammenfassend* besteht im Hungerzustand ohne Eiweißmangeloedeme (Anorexia nervosa) eine kräftige Dikrotie von sehr kurzer Schwingungsdauer bei leicht verlangsamter Pulswellengeschwindigkeit als Ausdruck einer Zentralisation des nicht geschädigten Arteriensystems.

## c) Akute thermische Einflüsse

Wärme und Kälte haben einen starken Einfluß auf die Form und die Wellengeschwindigkeit des Arterienpulses. WEZLER hat u. W. 1935 als erster solche Temperatureffekte am Puls bei kalten und heißen Armbädern beschrieben. In den letzten Jahren haben wir am Curschmann-Institut Timmendorfer Strand zusammen mit VALBERT, KOCH und MAERKER umfangreiche Studien in Bädern verschiedener Temperatur sowie bei Kneipp-Güssen und beim Cold-Pressure-Test durchgeführt. Sie zeigten, daß durch Temperaturreize Wirkungen erzielt werden können, die sonst nur nach intrave-

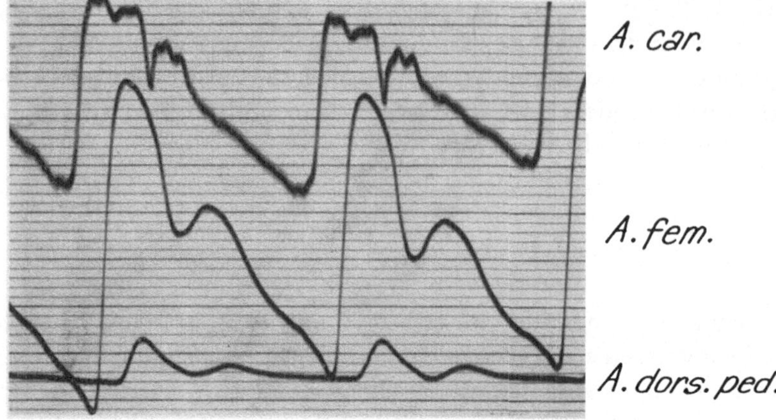


Pat. H.B. ♀ 19 J.    $V_s$ = 44.0 ccm, $V_m$ = 2.5 Liter

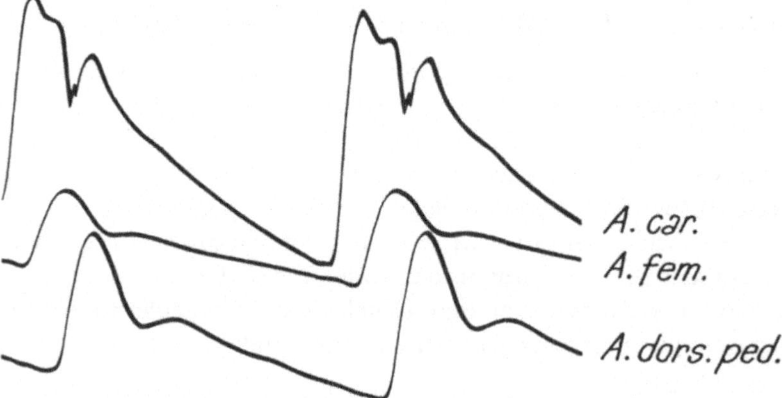


Pat. C.A. ♀ 22 J.    $V_s$ = 23.2 ccm, $V_m$ = 1.14 Liter

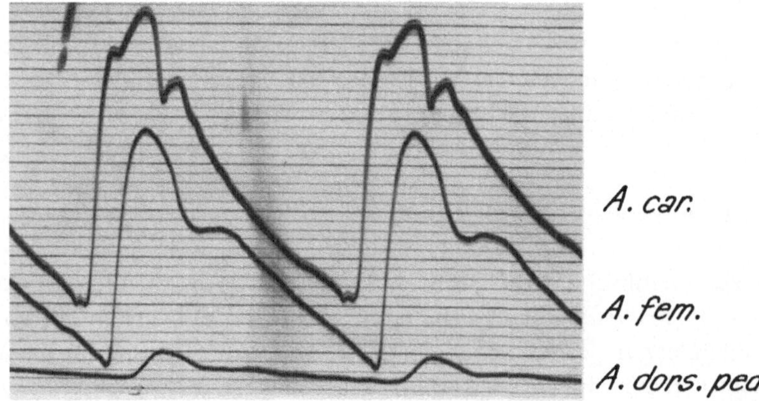


Pat. J.M. ♀ 23 J.    $V_s$ = 30.0 ccm, $V_m$ = 1.65 Liter

Abb. 116. Drei Pulsbilder von kachektischen Patienten mit Anorexia nervosa. Neben der Bradycardie fällt eine markante Dikrotie mit kurzer Schwingungsdauer auf als Ausdruck einer arteriellen Zentralisation bei ungeschädigten Arterien. Spätsystolischer Buckel bei Pat. I. M. $V_s$ = Schlagvolumen; $V_m$ = Herzminutenvolumen

nöser Applikation kreislaufwirksamer Pharmaca zu beobachten sind. Weiterhin sahen wir, daß zwischen den Reaktionen gesunder junger Personen mit normaler Pulsform und denen alter Menschen mit Zeichen stärkerer regressiver Gefäßwandveränderungen im Puls erhebliche Unterschiede bestehen.

## 1. Akute Kältewirkungen

Jeder Kaltreiz führt bei jungen Menschen zur Pulsverlangsamung. Sie entsteht wahrscheinlich durch nervale Einflüsse auf das Herz, tritt innerhalb weniger Sekunden auf und läßt sich von jedem Hautareal aus erzeugen (HILLE 1963). Erst wenn Kältezittern oder Kälteschmerz auftreten kommt es zur Pulsbeschleunigung. Diese bereits von WINTERNITZ 1890 beschriebene Kältebradycardie („hydriatische Digitalis") fehlt beim älteren Menschen (JUNGMANN 1963).

In der Pulsform imponiert bei jungen Menschen unter Kälteeinfluß eine außerordentliche Verstärkung der Grundschwingung, ein markantes Hervortreten der Dikrotie im Carotis-, Femoralis- und Fußpuls. VALBERT (1963) maß aus den in kalten Bädern gewonnenen Pulskurven ein Anwachsen der Dikrotushöhe auf das Doppelte bis Dreifache des Vorwertes aus. Je intensiver der Kältereiz, desto deutlicher war die Verstärkung der Grundschwingung. Es ist dabei gleichgültig, ob der ganze Körper in mäßig kühles Wasser eintaucht (¾ Bad von 26°C), ein Guß von 12—16° C über die Beine nach Art der Kneippgüsse gegeben wird oder nur ein Unterarm in sehr kaltes Wasser von 4—8°C eintaucht. Stets findet sich das Anwachsen der Dikrotie in allen registrierten Pulsen, also auch an Stellen, die von der Kälte direkt gar nicht beeinflußt wurden. Abb. 117 zeigt ein Beispiel für eine solche Pulsformänderung unter Kälteeinwirkung.

Fast immer tritt gleichzeitig die Pulsfrequenz in ein ganzzahliges Verhältnis zur Grundschwingungsfrequenz. Die Koordination zwischen Herz- und Gefäßeigenrhythmus wird verbessert (vgl. a. Abb. 110). Erst mit dem Auftreten von Kältezittern ändern sich die Verhältnisse auf noch nicht näher erforschte Weise.

Jugendliche Patienten mit Kreislaufregulationsstörungen lassen oft keine deutliche Dikrotie erkennen (s. Kap.: XVI). U. a. sind es Kranke mit Neigung zum orthostatischen Kollaps. Nach bisherigen Beobachtungen läßt sich auch bei ihnen z. B. durch kalte Oberschenkelgüsse eine ausgeprägtere Dikrotie erzeugen (Abb. 110). Es ist eine alte Erfahrung, daß Kälteanwendungen das orthostatische Syndrom und die Neigung zum peripheren Kreislaufkollaps günstig beeinflussen. Zusammen mit der kältebedingten Vasokonstriktion in der Peripherie möchten wir das Auftreten einer kräftigen Grundschwingung als Symptom der verbesserten Kreislaufregulation werten.

Im Carotispuls hebt sich unter Kälteeinwirkung die katakrote Schulter, nach REMINGTON (1960) ebenfalls Ausdruck einer stehenden Welle im Arteriensystem, deutlicher hervor; gelegentlich wird auch die anakrote Schulter markanter (Abb. 117).

Bei alten Menschen mit stärkerer Arteriosklerose fehlt die Kältewirkung auf die Pulsform vollständig. An 22 Personen im Alter zwischen 50 und 79 Jahren ließ sich nicht in einem einzigen Fall eine Verstärkung der arteriellen Grundschwingung durch kalte Bäder oder Güsse provozieren. Verglichen mit den in den vorangehenden Kapiteln ausführlich diskutierten klinischen Befunden, insbesondere bei der Arteriosklerose und der Hypertonie, darf in der unveränderlichen Pulsform

10 *

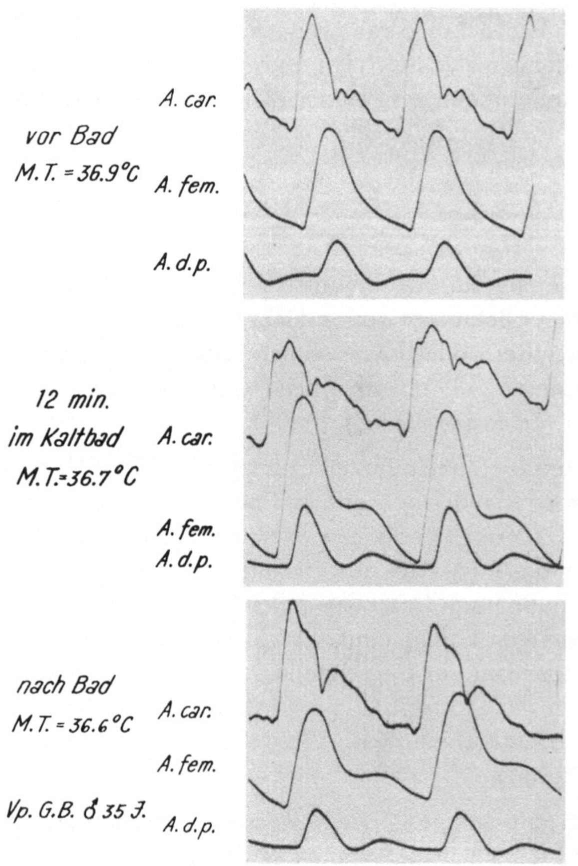



Abb. 117. Im kalten Bad wird die Dikrotie anhaltend verstärkt, ihre Schwingungsdauer kürzer und ihre Koordination zur Pulsfrequenz besser. M. T. = Mundtemperatur

ein Hinweis auf die Unfähigkeit der Arterien gesehen werden, sich wechselnden Anforderungen anzupassen, also auf eine Regulationsstarre.

Die Pulswellengeschwindigkeit nimmt unter Kälteeinflüssen sowohl im Rumpf als auch im Bein zu (WEZLER 1935; JUNGMANN 1963). Gleichzeitig verkürzt sich die Grundschwingungsdauer T, so daß der E' als Ausdruck des Tonus der Arterien weit über die Normalwerte hinaus ansteigen kann. Diese Tonuszunahme findet sich auch bei alten Menschen, wenn auch nicht so ausgeprägt wie bei jungen. Daß trotzdem bei der Arteriosklerose keine Verstärkung der ohnehin kaum erkennbaren Dikrotie zustande kommt, dürfte nicht am Ausbleiben der Vasokonstriktion liegen, sondern mehr an der Unfähigkeit des sklerotischen Gefäßsystems, optimale Resonanzbedingungen zwischen den Eigenschwingungen der einzelnen Arterienprovinzen einzustellen (s. auch Kp.: IIIb).

## 2. Akute Wärmeeinflüsse

Wärme bewirkt eine Zunahme der Pulsfrequenz. Im Überwärmungsbad wurden mit Steigerung der Körpertemperatur auf 41° C Frequenzen bis 180/min gemessen, doch genügen schon kurze warme Oberschenkelgüsse von 37 bis 38° C, um eine geringe Beschleunigung der Herzfrequenz hervorzurufen.

Mit zunehmender Überwärmung bildet sich in der A. carotis ein pulsus celer et altus aus. Der Pulsgipfel wird in steilem Anstieg früh in der Systole erreicht, die zweite Vorschwingung fast völlig in den systolischen Anstieg einbezogen (kurze Anspannungszeit). Die katakrote Schulter verschwindet, die Klappenschlußincisur sinkt bis auf die Basislinie ab. Alle diese Veränderungen deuten auf ein großes Schlagvolumen hin, das mit hoher Geschwindigkeit in ein weitgestelltes Arteriensystem mit niedrigem peripheren Widerstand ausgeworfen wird. Gelegentlich findet sich ein Wasserhammereffekt (Abb. 118 und 119).

Die Dikrotie bleibt bei jungen Personen auch unter starker Überwärmung im Carotispuls als früh-diastolischer Buckel erhalten; im Femoralis- und Fußpuls kommt es wegen der Tachycardie zur vollständigen Dikrotuspfropfung (Abb. 118). Nach bisherigen Erfahrungen wird also bei akuter Überwärmung die arterielle Grundschwingung nicht eingeebnet. In den feuchtheißen Tropen fand sich dagegen eine Abflachung der Dikrotie während der Anpassungsphase, die als Symptom einer klimabedingten Kreislaufregulationsstörung gedeutet wurde (JUNGMANN 1962).

Unter hochgradiger Überwärmung im Bad treten auch bei jüngeren Personen häufig subjektive Beschwerden wie Beklemmungsgefühl, Herzklopfen usw., auf. Nach dem Überwärmungsbad besteht eine individuell unterschiedlich ausgeprägte Kollapsbereitschaft. Bei den bisherigen Untersuchungen wurden in allen den Fällen, in denen das Überwärmungsbad wegen Unverträglichkeits-erscheinungen abgebrochen werden mußte oder sich ein Kollaps beim Aussteigen aus dem Wasser ereignete, vorher Druckanstiegsschwingungen (DAS) im Femoralispuls registriert. Sie erschienen zu einem Zeitpunkt, zu dem aus dem Blutdruckverhalten eine Kollapsbereitschaft noch nicht zu erkennen war (GADERMANN u. JUNGMANN 1962). Auch hier sind DAS als Zeichen einer stärkeren Kreislaufregulationsstörung anzusehen. Die Koordination zwischen der außerordentlich gesteigerten Auswurfleistung des Herzens und dem Tonus der Arterien wird aufgehoben: Es entsteht eine echte „Dystonie".

Im Fußpuls wurde bei starkem Wärmestau gelegentlich eine Zwischenwelle gesehen (Abb. 119), über deren Entstehung nichts bekannt ist. Möglicherweise handelt es sich ebenfalls um eine Eigenschwingung der Arterien, die sich als Oberschwingung der Grundschwingung überlagert (VALBERT 1963).

Warme „Teilanwendungen" (Teilbäder bzw. Güsse), die weder zu Schmerzempfindungen noch zur Wärmestauung führen, sind viel weniger kreislaufwirksam als kalte Teilanwendungen. Warme Oberschenkelgüsse von 38 bis 40° C hatten praktisch keinen Einfluß auf die Pulsform.

Die Pulswellengeschwindigkeit nimmt bei leichter Überwärmung ab. Bei Körpertem-

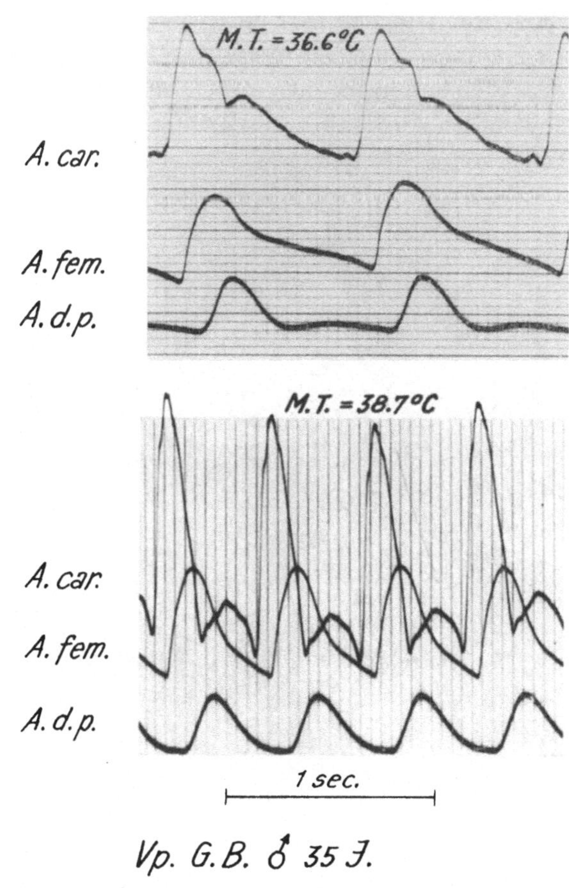


Abb. 118. Im Überwärmungsbad entsteht bei Tachycardie ein pulsus celer in der A. carotis. Der frühdiastolische Buckel bleibt bestehen, im Femoralis- und Fußpuls kommt es zur Dikrotuspfropfung. Oben: Registrierung vor dem Bad. Unten: Im Bad von 40° C mit einer Mundtemperatur (M. T.) von 38,7° C

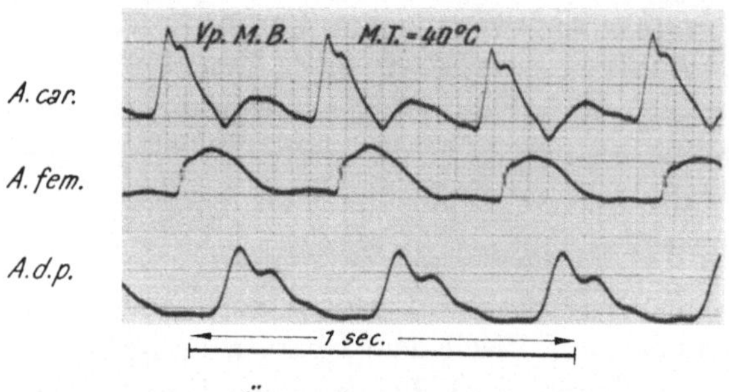



Abb. 119. Pulssymptome einer hitzebedingten Kreislaufstörung im Überwärmungsbad von 42°C. Die Körpertemperatur (M. T.) ist auf 40° C angestiegen. Ausgeprägter pulsus celer in der A. carotis, DAS im Femoralispuls und Auftreten einer Zwischenwelle im Fußpuls. Einzelheiten siehe Text

peraturen um 37,5° C wurden die niedrigsten Werte registriert. Mit weiterem Wärmestau steigt die Pulswellengeschwindigkeit im Rumpf deutlich, im Bein geringer über die Ausgangswerte an. Abb. 120 gibt einen Überblick über die Veränderungen der Pulswellengeschwindigkeit im Rumpf bei verschiedenen Graden der Auskühlung respektive Überwärmung.

*Zusammenfassend* haben akute Temperatureinwirkungen, wie sie in der Hydrotherapie gebräuchlich sind, einen starken Einfluß auf die Pulsform. Kälte führt zur Pulsverlangsamung und zu einer Intensivierung der arteriellen Grundschwingung. Wärme führt zur Pulsbeschleunigung und dann, wenn die Körpertemperatur ansteigt, zu einem pulsus celer et altus, Dikrotuspfropfung, unter extremen Bedingungen zu einem Wasserhammereffekt und Druckanstiegsschwingungen. Letztere sind Ausdruck einer hitzebedingten Kreislaufregulationsstörung. Die Pulswellengeschwindigkeit nimmt sowohl bei Auskühlung als auch bei stärkerer Überwärmung zu.

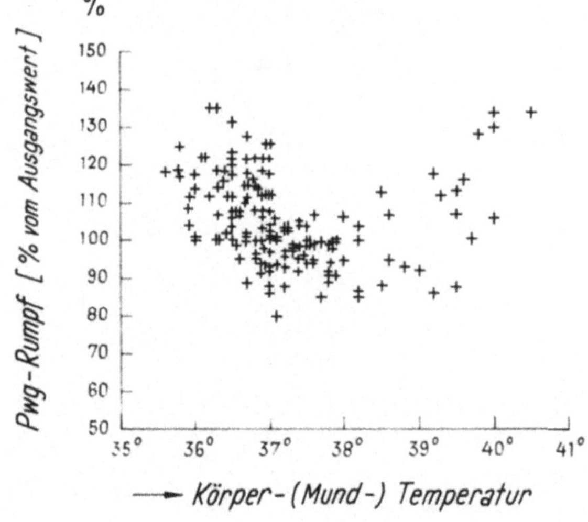



Abb. 120. Abweichung der Pulswellengeschwindigkeit im Rumpf vom Ausgangswert bei Überwärmung oder Auskühlung in Bädern verschiedener Temperatur. Zunahmen der Pwg finden sich sowohl unter Kältewirkung als auch bei stärkerer Überwärmung (Aus: Jungmann 1964)

# Literatur


ALEXANDER, R. S.: Factors determining the contour of pressure pulses recorded from the Aorta. Feder. Proc. *11*, 738 (1952)

BACHIANG, L.: Überblick über das älteste chinesische Lehrbuch der Medizin Huang-ti Nei-ching. Arch. Gesch. d. Medizin *20*, 121 (1933)

BARBEY, K., P. PAUSCHINGER, W. KUSCHTA und K. BRECHT: Über die physikalischen Eigenschaften einiger Sphygmographensysteme. Medizinische Nr. *24*, 1160 (1959)

BAZETT, H. C., F. S. COTTON, L. B. LAPLACE und I. C. SCOTT: The Calculation of Cardiac Output from Blood Pressure Measurement. Amer. J. Physiol. *113*, 312 (1935)

BICK, H. D. und H. JUNGMANN: Zur Differentialdiagnose der peripheren Durchblutungsstörungen. Klin. Wochenschr. *31*, 149 (1953)

BICK, H. D. und H. JUNGMANN: Über die Abhängigkeit der arteriellen Grundschwingung von der Windkessellänge. Z. Kreislaufforschg. *45*, 81 (1955)

BLACKARD, E. II.: Pulse Characteristics of Abdominal Aortic Aneurysm and of the Femoral Artery Distal to it. Circulation *18*, 1135 (1958)

BLEICHERT, A., R. LEZGUS und F. MARTINI: Über die Länge der stehenden Welle in der Armarterie des Menschen. Z. Biol. *105*, 141 (1953)

BLUMBERGER, Kj.: Untersuchung der Dynamik des Herzens beim Menschen. Erg. Inn. Med. Kinderhk. *62*, 424 (1942)

BÖGER, A. und K. WEZLER: Zur Wirkung der Muskulatur auf die Elastizität der lebenden Arterienwand. Klin. Wochenschr. Nr. 16/17, 559 (1936)

BOUCKE, H. und K. BRECHT: Ein neuer elektrischer Pulsschreiber. Dtsch. Med. Wochenschr. *77*, 562 (1952)

BRACHFELD, N. und R. GORLIN: Medicine (Baltimore) *38*, 415 (1959)

BRECHT, K. und H. BOUCKE: Neues elektrostatisches Tiefton-Mikrophon und seine Anwendung in der Sphygmographie. Pflüg. Arch. *256*, 43 (1952)

BRÖMSER, Ph. und O. F. RANKE: Über die Messung des Schlagvolumens auf unblutigem Wege. Z. Biol. *90*, 467 (1930)

BRYDE, M.: Über die Beziehungen zwischen Herzminutenvolumen und Sauerstoffverbrauch. Inaug. Diss. Hamburg 1960, unveröffentl.

CURETON, T. K.: Brachial peripheral pulse wave related to altitude tolerance and endurance. Amer. J. Physiol. *159*, 566 (1949)

CURETON, T. K.: Kardiovaskuläre Leistungsfähigkeit und ihre Bewahrung durch körperliche Übungsprogramme. Sportarzt *13*, 230 (1962)

DAOUD, G., E. H. REPPERT und J. S. BUTTERWORTH: Basal Systolic Murmurs and the Carotid Pulse Curve in the Diagnosis of Calcareous Aortic Stenosis. Ann. Int. Med. *50*, 323 (1959)

DEICHGRÄBER, K.: Galen als Erforscher des menschlichen Pulses. Sitzungsber. dtsch. Akad. Wissensch. Berlin 1957

DELIUS, L. und H. REINDELL: Neuere klinische Untersuchungsergebnisse über die Physiologie und Pathologie der Regulation des Kreislaufs und der Herzdynamik. Klin. Wochenschr. *27*, 1 (1949)

Donzelot, E., J. B. Milanovich und A. Meyer-Heine: Piezographie et diagraphie arterielle chez l'homme normal. Arch. Mal. Coeur *43*, 1013 (1950)

Dow, Ph. und W. F. Hamilton: An experimental Study of the Velocity of the Pulse Wave Propagated through the Aorta. Amer. J. Physiol *125*, 60 (1939)

Duchosal, P. W., C. Ferrero, A. Leupin und E. Urdaneta: Advance in the Clinical Evaluation of Aortic Stenosis by Arterial Pulse Tracings of the Neck. Am. Heart J. *51*, 861 (1956)

Duesberg, R. und W. Schroeder: Pathophysiologie und Klinik der Kollapszustände. Leipzig 1944

Emmrich, J., H. Stein, H. Klepzig, K. Musshoff, H. Reindell und B. Baumgarten: Über den Einfluß blutiger Untersuchungsmethoden auf das Herzminutenvolumen. Z. Kreislaufforschg. *47*, 326 (1958)

Feil, H. S. und L. N. Katz: The Transformation of the Central into the Peripheral Pulse in Patients with Aortic Stenosis. Am. Heart J. *2*, 12 (1926)

Frank, O.: Grundform des Pulses. Z. Biol. *37*, 483 (1899)

Frank, O.: Der Puls in den Arterien. Z. Biol. *46*, 441 (1905)

Frank, O.: Der arterielle Puls. Sitzungsber. Ges. f. Morph. und Pathol. München, *37*, 33 (1926)

Frucht, A. H.: Der Aortenquerschnitt des Menschen in Abhängigkeit von Alter, Geschlecht, Körpergröße und mittlerem Blutdruck. Z. Kreislaufforschg. *42*, 401 (1953)

Fuchs, M.: Die Pulswellengeschwindigkeit unter normalen und pathologischen Zuständen der Gefäße. Arch. Kreislaufforschg. *18*, 152 (1952)

Gadermann, E.: Über Beziehungen zwischen regressiven Wandveränderungen der großen Gefäße und Herzfunktion. Verh. Dtsch. Ges. Kreislaufforschg. *22*, 224 (1956)

Gadermann, E., G. Hildebrandt und H. Jungmann: Über harmonische Beziehungen zwischen Pulsrhythmus und arterieller Grundschwingung. Z. Kreislaufforschg. *50*, 805 (1961)

Gadermann, E. und H. Jungmann: Zur Pathophysiologie des Arterienpulses, I. Mitteilung: Über Druckanstiegsschwingungen im Arterienpuls. Z. Kreislaufforschg. *46*, 779 (1957)

Gadermann, E. und H. Jungmann: III. Mitteilung: Der Arterienpuls bei großen zentralen Aneurysmen. Z. Kreislaufforschg. *46*, 838 (1957)

Gadermann, E. und H. Jungmann: Über den Arterienpuls bei Kreislauferkrankungen. Med. Welt Nr. 15, 745 (1960)

Gadermann, E. und H. Jungmann: Der Arterienpuls beim Kollaps, VII. Internat. Congr. Internal Med. Vol. *2*, 902 (1962)

Gadermann, E. und H. Jungmann: Die Pulsform bei arterieller Hypertonie. Verh. Dtsch. Ges. Kreislaufforschg. *28*, 245 (1962)

Gadermann, E. H. Jungmann und M. Siegel: Zur Herzmechanik und Hämodynamik der Rhythmusstörungen. Verh. Dtsch. Ges. Inn. Med. *65*, 548 (1959)

Gadermann, E. H. Jungmann und L. Zukschwerdt: Auswirkungen der Operation der Aortenisthmusstenose auf den Arterienpuls. Dtsch. Med. Wochenschr. *84*, 1056 (1959)

Gadermann, E. A. Metzner und H. Jungmann: Trainingseffekte am Arterienpuls. Sportarzt Heft 9 (1961)

Galen: Opera omnia, übers. v. Kühn, Bd. 8 und 19 (s. a. Schadewald)

Gauer, O.: Über die Pulswellengeschwindigkeit in Aorta und Beinarterien des Menschen. Z. Kreislaufforschg. *28*, 7 (1936)

Goodwin, J. F., A. Hollmann, W. P. Cleland und D. Teare: Obstructive Cardiomyopathy Simulating Aortic Stenosis. Brit. Heart. J. *22*, 403 (1960)

Grässner, H.: Inaug. Diss. Hamburg, unveröffentl.

Gregg, D. E.: The Phasic and Minute Coronary Flow. Amer. J. Physiol. *114*, 609 (1935)

Günther, R., M. J. Halhuber und H. Kirchmair: Praktische Fragen an die Kardiologie. München 1962

Hamilton, W. F. und Ph. Dow: An experimental Study of the Standing Waves in the Pulse Propagated through the Aorta. Amer. J. Physiol. *125*, 48 (1939)

HANCOCK, E. W. und P. R. FLEMING: Aortic Stenosis. Quart. J. Med. *29*, 209 (1960)

HARVEY, W.: Die Bewegung des Herzens und des Blutes. 1628 (übers. v. Ritter v. TÖPLY). Klassiker d. Medizin Bd. 1, Leipzig 1910

HAUBRICH, R.: Der heutige Stand der Elektrokymographie. Erg. Inn. Med. und Kinderhk. N. F. 6, 639 (1955)

HAUCH, H. J. und K. TH. DANNEEL: Vergleichende Bestimmung des Herzminutenvolumens zwischen der direkten FICK'schen Methode und der physikalischen Methode nach BRÖMSER-RANKE. Klin. Wochenschr. *32*, 687 (1954)

HAUFFE, G.: Herz, Pulsation und Blutbewegung. München 1930

HECKMANN, K.: Ein Verfahren zur Untersuchung der Herzpulsation mittels Röntgenstrahlen. Klin. Wochenschr. *15*, 13 (1936)

HECKMANN, K.: Grundriß der Elektrokymographie. Stuttgart 1952

HECKMANN, K.: Das Elektrokymogramm der großen Gefäße. Ärztl. Forschg. *17*, 310 (1963)

HEYMAN, F.: Comparison of Intra-arterially and Extra-arterially Recorded Pulse Waves in Man and Dog. Acta. Med. Scand. *157*, 503 (1957)

HEYMAN, F.: Extra- and Intra- arterial Records of Pulse Waves and Locally Introduced Pressure Waves. Act. Med. Scand. *163*, 473 (1959)

HEYMAN, F.: Transmission of Atrial Waves to Peripheral Arteries. Göteborg 1959

HILDEBRANDT, G.: Rhythmische Funktionsordnung von Puls und Atmung. Z. angew. Bäder-Klimahk. *7*, 533 (1960)

HILLE, H.: Arch. physik. Therapie *15*, 438 (1963)

HOFF, F. und H. LOSSE: Sympathicotonic und Parasympathicotonie. Dtsch. Med. Wochenschr. *80*, 529 (1955)

HÜBOTER, F.: Neueste japanische Objektivierungsversuche der alten chinesischen Ader- und Pulslehre. Medizinische *1955*, 1238

HÜRTHLE, K.: Über tonische und pulsatorische Bewegungen der Arterienwand. Pflüg. Arch. *242*, 1 (1939)

HÜRTHLE, K.: Gestaltung und Wirkung des Arterienpulses. Arch. Kreislaufforschg. *14*, 96 (1944)

JAQUET, M. und J.-F. MERLEN: Carotispiezogramm und Ballistocardiogramm bei Herzneurose. Arch. Mal. Coeur *48*, 948 (1955)

JORDAN, H.: Die Bedeutung der sog. „Verzögerungszeit" für kreislaufanalytische Untersuchungen am Menschen. Cardiologia 29, 401 (1956)

JORES, A.: Physiologie und Pathologie der 24-Stunden-Rhythmen des Menschen. Erg. Inn. Med. Kinderhk. *48*, 574 (1935)

JUNGMANN, H.: Kritisches zur Pulskurvenregistrierung und ihrer Auswertung. Z. ges. exp. Med. *122*, 60 (1953)

JUNGMANN, H.: Über den Einfluß von Tageszeit, Nahrungsaufnahme und Nüchternheit auf den Kreislauf. Z. Kreislaufforschg. *43*, 120 (1954)

JUNGMANN, H.: Experimentelle Kreislaufuntersuchungen zur Medizin-Meteorologie. Erg. physik.-diätet. Therapie *5*, 166 (1955)

JUNGMANN, H.: Untersuchungen zur Tropenakklimatisation an Schiffsbesatzungen. Z. Tropenmed. u. Parasitol. *13*, 137 (1962)

JUNGMANN, H.: Der Kreislauf in kühlen, indifferenten und heißen Bädern. Z. angew. Bäder-Klimahk. *11*, 25 (1964)

JUNGMANN, H.: Über den Einfluß kalter, heißer und wechselwarmer Teilanwendungen auf den Kreislauf. Z. angew. Bäder-Klimahk. (im Druck)

JUNGMANN, H. und W. D. ERDMANN: Über den Puls in sklerotischen Arterien. Z. Kreislaufforschg. *45*, 252 (1956)

JUNGMANN, H., W. D. ERDMANN und D. HEYE: Über das Wesen der arteriellen Grundschwingung (Dikrotie) und ihre Bedeutung für die Hämodynamik. Arch. Kreislaufforschg. *28*, 153 (1958)

JUNGMANN, H. und E. GADERMANN: Zur Pathophysiologie des Arterienpulses. II. Mitteilg.: Der Arterienpuls bei Aortenisthmusstenose. Z. Kreislaufforschg. *46*, 835 (1957)

JUNGMANN, H. und E. GADERMANN: Zur Pathophysiologie des Arterienpulses. IV. Mitteilg.: Über die sogenannte Vorwelle im peripheren Puls. Z. Kreislaufforschg. *46*, 893 (1957)

JUNGMANN, H. und E. GADERMANN: Untersuchungen über die Kreislaufregulation bei sogenannten funktionellen Kreislaufstörungen. Verh. Dtsch. Ges. Kreislaufforschg. *25*, 230 (1959)

JUNGMANN, H. und E. GADERMANN: Über die Bedeutung der Dikrotie des peripheren Arterienpulses. Med. Klinik *58*, 1511 (1963)

JUNGMANN, H. und G. LANGSCH: Zur Diagnostik der Arteriosklerose aus Röntgenbefund und Pulsform. Med. Klinik *56*, 1160 (1961)

JUNGMANN, H. und H. ROHR: Über die Form des Femoralispulses und ihre Veränderungen unter dynamischer und mechanischer Beeinflussung. Pflüg. Arch. *258*, 38 (1953)

JUNGMANN, H. und H. ROHR: Über die Form des Femoralispulses und seine Veränderung unter pharmakologischer Beeinflussung. Pflüg. Arch. *258*, 47 (1953)

KAPAL, E., F. MARTINI und E. WETTERER: Untersuchungen über die Länge der stehenden Welle im arteriellen System des Menschen. Z. Biol. *104*, 256 (1951)

KAPAL, E., F. MARTINI, H. REICHEL und E. WETTERER: Über die Länge der stehenden Welle bei künstlicher Verkürzung des Arteriensystems. Z. Biol. *104*, 429 (1951)

KARNBAUM, S.: Kreislaufanalytische Untersuchungen bei Normotonikern. Z. Kreislaufforschg. *46*, 709 (1957)

KARPMANN, H. L.: A Method for Indirect Pulse Recording, and its Use in the Diagnosis of Aortic Stenosis. Am. Heart J. *56*, 799 (1958)

KENNER, TH.: Der arterielle Puls bei Aortenisthmusstenose. Ztschr. Kreislaufforschg. *48*, 730 (1959)

KENNER, TH. und R. RONNIGER: Untersuchungen über die Entstehung der normalen Pulsform. Arch. Kreislaufforschg. *32*, 141 (1960)

KENNER, TH. und E. WETTERER: Experimentelle Untersuchungen über die Pulsformen und Eigenschwingungen zweiteiliger Schlauchmodelle. Pflüg. Arch. *275*, 594 und 614 (1962)

KNIPPING, H. W.: Jahreshauptversammlung Dtsch. Sportpresse, Hamburg 1957

v. KRIES, L.: Studien zur Pulslehre, Freiburg 1892

KROEKER, E. J. und E. H. WOOD: Comparison of Simultaneously Recorded Central and Peripheral Arterial Pressure Pulses During Rest, Exercise and Tilted Position in Man. Circulation Res. *3*, 623 (1955)

KUTSCHA, W. und K. BARBEY: Über die Beeinflussung des Sphygmogramms durch die Ankopplung von Pulsreceptoren an die Arterie. Medizinische Nr. 27/28, 1293 (1959)

LASZT, L. und A. MÜLLER: Über den Druckverlauf im Bereich der Aorta. Helv. Physiol. Acta *10*, 1 (1952)

LASZT, L. und A. MÜLLER: Gleichzeitige Druckmessung in der Aorta abdominalis und ihren Hauptästen. Helv. Physiol. Acta *10*, 259 (1952)

LAUBER, H.: Über arterielle Blutströmung in normalem und krankhaftem Zustand. Erg. Inn. Med. und Kinderhk. *44*, 678 (1932)

LAX, H., A. W. FEINBERG und B. M. COHEN: Studies of the arterial pulse wave. I. The normal pulse wave and its modification in the presence of human arteriosclerosis. J. chron. Dis. *3*, 618 (1956)

LIEBAU, G.: Arterielle Pulsation und venöse Repulsation. Z. ges. exp. Med. *123*, 71 (1954)

LIEBAU, G.: Herzpulsation und Blutbewegung. Z. ges. exp. Med. *125*, 482 (1955)

LIEBAU, G.: Ursache und Wirkung des hohen Druckgefälles im Arteriolenbereich. Z. Kreislaufforschg. *47*, 385 (1958)

LOOGEN, F., B. BOSTROEM und H. KREUZER: Zur Klinik und Hämodynamik der idiopathischen hypertrophischen subaortalen Stenose, Z. Kreislaufforschg. *52*, 961 (1963)

MACKENZIE, J.: Die Lehre vom Puls (übers. v. A. DEUTSCH) J. Alt, Frankfurt 1904

MAREY, : La circulation du sang. Paris 1881

MATTHES, K.: Kreislaufuntersuchungen mit fortlaufend registrierenden Methoden. Stuttgart 1951

McDONALD, D. A.: The Nature of Pulsatile Flow in Systemic Arteries and its Relation to the Oscillating Pressure-Gradient. Compt. Rend. IIe Congr. Internat. d'Angéiologie, Fribourg 1955

MEISNER, J. E. und J. W. REMINGTON: Pulse contour changes in carotid and foreleg arterial systems. Amer. J. Physiol. *202*, 527 (1962)

MELLEROWICZ, H.: Vergleichende Untersuchungen über das Ökonomieprinzip in Arbeit und Leistung des trainierten Kreislaufs und seine Bedeutung für die praeventive und rehabilitative Medizin. Arch. Kreislaufforschg. *24*, 70 (1956)

MENZEL, W.: Zum Wesen der Tagesrhythmik. Ärztl. Wochenschr. *1/2*, 705 (1947)

METZNER, A.: Bestimmung von Atmungs- und Kreislaufgrößen während des Laufes. Sportärztl. Praxis 1958, 79

METZNER, A.: In F. Heiß: Praktische Sportmedizin. Stuttgart 1960

MILLAHN, H. P.: Das Verhältnis von Pulsperiodendauer zur Dauer der arteriellen Grundschwingung bei Jugendlichen. Z. Kreislaufforschg. *51*, 1155 (1962)

MÜLLER, A.: Physiologie des Coronarkreislaufs. Cardiologia *40*, 62 (1962)

MÜLLER, L.: Inaug. Diss. Hamburg 1964

PETERSON, L. H.: Certain physical characteristics of the cardiovascular system. Feder. Proc. *11*, 762 (1952)

PETERSON, L. H., M. LESSEN und R. B. SHEPARD: Some current problems in circulatory physiology. Compt. Rend. IIe Congr. Internat. d'Angéiologie, Fribourg 1956

PETERSON, L. H.: Vascular Tone. Mod. Conc. Card. Dis. (Am. Heart. Ass.) *31*, 725 (1962)

PIRLET, K. und H. JUNGMANN: Kreislaufanalytische Befunde bei unterschiedlichen Reaktionsweisen. Ärztl. Forschg. *9*, I, 528 (1955)

RANKE, O. F.: Die Theorie der physikalischen Schlagvolumenbestimmung. Verh. Dtsch. Ges. Kreislaufforschg. *15*, Anhang 1 (1949)

RATSCHOW, M.: Die peripheren Durchblutungsstörungen. Dresden und Leipzig 1953

v. RECKLINGHAUSEN, H.: Blutdruckmessung und Kreislauf in den Arterien des Menschen. Dresden und Leipzig 1940

REINDELL, H.: Größe, Form und Bewegungsbild des Sportherzens. Arch. Kreislaufforschg. *7*, 117 (1947)

REINDELL, H.: Diagnostik der Kreislauffrühschäden. Stuttgart 1949

REMINGTON, J. W.: Contour Changes of the Aortic Pulse during Propagation. Amer. J. Physiol. *199*, 331 (1960)

REMINGTON, J. W.: Pressure-diameter relations of the in vivo aorta. Amer. J. Physiol. *203*, 440 (1962)

REMINGTON, J. W., W. F. HAMILTON, U. C. WHEELER und W. F. HAMILTON jr.: Der Wert der Pulskurve zur Bestimmung des Herzminutenvolumens. Amer. J. Physiol. *159*, 379 (1949)

REMINGTON, J. W. und E. H. WOOD: Formation of Peripheral Pulse Contour in Man. J. Appd. Physiol. *9*, 433 (1956)

ROBINSON, B.: The Carotid Pulse. I. Diagnosis of Aortic Stenosis by External Recordings. Brit. Heart. J. *25*, 51 (1963)

SAUPE, J.: Untersuchungen über das Verhältnis zwischen Wellengeschwindigkeit und Grundschwingung des Arterienpulses. Inaug. Diss. Hamburg 1960 (unveröffentl.)

SCHADEWALD, O.: Sphygmologiae historia unde ab antiquissimis temporibus usque ad aetatem Paracelsi. Inaug. Diss. Berlin 1866

SCHELLONG, F.: Regulationsprüfung des Kreislaufs. Darmstadt 1954, 2. Aufl.

SCHMIDT, B.: Über die Lehre vom Puls im 16. und 17. Jahrhundert. Inaug. Diss. Hamburg (unveröffentl.)

SCHMITT, F.: Beitrag zur Frage der Reflexionsbedingungen und Existenz stehender Wellen im arteriellen Kreislaufsystem. Z. Biol. *101*, 259 (1943)

SIEDEK, H. und K. KLEIN: Über das Verhalten der Pulswellengeschwindigkeit bei vorwiegend zerebraler Gefäßsklerose. Z. Kreislaufforschg. *50*, 1116 (1961)

SINN, W.: Die Elastizität der Arterien und ihre Bedeutung für die Dynamik des arteriellen Systems. Akad. Wissensch., Math.-Naturwissensch. Kl. Nr. 11, 1956

SMITH, J. H., J. HSU, J. M. EVANS und L. G. LEDERER: Aortic Stenosis, a Study with Particular Reference to an Indirect Carotid Pulse Recording in Diagnosis. Am. Heart J. *19*, 408 (1940)

SPENCER, M. P. und A. B. DENISON: The Aortic Flow Pulse as Related to Differential Pressure. Circulation Res. *4*, 476 (1956)

SPENCER, M. P., F. R. JOHNSTON und A. B. DENISON: Dynamics of the Normal Aorta. Circulation Res. *6*, 491 (1958)

STEINMANN, B.: Untersuchungen über die Gefäßelastizität bei Arteriosklerose. Dtsch. Arch. Klin. Med. *186*, 71 und 90 (1940)

STEINMANN, B.: Über den Kreislaufmechanismus beim Hochdruck. Erg. Inn. Med. Kinderhk. *62*, 991 (1942)

STREETER, V. L., W. F. KEITZER u. D. F. BOHR: Pulsatile Pressure and Flow Through Distensible Vessels. Circulat. Res. *13*, 3 (1963)

SUTER, F.: Über das Verhalten des Aortenumfangs unter physiologischen und pathologischen Bedingungen. Arch. exper. Path. *38*, 289 (1897)

TAKAYASU: cit. nach WOLLHEIM und ZISSLER

UNGHVARY, L. und F. OBAL: Über die aktive Gefäßsystole auf Grund der monophasischen Arterio- und Venoelektrogramme. Z. Kreislaufforschg. *32*, 667 (1940)

VALBERT, G.: Über den Einfluß kalter, heißer und indifferenter Bäder auf die Form des Arterienpulses bei jungen gesunden Menschen. Inaug. Diss. Hamburg 1964

VEITH, I.: Some Philosophical Concepts of Early Chinese Medicine. The Indian Institute of Culture, Basavangudi, Bangalore, Transaction Nr. 4 (1950)

VIERORDT, K.: Die Lehre vom Arterienpuls. Braunschweig 1855

VOLLMER, H.: Über Amplitude und Dämpfung der arteriellen Grundschwingung. Inaug. Diss. Hamburg (unveröffentl.)

WALLACE, A., G., J. H. MITCHELL, N. S. SKINNER u. S. J. SARNOFF: Duration of the Phases of Left Ventricular Systole. Circulat. Res. *12*, 611 (1963)

WEHN, P. S.: Pulsatory Activity of Peripheral Arteries. Oslo 1957

WETTERER, E.: Die Wirkung der Herztätigkeit auf die Dynamik des Arteriensystems. Verh. Dtsch. Ges. Kreislaufforschg. *22*, 26 (1956)

WETTERER, E. und B. DEPPE: Neuere Fortschritte der physikalischen Schlagvolumenbestimmung. Verh. Dtsch. Ges. Kreislaufforschg. *15*, Anhang, 91 (1949)

WETTERER, E. und H. PIEPER: Über die Gesamtelastizität des arteriellen Windkessels. Z. Biol. *106*, 23 (1953)

WEZLER, K.: Die Wirkung von Temperaturreizen auf den arteriellen Puls. Z. Biol. *96*, 261 (1935)

WEZLER, K.: Die Anwendung der physikalischen Methoden der Schlagvolumenbestimmung. Verh. Dtsch. Ges. Kreislaufforschg. *15*, Anhang 18 (1949)

WEZLER, K. und A. BÖGER: Der Einfluß der Gefäßmuskulatur auf den arteriellen Windkessel. Z. Kreislaufforschg. *28*, 759 (1936)

WEZLER, K. und A. BÖGER: Zur Mechanik der Aortenstenose. Arch. exp. Path. und Pharmakol. *183*, 387 (1936)

WEZLER, K. und A. BÖGER: Die Dynamik des arteriellen Systems. Erg. Physiol. *41*, 292 (1939)

WEZLER, K. und K. GREVEN: Über die Entstehung des dikroten (Resonanz-)Pulses. Z. ges. exp. Med. *105*. 540 (1939)

WEZLER, K. und W. SINN: Das Strömungsgesetz des Blutkreislaufs, Aulendorf/Württ. 1953

WEZLER, K., R. THAUER und K. GREVEN: Die vegetative Struktur des Individuums gemessen am Kreislauf und Gasstoffwechsel in Ruhe. Z. ges. exp. Med. *107*, 673 (1940)

WHITTLESEY, R. H.: Einflüsse künstlicher Aneurysmen auf den Arterienpuls. Amer. J. Physiol. *168*, 192 (1952)

WIGGERS, C. F.: The Pressure Pulse in the Cardiovascular System. London 1928

WIGGERS, C. F.: Physiology in Health and Disease. Philadelphia 1949

WIGGERS, C. F.: Circulatory Dynamics. New York 1952

WIGLE, E. D.: The Arterial Pressure Pulse in Muscular Subaortic Stenosis. Brit. Heart. J. *25*, 97 (1963)

WINTERNITZ, W.: Die Hydrotherapie. Wien und Leipzig 1890

WOLLHEIM, E. und J. ZISSLER in: Handbuch der Inneren Medizin, Band 9, Seite 376. Berlin, Göttingen, Heidelberg 1960

# Register